Nutrazeutika für die Hausarztpraxis

Karin Buchart • Annette Kerckhoff

Nutrazeutika für die Hausarztpraxis

Sichere Selbsthilfestrategien für Ihre
Patientinnen und Patienten

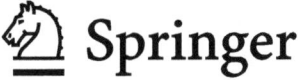 Springer

Karin Buchart
Europäisches Institut für Angewandte
Pflanzenheilkunde
Wien, Österreich

Annette Kerckhoff
Berlin, Deutschland

ISBN 978-3-662-71150-7   ISBN 978-3-662-71151-4 (eBook)
https://doi.org/10.1007/978-3-662-71151-4

Die Deutsche Nationalbibliothek verzeichnet diese Publikation in der Deutschen Nationalbibliografie;
detaillierte bibliografische Daten sind im Internet über https://portal.dnb.de abrufbar.

(c) Lumixera, Adobe Stock

Planung/Lektorat: Renate Eichhorn
Springer ist ein Imprint der eingetragenen Gesellschaft Springer-Verlag GmbH, DE und ist ein Teil von
Springer Nature.
Die Anschrift der Gesellschaft ist: Heidelberger Platz 3, 14197 Berlin, Germany

Wenn Sie dieses Produkt entsorgen, geben Sie das Papier bitte zum Recycling.

Vorwort

Warum wir dieses Buch geschrieben haben

„Was kann man *noch* tun? Was kann ich *selber* tun?" sind Fragen, die sich viele Patient:innen stellen. Es sind gute Fragen, denn seit jeher ist die (koordinierte) Eigenaktivität von Patient:innen ein unterstützender Faktor für den Verlauf. Und auch, wenn diese Fragen *nicht* gestellt werden und Patient:innen eher passiv bleiben möchten, wäre es doch wünschenswert, sie ein wenig zur Selbstverantwortung und Mithilfe zu motivieren.

Die naturheilkundliche Selbsthilfe hat mittlerweile in vielen Hausarztpraxen Einzug gehalten. Das ist gut so. Denn der zweite Gesundheitsmarkt wartet, außerhalb der ärztlichen Praxis, mit einer Unzahl von Ratgebern, Influencern, Heilern und Coaches unterschiedlichster Colour darauf, aus den eingangs genannten Fragen Kapital zu schlagen. Es sind teils fragwürdige Angebote, die nicht den Standards der evidenzbasierten Medizin genügen. Und nicht immer erzählen die Patient:innen in der Praxis, was sie – neben der ärztlichen Therapie – auf eigene Faust unternehmen.

Dem Wunsch der Patient:innen, etwas „selber tun zu wollen", ist Rechnung zu tragen, aus psychologischer Sicht, um die Compliance zu verbessern, aber auch, um den Verlauf oder zumindest die Lebensqualität zu verbessern. Schlagworte wie Selbstwirksamkeit, Selbstfürsorge, Lebensstilmodifikation oder Subsidiaritätsprinzip sind nur einige, um zu zeigen: Es gibt gute Argumente für Selbsthilfe im weitesten Sinne und Hinweise darauf, dass gesundheitsfördernde Maßnahmen positive Effekte haben – wenn sie angezeigt sind und richtig angewendet werden.

Wir, die Autorinnen, sind seit Jahrzehnten in der Laien-/Patientenaufklärung zu naturheilkundlichen Selbsthilfestrategien tätig. Doch auch trotz größter Bemühung um Seriosität und Grenzen der Selbsthilfe werden an Laien gerichtete Schriften, Ratgeber, Vorträge oder Workshops immer fehleranfällig bleiben: Der Laie selbst kann keine Diagnosen stellen, Schwere und Verlauf der Erkrankung nicht einschätzen. Erst recht können in allgemeinen Gesundheitsratgebern die Besonderheiten des individuellen Falles – Vorerkrankungen, Risikofaktoren, Multimorbidität, Arzneimittelinteraktionen etc. – nicht berücksichtigt werden.

Das größte Risiko der Selbsthilfe ist der ausbleibende Arztbesuch.

Daher macht es Sinn, dass die Empfehlungen zur Selbsthilfe von der behandelnden Ärztin, dem Arzt ausgesprochen werden.

Mit diesem Buch haben wir für Sie als Ärztinnen und Ärzte einen Bereich der Selbsthilfe aufgearbeitet, der äußerst beliebt ist: selbstgemachte Hausmittel mit Lebensmitteln. Zahlreiche Rezepturen kursieren im Netz. Die Prüfung und Vermittlung der korrekten Durchführung derartiger Selbsthilfestrategien jedoch ist zeitaufwendig. Genau dieses Problem möchten wir mit unserem Buch lösen.

Ihnen als Ärzt:innen liefern wir relevante Hintergrundinformationen, für Patient:innen notwendige Informationen für die Durchführung, sodass Sie lediglich die entsprechenden Seiten ausdrucken oder kopieren lassen brauchen.

Wir haben für Sie risikoarme Zubereitungen mit Nutrazeutika ausgewählt, d.h. mit besonders wirksamen und vergleichsweise gut erforschten Lebensmitteln. Sie bieten schon allein deshalb Sicherheit, weil sie als Lebensmittel zugelassen sind. Die Dosierungen sind als allgemeine Empfehlungen für Erwachsene zu verstehen, die abhängig von der individuellen Situation, der Schwere der Erkrankung, dem Verlauf, der Verträglichkeit, aber auch den Vorerkrankungen. der Verdauungsleistung und nicht zuletzt der Motivation des/der Einzelnen angepasst oder modifiziert werden sollten.

Diese Zubereitungen mit Nutrazeutika helfen auf verschiedenen Ebenen. Zum einen durch unspezifischen Effekte wie Ruhe, Fürsorge, Pause etc., sie sind daher als gesundheitsfördernde oder therapeutisch unterstützende Maßnahme der Selbsthilfe zu sehen. Hinzu kommt ein pharmakologischer Effekt. Erkenntnisse zu Nutrazeutika stammen aus der Ernährungswissenschaft und der Phytotherapie.

Als Expertinnen aus zwei verschiedenen Bereichen haben wir unsere Expertise gebündelt: Karin Buchart ist promovierte Ernährungswissenschaftlerin mit Schwerpunkt Pflanzenheilkunde, Annette Kerckhoff Professorin für Medizinpädagogik mit dem Hintergrund naturheilkundliche Selbsthilfe und altes Frauenwissen.

Wir hoffen, dass dieses Buch einen Beitrag leistet und eine Brücke von der ärztlichen Versorgung zur Welt des überlieferten Frauenwissens schlägt, in der bei Husten der Thymian aus dem Gewürzregal geholt oder bei Darmproblemen der Apfel geschabt wurde – unaufgeregt und gesundheitskompetent, wie wir uns auch heute Patient:innen wünschen.

Wien, Österreich   Karin Buchart
Berlin, Deutschland   Annette Kerckhoff

Inhaltsverzeichnis

Teil II   Nutrazeutika

Teil I

Allgemeines

Selbsthilfe als Baustein der Versorgung

1

Annette Kerckhoff

1.1 Aktuelle Herausforderungen

Die Herausforderungen in der Medizin ändern sich. Hypertonie, Fettstoffwechsel-störungen, Diabetes, Herz-Kreislauf-Erkrankungen, Arthrose und Arthritis, chronische Atemwegserkrankungen, Allergien und depressive Verstimmungen sind verbreitet, Darmträgheit, Schlafstörungen oder Rückenschmerzen häufig, psychisch oder vegetativ bedingte Beschwerden nehmen zu. Weltweit sind Noncommunicable Diseases (NCD) auf dem Vormarsch.

In dieser Situation von eingeschränktem Wohlbefinden, Leben mit einer Krankheit und großer Verunsicherung reagieren Patient:innen unterschiedlich: Manche verlassen sich auf die ärztliche Therapie und verbleiben eher passiv. Andere fangen an, im Internet zu recherchieren und in Eigenregie nach weiteren Therapieoptionen und Möglichkeiten der Gesundheitsstärkung zu suchen. Sie investieren Zeit und Geld. Private Investitionen in den zweiten Gesundheitsmarkt steigen. „Do it yourself" ist – auch im Gesundheitsbereich – ein Trend mit großer Beliebtheit. Wenigen Ärzt:innen ist bewusst, wie ausgedehnt der Markt der Selbsthilfe ist und wie sehr dieser in Anspruch genommen wird. Denn Patient:innen weihen ihre Ärzt:innen nur zu einem geringen Teil ein, vielleicht, weil sie nicht gefragt werden, was sie *noch tun*, vielleicht auch, weil sie Angst vor einer abfälligen oder kritischen Bemerkung haben.

Die Risiken einer derartig *zweigeteilten* Versorgung sind offensichtlich:

- Die Qualität der ergänzenden Angebote ist oft nicht gesichert.
- Ein kritisches Bewusstsein kann nicht vorausgesetzt werden, vor allem nicht, wenn mithilfe einer pseudowissenschaftlichen Sprache der Eindruck von Wissenschaftlichkeit und Seriosität erzeugt wird.
- Hinweise auf Nebenwirkungen, Interaktionen oder Gegenanzeigen fehlen.
- Auch wenn die Selbsthilfestrategien nach wissenschaftlichen Kriterien und/oder ärztlich geprüft sind und seriöse Informationen geliefert werden, bleibt das

Risiko, dass sie auf eigene Faust, als Alternative zur ärztlichen Therapie und ohne die Absprache mit der behandelnden Ärztin/dem behandelnden Arzt eingenommen oder durchgeführt werden.

- Durch den Ratgebermarkt und das kommerzielle Interesse von Anbietern entsteht leicht ein überhöhter Anspruch von Patient:innen an diese Verfahren.
- Hinzu kommen Anwendungsfehler, Nebenwirkungen, die Vernachlässigung von Interaktionen und Kontraindikationen.

Das größte Risiko von Selbsthilfemaßnahmen oder komplementären Verfahren in Eigenregie ist jedoch, dass

- keine korrekte Diagnose stattfindet,
- eine Verlaufskontrolle unterbleibt,
- wichtige Untersuchungen und Behandlungen unterlassen werden,
- die Krankheit verschleppt wird.

1.2   Neue Ansätze der Versorgung

Verschiedene Kliniken und Ambulanzen haben den Wunsch der Patient:innen nach Selbsthilfe und die Notwendigkeit, derartige Aspekte zu integrieren und mit *einem* Gesamtkonzept zu behandeln, früh erkannt.

In Deutschland sind es vor allem diese Einrichtungen, die Pionierarbeit geleistet haben:

Im Jahr 1999 wurde als Modellvorhaben des Landes Nordrhein-Westfalen die heutige Klinik für Naturheilkunde & Integrative Medizin an den Kliniken Essen-Mitte gegründet, unter der Leitung von Prof. Gustav Dobos und der leitenden Ordnungstherapeutin Dr. Anna Paul. Ziel der Einrichtung, die stationäre Betten, eine Tagesklinik und eine Ambulanz umfasst, ist die Erforschung und Evaluation naturheilkundlicher und Mind-Body-medizinischer Behandlungsmöglichkeiten und deren Integration in die klinische Versorgung. Ziel der multimodalen Therapie ist eine nachhaltige Lebensstilveränderung durch die dauerhafte Integration gesundheitsfördernder Elemente in den Alltag. Die Patient:innen erfahren in der Therapie, dass sie aktiv ihr Krankheitsgeschehen beeinflussen können.

2007 wurde an der Charité Berlin die Charité Ambulanz für Prävention und Integrative Medizin (CHAMP) gegründet, die im Innovationswettbewerb als „Ort im Land der Ideen 2008" ausgezeichnet wurde. 2012 ging aus ihr die heutige Charité Hochschulambulanz für Naturheilkunde unter Leitung von Prof. Brinkhaus und Dr. Miriam Ortiz hervor. In Ergänzung der ambulanten Beratung und Therapie wird individuelles Gesundheitscoaching und Gesundheitstraining in der Gruppe am Charité Seminarzentrum für Prävention und Integrative Medizin e.V. angeboten.

Es folgte die Abteilung für Naturheilkunde am Immanuel-Krankenhaus in Berlin-Wannsee unter der Leitung von Prof. Andreas Michalsen und der leitenden Ordnungstherapeutin Chris von Scheidt, mit stationärer Behandlung und Tagesklinik.

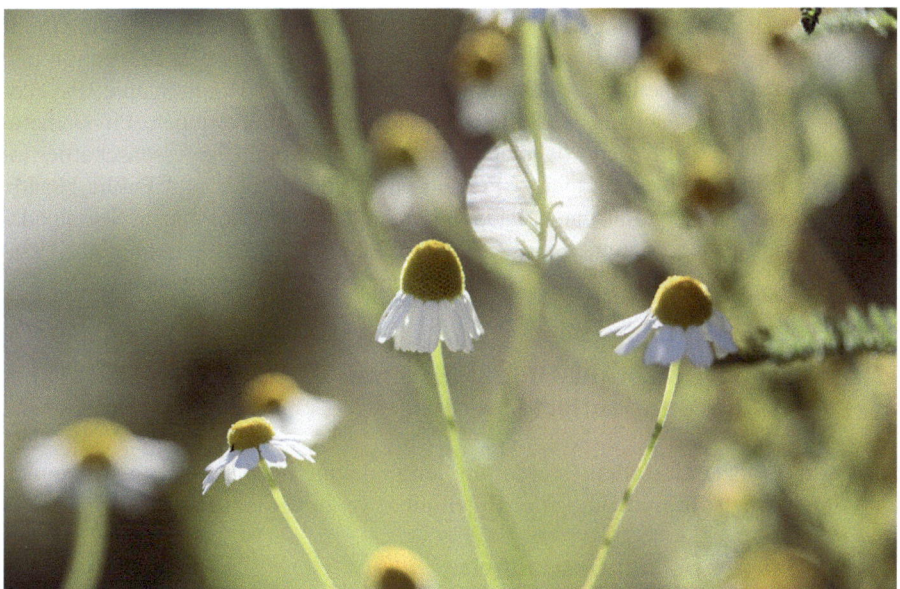

Abb. 1.1 Kamille verbindet Medizin, Pharmazie und Ernährungswissenschaft

In der 2019 eröffneten Universitätsambulanz für Integrative Gesundheitsversorgung und Naturheilkunde an der Universität Witten/Herdecke wird ein ähnliches Konzept in der ambulanten Versorgung erprobt und evaluiert. Das entsprechende Angebot nennt sich „Allgemeinmedizin plus" und bietet zusätzlich zur den hausärztlichen Diensten Angebote in der Gesundheitsförderung: eine umfangreiche Anamnese, eine individuelle Gesundheitsberatung und die Teilnahme an einem Gesundheitskurs. Das Team ist ebenfalls interprofessionell zusammengesetzt und umfasst neben Ärzt:innen und Case-Manager:innen Therapeut:innen für Gesundheitsförderung u. a. (Abb. 1.1).

Unter der wissenschaftlichen Leitung von *Prof. Dr. Tobias Esch* wird am Institut für Integrative Gesundheitsversorgung und Gesundheitsförderung der Universität Witten/Herdecke die Arbeit in der Ambulanz evaluiert. Vor allem werden hier neue Wege für die allgemeinmedizinische Versorgung entwickelt.

1.2.1 Das interprofessionelle Team

Alle beschriebenen Einrichtungen zeichnen sich neben ihrem Angebot auch durch die interprofessionellen Teams aus. Neben den Ärzt:innen und Vertreter:innen der Gesundheitsberufe finden sich Therapeut:innen, die speziell geschult sind in Gesundheitsförderung und Selbsthilfe, der Patientenkommunikation, -edukation, -motivation und der Ressourcenstärkung. Sie unterstützen die Patient:innen in den Bereichen Selfcare, Self-knowledge, Krankheitsbewältigung, Lebensqualität und Lebenszufriedenheit. In manchen Einrichtungen finden sich Ärzt:innen mit Facharztausbildung in Innerer Medizin oder Allgemeinmedizin mit Zusatzqualifikationen in Prävention und Sozialmedizin, Naturheilkunde, Chinesischer Medizin und Homöopathie, Psycholog:innen, Ernährungswissenschaftler:innen, Gesundheitstrainer:innen, Physiotherapeut:innen, Pflegefachfrauen/Pflegefachmänner und Gesundheitswissenschaftler:innen. Expert:innen in den Bereichen Prävention, Epidemiologie und Public Health. Weiter Sportwissenschaftler:innen, Pädagog:innen, Ökotropholog:innen, Sozialpädagog:innen und Psycholog:innen mit Zusatzausbildungen, Mindfulness-based-Stressreduction (MBSR)-Lehrer:innen, Fastenleiter:innen und Yogalehrer:innen.

1.2.2 Tempel und Stuhl – Bilder für eine ressourcenorientierte Medizin

Folgende Bilder und Modelle werden in den genannten Einrichtungen verwendet, um Patient:innen die Bedeutung der Eigeninitiative zu verdeutlichen.

1.2.2.1 Der Tempel der Gesundheit

In Essen wurde von der leitenden Ordnungstherapeutin Dr. Anna Paul das Bild des *Tempels der Gesundheit* entwickelt. Dabei handelt es sich, in Anlehnung an andere Säulenmodelle wie der antiken *Diaita* oder der *Kneipp-Medizin,* um ein Modell mit den Säulen Bewegung, Entspannung, Atmung, Ernährung und Selbsthilfe. Als Dach werden weitere Komponenten aus dem psychischen, sozialen und spirituellen Bereich eingebunden: Lebensziele, Gedanken und Gefühle, Lebenssinn, Familie und soziale Kontakte, Beruf und Leistung.

1.2.2.2 Der dreibeinige Stuhl

Um das Modell einer ressourcenorientierten Medizin darzustellen, entwickelte Dr. Herbert Benson, einer der Pioniere der Mind-Body-Medizin, das Bild eines dreibeinigen Stuhls:

• Das erste Stuhlbein steht für *medizinische Prozeduren*, wie Diagnostik, Operationen, Bestrahlungen, aber auch komplementäre Prozeduren wie Akupunktur, Massage, Osteopathie und andere.
• Das zweite Stuhlbein steht für *Medikamente*. Im weiteren Sinne steht dieses Stuhlbein für alles, was der Patient von der Ärztin/dem Arzt oder der/dem Therapeut:in verabreicht bekommt und innerlich einnimmt. Dies können ebenso chemisch-synthetische Medikamente sein wie Phytopharmaka.
• Das dritte Stuhlbein schließlich steht für das, was *die Patientin/der Patient* selbst tut: Es spricht die Eigenaktivität an, die Potenziale zur Selbstheilung, die Ressourcen der Patientin/des Patienten inkl. hilfreicher Gedankenmuster und Verhaltensweisen, ausreichend Bewegung oder Entspannungsverfahren. Damit sind naturheilkundliche Selbsthilfestrategien und auch die hier vorgestellten Nutrazeutika dem dritten Stuhlbein zuzuordnen (Abb. 1.2).

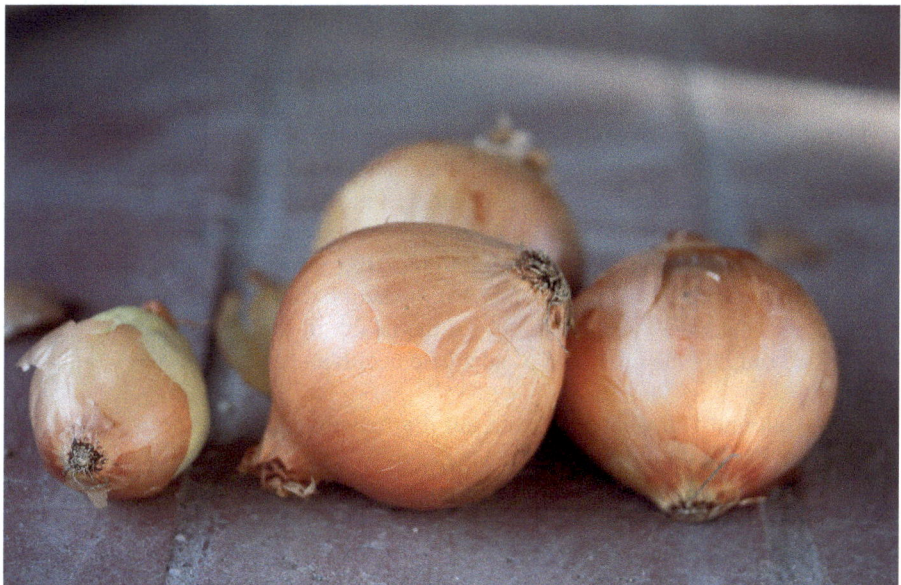

Abb. 1.2 Gelbe Zwiebel als heilsame Ressource im Haushalt

1.3   Gesundheitsförderung und Selbsthilfe

1.3.1   Gesundheit als Grundrecht

Gerne wird im Kontext *Gesundheit* auf die – dann meist als *Definition* titulierte – Formulierung der WHO zurückgegriffen „Gesundheit ist der Zustand des vollständigen körperlichen, geistigen und sozialen Wohlbefindens und nicht nur das Freisein von Krankheit oder Gebrechen." (zitiert nach WHO 2020, S. 1, eigene Übersetzung).

Die Einordnung lediglich als Definition ist allerdings unzureichend. Es handelt sich bei dem Zitat um den ersten Satz der Präambel der WHO-Prinzipien, die vor allem auf die Postulation eines fundamentalen Rechts jedes Menschen auf Gesundheit abheben.

Im Originalwortlaut der Prinzipien der WHO von 1948 (zitiert nach WHO 2020, S. 1):

- „Health is a state of complete physical, mental and social well-being and not merely the absence of disease or infirmity.
- The enjoyment of the highest attainable standard of health is one of the fundamental rights of every human being without distinction of race, religion, political belief, economic or social condition.
- The health of all peoples is fundamental to the attainment of peace and security and is dependent on the fullest co-operation of individuals and States.

- The achievement of any State in the promotion and protection of health is of value to all.
- Unequal development in different countries in the promotion of health and control of diseases, especially communicable disease, is a common danger.
- Healthy development of the child is of basic importance; the ability to live harmoniously in a changing total environment is essential to such development.
- The extension to all peoples of the benefits of medical, psychological and related knowledge is essential to the fullest attainment of health.
- Informed opinion and active co-operation on the part of the public are of the utmost importance in the improvement of the health of the people.
- Governments have a responsibility for the health of their peoples which can be fulfilled only by the provision of adequate health and social measures."

Franzkowiak und Hurrelmann weisen auf die Arbeiten des Medizinhistoriker Larsen hin, nach dem die Formulierung das Ergebnis eines langwierigen und komplexen Prozesses war, der vor allem darauf abzielte, Gesundheit nicht nur aus biomedizinischer Sicht zu definieren, sondern multidimensional und durch dieses weitere Gesundheitsverständnis auch die Zuständigkeit der Gesundheitspolitik weiter zu fassen (Larsen 2022, zitiert in Franzkowiak und Hurrelman 2022).

Des Weiteren sei angemerkt, dass sich bereits hier der Begriff des *Well-Being* findet, des Wohlbefindens, damit also auch die Komponente der subjektiven Gesundheit und der Lebensqualität.

1.3.2 Lebensstilmodifikation und Gesundheitsförderung als Teil der ärztlichen Heilkunst

Auch wenn es so scheint, als ob die Vermittlung von Selbsthilfestrategien, Prävention und Lebensstilmodifikation nun mit neuen integrativen Konzepten Einzug in die Medizin hält, muss man sich vergegenwärtigen, dass die Wurzeln der Heilkunde, wie wir sie in Europa finden, diese Aspekte durchaus einbezogen. Auch wenn heute das Genfer Gelöbnis als Orientierung für das ärztliche Handeln gilt, sei doch an den *Eid des Hippokrates* erinnert, der durch die namentliche Anrufung ausgewählter Gottheiten das Selbstverständnis der damaligen Ärzteschaft dokumentiert. Bereits in den ersten Zeilen wird die Göttin Hygieia angerufen: *„Ich schwöre und rufe Apollon den Arzt und Asklepios und Hygieia und Panakeia und alle Götter und Göttinnen zu Zeugen an, dass ich diesen Eid und diesen Vertrag nach meiner Fähigkeit und nach meiner Einsicht erfüllen werde."* (Zitiert in www.laekh.de). Hygieia aber war die Schutzgöttin der Gesundheit. Als ihre Domäne galt die Kunst der rechten Lebensführung.

Dem Heilgott Asklepios wird ein Ausspruch zugeschrieben: *Erst das Wort, dann die Pflanze, dann das Messer.* Er zeigt, dass auch in der Therapie Patientenedukation und Vermittlung von Selbsthilfestrategien in der antiken Medizin einen sehr hohen Stellenwert hatten und als primäre Strategie eingesetzt wurden (Abb. 1.3).

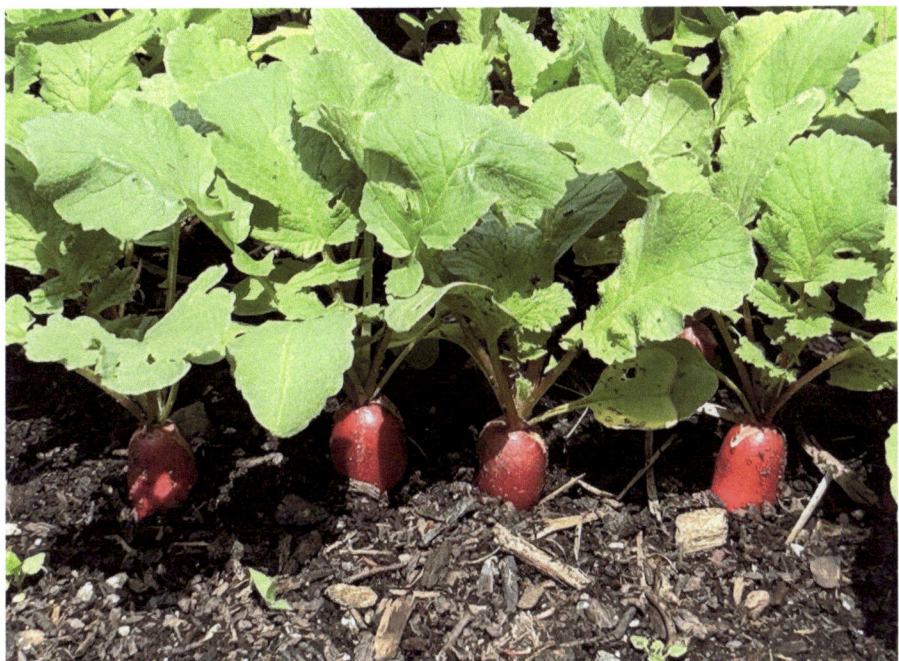

Abb. 1.3 Pharmazeutisches Potenzial selber pflanzen

Ähnlich ist dies auch bei anderen traditionellen Medizinkonzepten. Ob in der traditionellen europäischen Medizin, dem Ayrveda, der traditionellen chinesischen Medizin (TCM) oder auch der traditionellen tibetischen Medizin – immer wird die Patientin/der Patient einbezogen, um selbst zu einem besseren Verlauf beizutragen. Sie/er wird dazu ermächtigt. Und sie/er wird zur Verantwortung gezogen.

1.3.3 Patienten-Empowerment

Der Wunsch, Patient:innen einzubeziehen, zu informieren und zur Mitwirkung zu ermächtigen, wird als Patienten-Empowerment bezeichnet. Wegweisend war die Veröffentlichung der Ottawa-Charta 1986, in der erstmals öffentlich sichtbar gefordert wurde, Gesundheitsförderung solle mehr als nur die Bereitstellung medizinischer Versorgung umfassen, sondern auch die Förderung der Selbstbestimmung und die Stärkung der Kompetenz des Individuums einschließen.

Erstrebenswert ist entsprechend ein Gesamtkonzept, das von Anfang an ärztliche und therapeutische Betreuung und Selbsthilfe-Elemente kombiniert und vor allem koordiniert. Berührungspunkte gibt es zum Konzept des Subsidiaritätsprinzips, welches die „Hilfe zur Selbsthilfe" nicht nur schützt, sondern auch fordert. Im therapeutischen Kontext ist diese Hilfe zur Selbsthilfe sinnvoll als Teil einer Gesamtstrategie. Sie ist dabei nicht auf leichte Erkrankungen beschränkt, auch wenn wir

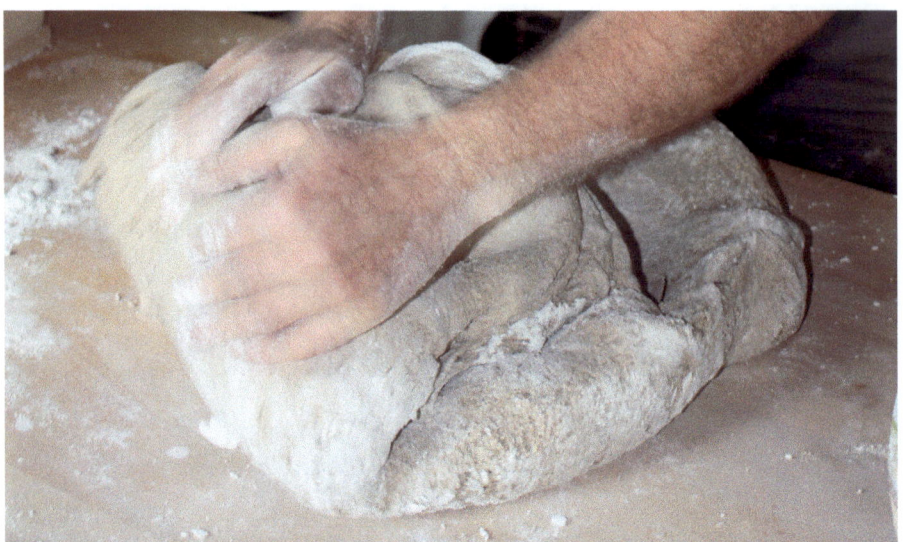

Abb. 1.4 Das Selbermachen als Weg zur Selbstwirksamkeit

uns in diesem Buch hier auf leichte Erkrankungen aus der Allgemeinmedizin beschränken. In der Prävention oder der Rehabilitation, bei akuten oder chronischen Erkrankungen gibt es Strategien, die eine Patientin/ein Patient selber einbringen kann – von der Atemübung unter der Geburt oder in der OP-Schleuse bis hin zur symptomatischen Behandlung in einer palliativen Situation (Abb. 1.4).

Diese Selbsthilfe, die Patient:innen zudem das Gefühl gibt, etwas Kontrolle über die Situation und etwas Einfluss auf den Verlauf zu haben, geschieht jedoch nicht von alleine und ist auch nicht mit einem Hinweis in der Sprechstunde mobilisiert. Sie braucht Ressourcen – für Anleitung und Aufklärung, Beratung und Information, Moderation, Selbstentdeckung, Schulung, Reflexion und Adaption auf den Einzelfall (vgl. Darmann-Finck und Sahmel 2022).

1.3.4   Versteckte Potenziale nutzen

Wir verstehen in diesem Buch die vorgestellten Nutrazeutika als Maßnahmen der Prävention, der Gesundheitsförderung, der ergänzenden Therapie – und nicht zuletzt, um Patient:innen davon abzuhalten, andere, konkurrierende Maßnahmen im Sinne einer ungünstigen Polypragmasie umzusetzen, ohne dies zu kommunizieren und hinter dem Rücken ihrer ärztlichen Behandler:innen.

Viele dieser Anwendungen können sowohl präventiv als auch unterstützend eingesetzt werden. Sie lassen sich gut veranschaulichen mit dem Bild des *Gesundheits-Krankheits-Kontinuums*, welches verdeutlicht, das Patient:innen nicht entweder krank oder gesund sind oder die von uns hier beschriebenen Anwendungen entweder präventiv oder kurativ sind.

Das Bild des Gesundheits-Krankheits-Kontinuums wurde von dem Medizinsoziologen und Professor für Soziologie Aaron Antonovsky (1923–1994) eingeführt und dann vielfach weiterentwickelt (vgl. Antonovsky 1979, vgl. auch Franzkowiak 2022). Bei dem Modell des Gesundheits-Krankheits-Kontinuums sind Gesundheit und Krankheit zwei Pole in einer gedachten Linie. Immer wieder bewegen Infekte, Krankheiten, Verletzungen, Belastungen und andere Einflüsse den Menschen in Richtung des Krankheitspols. Es gibt jedoch unterschiedliche Blickwinkel durch unterschiedliche Referenzpunkte:

- Eine auf die Pathogenese – also Krankheiten und ihre Ursachen – ausgerichtete Medizin versucht, Krankheiten zu behandeln oder sie gezielt vorzubeugen. Referenzpunkt ist die Erkrankung. Im Hinblick auf unsere Rezepte wären hier Empfehlungen anzusiedeln, die bei bestimmten Symptomen therapeutisch eingesetzt werden, z. B. gegen Magen-Darm-Infekte.
- Die salutogenetisch ausgerichtete Gesundheitsförderung hat als Referenzwert Gesundheit. Sie versucht, die Gesundheit des Menschen zu stärken. Hier wären - ebenfalls am Beispiel Magen-Darm-Trakt - Rezepte anzusiedeln, die die Verdauung stärken, beispielsweise durch eine Besiedelung des Mikrobioms im Darm.

Im naturheilkundlichen Bereich finden wir ebenfalls auffällige Unterscheidungen: So gibt es in allen traditionellen Medizinkonzepten, ob nun traditionelle europäische Medizin, Ayurveda oder TCM, Stärkungselixiere, Tonika oder Kraftsuppen, die der unspezifischen Stärkung dienen (Abb. 1.5).

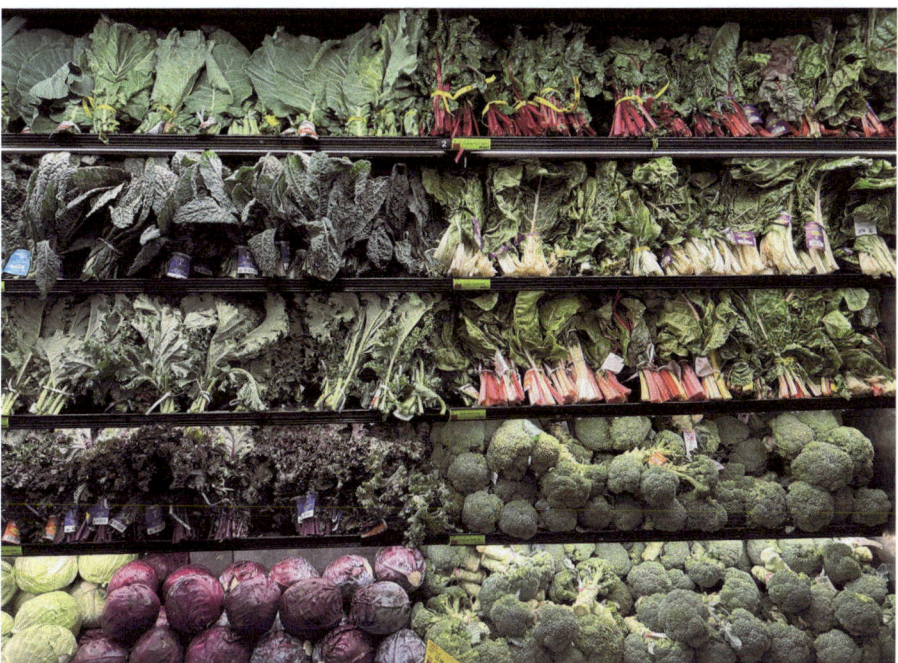

Abb. 1.5 Vielfalt an naturbelassenem Gemüse sichert Vielfalt an Pflanzenwirkstoffen

Hinzuweisen ist an dieser Stelle auch auf den Begriff der „Lebenskraft", der beispielsweise bei Christoph Wilhelm Hufeland (1762–1836) von großer Bedeutung ist. Mehr noch: Hufeland entwickelte das Konzept der Makrobiotik, das auf ein langes Leben ausgerichtet ist. In diesem Zusammenhang spricht Hufeland von Lebensverlängerern und Lebensverkürzern.

Die Unterscheidung der beiden Blickwinkel ist nicht trivial, sondern fundamental für das Gesundheitsverständnis und die Gesundheitskultur. Es handelt sich nicht um Alternativen, sondern Ergänzungen.

Das Modell des Gesundheits-Krankheits-Kontinuums oder der traditionellen Systeme verdeutlicht:

- Stets sind bei einem Menschen neben kranken Anteilen auch gesunde Anteile zu finden.
- Diese gilt es zu mobilisieren.
- Unterschieden wird weiter zwischen mentaler, körperlicher und psychischer Gesundheit.
- An jedem Punkt gibt es die Möglichkeit, sich von dort in Richtung des Pols Gesundheit zu bewegen.
- In der auf die Erkrankung ausgerichteten Medizin würde man hier von Primär-, Sekundär- und Tertiärprävention sprechen und spezifische Vorsorge betreiben.
- In der salutogenetisch orientierten Gesundheitsförderung etabliert man bereits von Kindesbeinen an die Säulen der Gesundheit als unspezifische Ressourcen, schafft Gewohnheiten, die zur Stabilisierung beitragen und in der Belastungs- oder Krankheitssituation entlasten. Im Gegensatz zur Prävention, die gezielt einer Erkrankung vorbeugt, hat die Gesundheitsförderung einen unspezifischen Charakter. Gesundheitsfördernde Faktoren wirken sich auf unterschiedliche Bereiche positiv aus. Beispiele sind ein tiefer Schlaf oder auch, im Kontext dieses Buches, die Förderung des Mikrobioms im Darm.

▶ **Bezug zu Rezepten in diesem Buch** Wie Sie sehen werden, bemühen wir uns um eine grundsätzliche Einteilung in Organsysteme, wobei stets am Anfang Empfehlungen für Prävention und Gesundheitsförderung gegeben werden.

Diese Unterteilung soll die Bedeutung von Prävention und Gesundheitsförderung betonen, vielfach ist die Zuordnung der Rezepte jedoch nicht ganz einfach durchzuführen und sollte auch von Ihnen als Ärztin/Arzt großzügig gehandhabt werden: Vielfach werden Rezepte in der Volksmedizin sowohl zur Vorbeugung wie auch im Krankheitsfall empfohlen, wobei sich dann die Dosierung und Frequenz ändert. So ist der Ingwertee für viele Menschen ein angenehmes Getränk im Winter, das gerne immer wieder getrunken wird. Bahnt sich ein Infekt an, oder im Krankheitsfall wird der Tee häufiger getrunken oder die Dosierung intensiviert.

1.4 Naturheilkundliche Selbsthilfe und Hausmittel

1.4.1 Naturheilkunde

Naturheilkunde ist ein Überbegriff über Konzepte der Heilkunde, die natürliche Mittel einsetzen. Wichtige Säulen der Naturheilkunde sind Ernährung, Bewegung, Entspannung, Wasseranwendungen wie etwa Bäder und Güsse, Heilpflanzen in Form von Tees, Tinkturen oder Arzneimitteln. Von allen komplementären Verfahren ist sicherlich die Naturheilkunde diejenige, die am ehesten Eingang in die konventionelle Medizin gefunden hat und heute in aller Regel zum Repertoire beispielsweise von Kinderärzt:innen gehört. Geprüft und belegt sind dabei vorrangig standardisierte Arzneimittel, Wasseranwendungen, Wickel und Auflagen unter Verwendung von standardisierten Präparaten. Arzneipflanzen wurden bereits in den 1980er-Jahren von der Arzneikommission E monografiert und finden sich nun in Monografien der ESCOP, der *European Scientific Cooperative on Phytotherapy*. Klinische Studien finden sich beispielsweise auch zu Heilpflanzen, ätherischen Ölen, Heilerde oder Hydrotherapie (Abb. 1.6 und Tab. 1.1). Eine Übersicht zur den klassishen Naturheilverfahren, damit den wichtigsten Verfahren der Naturheilkunde, findet sich in Tab. 1.1.

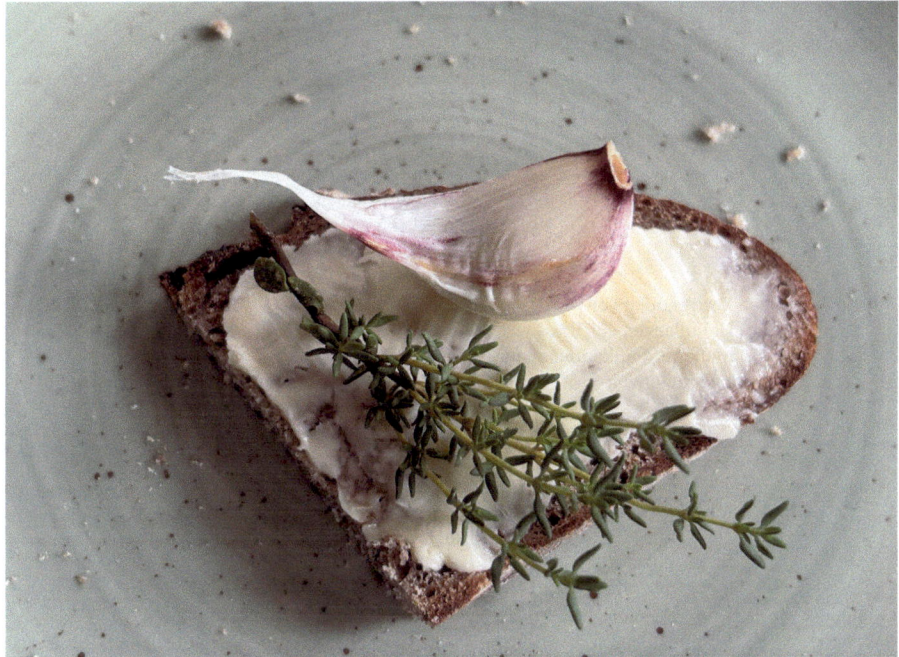

Abb. 1.6 Erkältungsschutz aus der Küche

Tab. 1.1 Klassische Naturheilverfahren. (Modifiziert und ergänzt nach Kraft und Stange 2009)

Verfahren	Beschreibung	Anwendungen im stationären Setting	Typische Anwendungen für die Selbsthilfe
Hydrotherapie	Behandlungen mit warmem und kaltem Wasser, Waschungen, Bäder, Güsse, Dämpfe, Auflagen, Wickel	Güsse mit speziellen Schläuchen, Tretbecken, Halb- oder Vollbäder unter Kontrolle, Ganzkörperwickel etc.	Wechselduschen, Auflagen und Wickel für kleinere Oberflächen, z. B. Wadenwickel, Zwiebelauflage, Halswickel, Leberauflage, kalter Waschlappen in Nacken
Thermotherapie	Behandlungen mit Wärme bis zur systemischen Überwärmung, mittels Fieber oder mit Kälte	Komplexe Anwendungen bis hin zur Hyperthermie oder Ganzkörperkryotherapie	Wärmflasche, warme Bäder, Überwärmungsbad, Schlenzbad, Unterarmgüsse, Gesichtsguss
Balneotherapie	Anwendung ortsgebundener natürlicher Heilquellen, von Peloiden und Heilgasen	Heilquellen, wenn vorhanden, Heilbäder	–
Klimatherapie	Befristeter Aufenthalt in Schon- oder Reizklimata, in definierten Höhen und am Meer (Thalassotherapie)	–	Badezusatzsalz
Elektrotherapie	Apparative Methoden mit verschiedenen Spannungs(impuls)formen und Frequenzbereichen, einschließlich Ultraschall		
Bewegungs-therapie		Passive und aktive Krankengymnastik, körperliche Aktivität, Sporttherapie, Massage, manuelle Medizin	Bewegung, Spazierengehen, Fahrradfahren, Yoga etc.
Phytotherapie	Verwendung von Heilpflanzen auf Basis tradierter Indikationen und Zubereitungen	Teetherapie, Phytopharmakotherapie	Tees, pharmazeutisch hergestellte Präparate, Medizinprodukte, aber auch selbst hergestellte Produkte *Nutrazeutika*
Ernährungs-therapie	Optimale Versorgung mit gesundheitsrelevanten Inhaltsstoffen, „umstimmende" Ernährung, therapeutisches Fasten	Krankenhausernährung, Kochkurse im Krankenhaus, Ernährungsberatung, Fastenkuren	Möglichst gesunde Küche im häuslichen Alltag *Nutrazeutika*
Ordnungs-therapie	Arzt-Patienten-Kommunikation, verbale Psychotherapie und körperorientierte Psychotherapie, Entspannungsverfahren, künstlerische Therapie	Ärztliches Gespräch	Strukturen, Gewohnheiten, Rituale Ruhepausen

1.4.2   Effekte naturheilkundlicher Selbsthilfe

Die naturheilkundlichen Anwendungen, insbesondere wenn sie im Rahmen eines ärztlichen Gesamtkonzeptes eingebunden sind, enthalten verschiedene Faktoren, die zur Heilung beitragen:

- Reizregulation (*Abhärtung, Training*),
- Wärme und Kälte,
- ordnungstherapeutische Elemente: Pause, Ritual, Etablierung einer Gewohnheit,
- Selbstwirksamkeit,
- psychologischer Effekt und Placebotherapie durch positive Erwartung, gerade bei überlieferten Heilmitteln und Schilderungen von Heilerfolgen,
- Vermeidung von schädlichen, ineffektiven, kontraproduktiven Selbsthilfestrategien.

Wird also bei der Anwendung einer Zubereitung mit Nutrazeutika die ärztliche Konsultation vorausgesetzt, so ist das größte Risiko einer möglichen Verschleppung der Krankheit nicht gegeben. Unabhängig von dem spezifischen Effekt werden unspezifische, regulatorische und psychologische Effekte genutzt, die die Lebensqualität und den Verlauf begünstigen. Die eigentliche pharmakologische Wirkung des ausgewählten Nutrazeutikums ist dabei ein Effekt von mehreren.

1.4.3   Nutzen und Risiken überlieferter Hausmittel

Wie beschrieben, öffnete sich die *Schulmedizin* durchaus der Naturheilkunde und integrierte geprüfte Anwendungen aus ihrem Schatz. Die Prüfungen haben nach wissenschaftlichen Standards zu erfolgen. Dies ist mit standardisierten Präparaten und vorgegebenen Anwendungsprotokollen am ehesten möglich.

Hausmittel wachsen im kulturellen Kontext und werden von einer Generation zur nächsten weitergegeben. Sie haben in aller Regel keine naturwissenschaftliche Evidenz. Sie waren in der Geschichte, als Frauen an Haus und Hof gebunden waren, eine besondere Domäne von Frauen. Stets ging es darum, mit den zur Verfügung stehenden Ressourcen etwas für die Gesundheit zu tun, wenn der Arzt weit weg praktizierte, keine Mobilität gegeben war und der Zugang zu Medikamenten nicht gewährleistet war (Abb. 1.7).

Hausmittel erfreuen sich auch heute großer Beliebtheit. Die Forschungslage ist dürftig, aber eine Studie von 2014 zeigt: Patienten versorgen sich selbst und zwar vielfach *vor* dem Arztbesuch. Die Studie zu Hausmitteln belegt, dass 80 % der Befragten Hausmittel ausprobierten, *bevor* sie pharmazeutische Optionen in Anspruch nahmen (Parisius et al. 2014). Die Informationen über Hausmittel werden dabei von Familienmitgliedern und nicht von geschriebenen Ratgebern, Medien oder Ärzten gewonnen.

Die entscheidenden Vorteile von Hausmitteln sind, im Vergleich zu naturheilkundlichen Präparaten, der niedrigschwellige Einstieg und die psychologischen Effekte im Sinne einer Ermutigung durch die geschilderten Heilungserfolge in Fallbeispielen aus Familie oder Bekanntenkreis. Sie sind oft kostengünstig (Abb. 1.8).

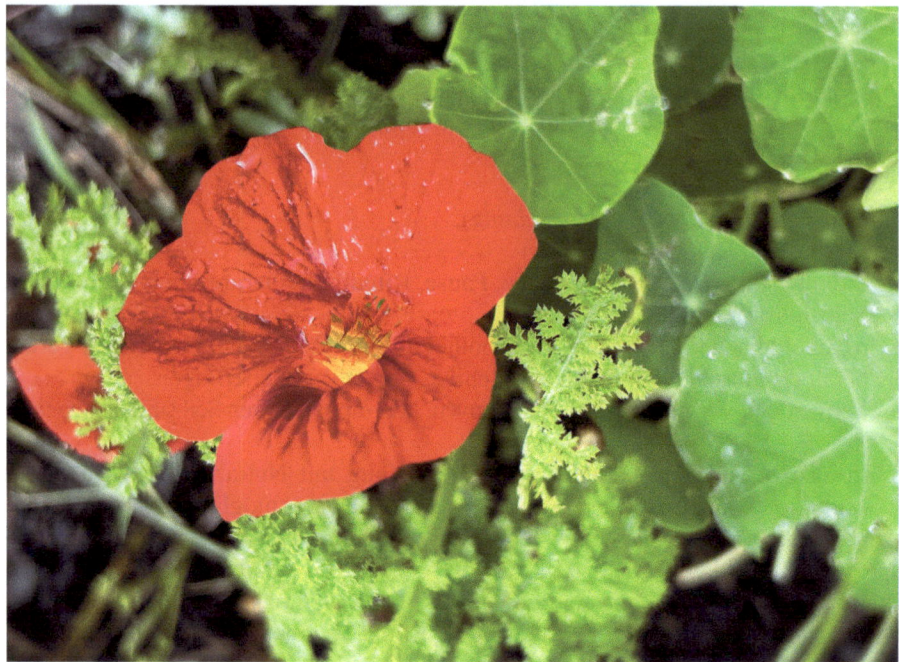

Abb. 1.7 Kressen aller Art lenken das Mikrobiom und schützen vor Infekten

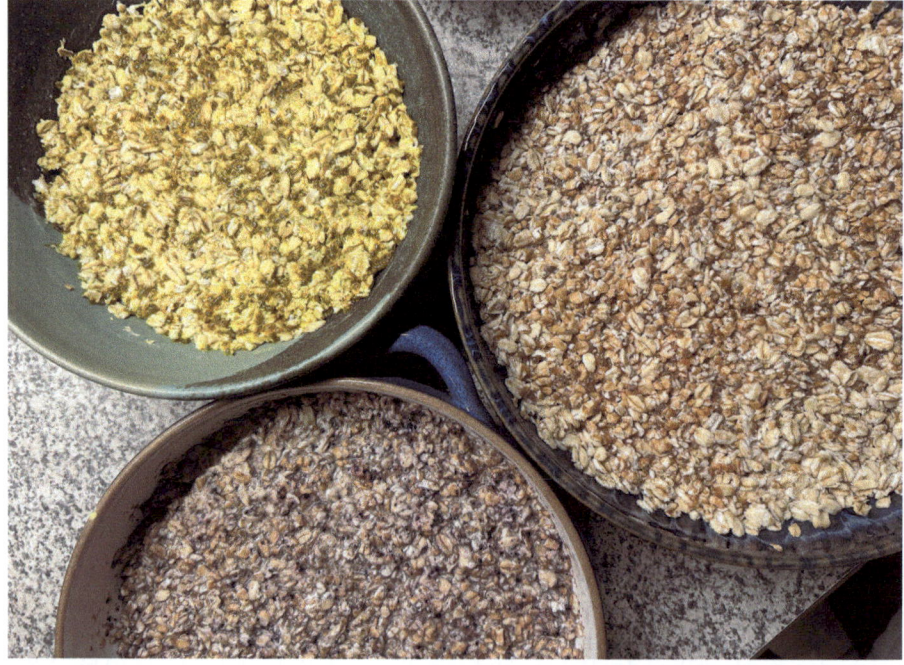

Abb. 1.8 Anfermentiertes Getreide als Synbiotikum verlangt spezielle Kenntnisse

Überlieferte Hausmittel gehen mit einer Vielzahl von Risiken einher, insbesondere wenn sie nicht geprüft sind und im privaten oder im virtuellen Raum weitergegeben werden.
Dazu gehören:

- mangelnde Wirksamkeit,
- Verwendung von falschen, minderwertigen oder toxischen Zutaten,
- Durchführungsfehler,
- keine Beachtung von Kontraindikationen, Gegenanzeigen und Interaktionen,
- keine Berücksichtigung der individuellen Regulationsfähigkeit der Patientin/des Patienten, dadurch zu starke Reize,
- keine naturwissenschaftliche Evidenz,
- allergische Reaktionen,
- ungewollte pharmakologische Effekte,
- mutagene bzw. karzinogene Effekte,
- Interaktionen mit Medikamenten,
- durch Kontamination verursachte Effekte,
- durch Missidentifikation verursachte Effekte,
- hygienische Risiken,
- Tierschutz,
- überhöhte Ansprüche und Erwartungen an die Wirksamkeit,
- dadurch ggf. Ausschluss einer erforderlichen konventionellen Therapie,
- keine korrekte Diagnose,
- Verschleppen der Krankheit.

1.4.4   Hausmittel aus Lebensmitteln – ein alter Schatz des überlieferten Frauenwissens

„Es ist von großer Wichtigkeit, daß eine Hausfrau und Mutter auch in der Gesundheitspflege nicht ganz unerfahren sei und bei eintretendem Unwohlsein, leichten Krankheitsfällen oder Verletzungen durch eine richtige Wahl von Hausmitteln und durch guten Rat, das Übel zu lindern oder ganz zu beseitigen, wisse. Besonders auf dem Lande, wo der Arzt nicht immer schnell herbeigeholt werden kann, treten an die Hausfrau in dieser Beziehung mancherlei Anforderungen heran." (Dorn 1922, S. 533)

„Es ist manchmal merkwürdig, wie eine einfache Tasse Thee bei den Leuten Wunder verrichtet, besonders, wenn sie den Glauben haben, die Frau kann helfen, und wenn sie wissen, sie hat ein teilnehmendes Herz und sorgt für ihre Kranken." (Dorn 1895, S. 437)

„Bei der Pflege eines Kranken ist es die Aufgabe der Hausfrau, aus der Umgebung desselben alles das zu entfernen, was ihm schädlich ist, und alles das zu thun, was die Wiederkehr seiner Gesundheit befördern kann.
Auch in ernsten Fällen zeige sie sich selbst ruhig und möglichst unbesorgt, sie halte den nur beunruhigenden und störenden Besuch von Verwandten und Bekannten fern, bleibe dem Kranken gegenüber stets sanftmütig und freundlich und willfahre seinen Wünschen, sofern sie nicht seinem Zustande schaden können und den Verordnungen des Arztes zuwiderlaufen, sei aber im übrigen fest und bestimmt." (Dorn 1895, S. 437)

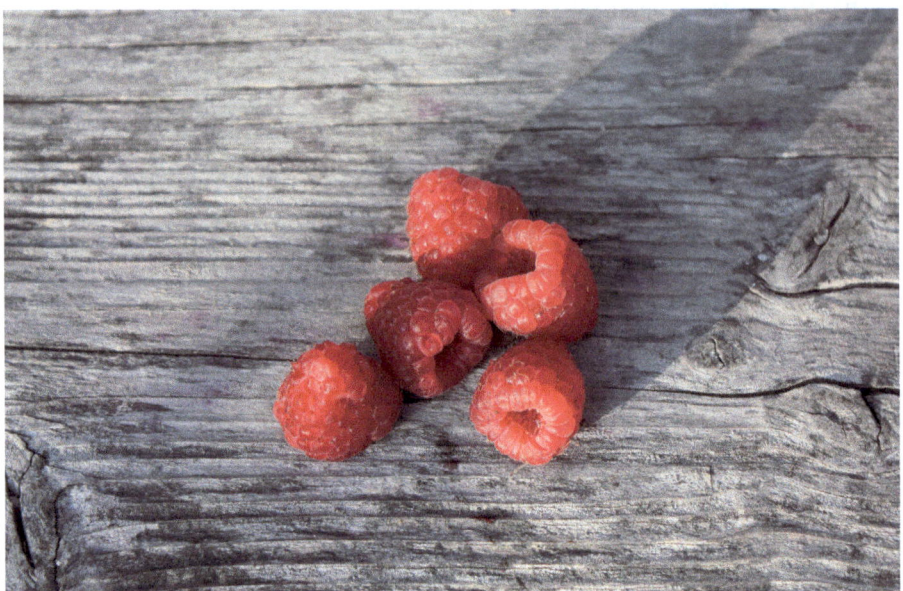

Abb. 1.9 Wirksame Pflanzenfarben in Beeren

Die häusliche Krankenpflege, die Weitergabe von erprobten Mitteln über den Gartenzaun, die nachbarschaftliche Hilfe, der Besuch bei der Wöchnerin mit einem Topf Suppe oder süßem, fettem Gebäck (und natürlich der Neugierde, das Neugeborene zu bestaunen), all das ist traditionell eine Frauendomäne gewesen (Abb. 1.9).

Frauen waren durch ihre Lebenssituation äußerst pragmatisch in der Heilkunde: Sie verwendeten das, was sie in ihrem unmittelbaren Umfeld vorfanden, was ihnen zugänglich war und was sie kannten, ein Ansatz der stark an die Forderungen der jungen Generation von heute erinnert, bevorzugt saisonal und regional zu konsumieren und – „do it yourself" – möglichst viel selber zu machen.

Dass dieses alte Frauenwissen nicht ungeprüft weitergegeben werden soll, ist unbenommen.

Neben dem mündlich überlieferten Wissensschatz gibt es ein erstaunlich umfangreiches Schrifttum aus dem Bereich der Gesundheit, aber auch der Haushaltsführung, die auf die häusliche Krankenpflege eingehen. Dazu gehören eine lange Reihe Kräuter- und Hausmittelbücher weiblicher Autorinnen (s. auch Literaturverzeichnis).

Nutrazeutika – Verbindung von Selbsthilfe, Wissenschaft und Patientenalltag

Karin Buchart

▶ Nutrazeutika haben eine pharmakologische Wirkung. Sie werden aus Lebensmitteln zu Hause eigenständig zubereitet und sie stärken dadurch die Selbstwirksamkeitserwartung. Sie sind unvermittelt verfügbar im Alltag, verursachen keine Kosten für die öffentliche Gesundheit und verschaffen Kontakt zu naturbelassenen Lebensmitteln.

Nutrazeutika verbinden bewährte Hausmittel aus der Küche mit ernährungswissenschaftlicher Evidenz (Abb. 2.1). Die Werkzeuge dafür sind Lebensmittel aus unserem Alltag: Äpfel, Ingwer, Thymian oder Leinsamen und viele andere sind uns vertraut durch Begegnungen beim Kochen und Essen. Was wir oft nicht wissen oder bedenken, ist ihre gesundheitsfördernde oder therapeutische Kompetenz. Die inneren Werte von naturbelassenen Lebensmitteln sind Pflanzenwirkstoffe (sekundäre Pflanzenstoffe), Nährstoffe, Präbiotika und Probiotika. Gleichzeitig enthalten sie keinerlei Zusatzstoffe und dieses Zusammenspiel ist einzigartig, denn dadurch fördern sie das körpereigene Mikrobiom in bestmöglicher Art und Weise. Im Gegensatz dazu verlieren lebendige Mikroben in Nahrungsergänzungsmitteln bereits nach einigen Wochen in der Verpackung ihre Diversität und bilden ungünstige Cluster.

Die Verwendung von zugelassenen Lebensmitteln als Basis für Nutrazeutika gibt ihnen zugleich eine hohe Sicherheit. Zugelassene Lebensmittel sind für die dauerhafte Verwendung geprüft. Dennoch empfehlen wir häufig eine kurmäßige Anwendung, um Kumulationen zu vermeiden.

Nutrazeutika stillen die Sehnsucht der Patient:innen, selbst etwas für ihre Gesundheit zu tun. Aus den naturbelassenen Lebensmitteln entstehen in der eigenen Küche Nutrazeutika: durch Kochen, Trocknen, Pulverisieren, Ausziehen, Pressen oder Mischen werden die Pflanzenwirkstoffe in jene Form gebracht, die gebraucht wird. Das nötige Küchenhandwerk ist einfach und auch ohne Kochkenntnisse zu schaffen. Dabei entsteht die Überzeugung, sich selbst helfen zu können, und das ist ein wundervolles Gefühl. Es mindert Ängste und schafft Perspektiven.

K. Buchart, A. Kerckhoff, *Nutrazeutika für die Hausarztpraxis*, https://doi.org/10.1007/978-3-662-71151-4_2

Die eigenständige Zubereitung in der Küche hat auch eine breite Wirkung auf den Lebensstil. Sie bringt qualitätsvolle Lebensmittel in den Alltag und schafft Berührungszonen mit ihnen. Sie transportiert Düfte, Geschmäcker und Konsistenzen und deren Veränderungen und beeinflusst damit die Essensgewohnheiten.

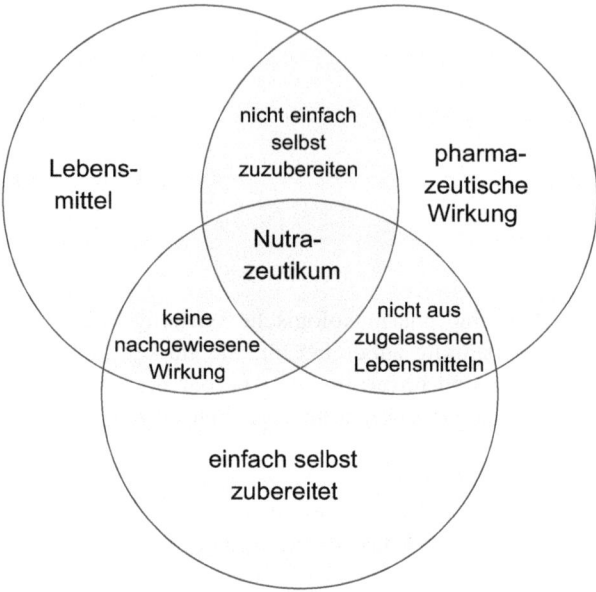

2.1   Wie entsteht ein Nutrazeutikum?

Nutrazeutika werden aus handelsüblichen, naturbelassenen Lebensmitteln in haushaltsüblichen Küchen selbst zubereitet. Die Basis ist jeweils ein unbehandeltes, naturbelassenes Lebensmittel, das frisch oder getrocknet sein kann. Die Zubereitungsart bringt den gesundheitsfördernden oder therapeutisch erwünschten Pflanzenwirkstoff in eine bioverfügbare Form. So wird aus den Biokarotten eine Karottensuppe nach Moro, die gegen Durchfall wirkt, aus den stechenden rohen Zwiebeln ein hustenstillender Zwiebelhonig und aus dem simplen Apfelessig durch Verdünnung ein Spray, dass ein günstiges Milieu für das Mikrobiom der Haut schafft. Im Unterschied zu funktionellen Lebensmitteln (Functional Food) sind sie nicht neuartig, sondern meistens sogar über viele Generationen erprobt. Sie sind nicht mit Nährstoffen angereichert und auch nicht in einer dosierten Form abgepackt. Ganz im Gegenteil zu Functional Food sollen Nutrazeutika mit ihren natürlichen Farben und Düften unsere Sinne berühren. Nahrungsergänzungsmittel sind ebenfalls dosierte, verkaufbare Produkte. Diese Fertigprodukte stärken nicht das Gefühl der Selbstwirksamkeit und verleihen keine sensorischen Impulse (Abb. 2.1).
Ökologische frische oder getrocknete Lebensmittel, die während des Wachstums am Feld nicht mit Pflanzenschutzmitteln und auch danach nicht mit Lebensmittelzusatzstoffen behandelt wurden, bieten einen optimalen Lebensraum für ein diverses Mikrobiom, das unsere Haut und Schleimhaut gesundheitsfördernd beeinflusst.

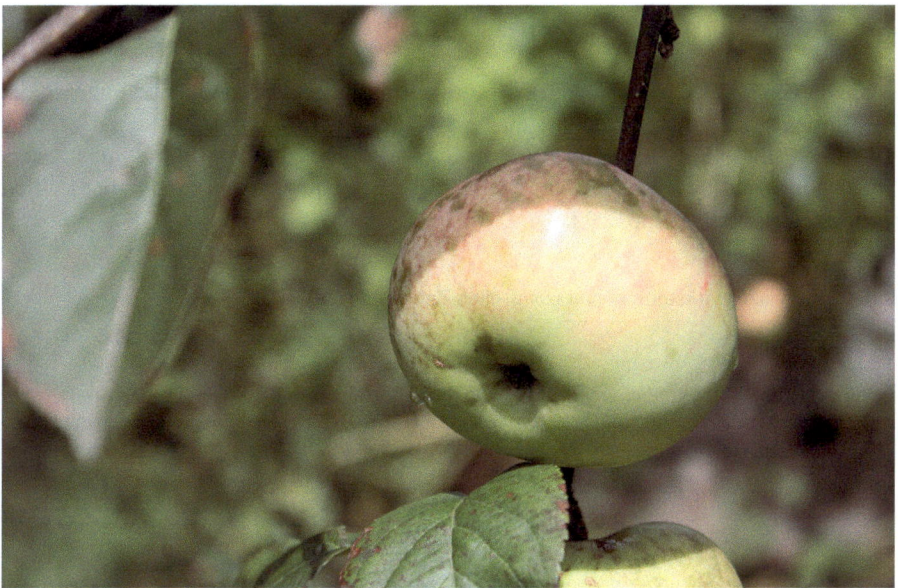

Abb. 2.1 Der Apfel hat Potenzial für eine Reihe von Nutrazeutika

2.2 Die wissenschaftliche Grundlage der Wirksamkeit

Die Wirksamkeiten der Nutrazeutika in diesem Buch basieren auf folgenden Grundlagen:

- *Pharmazeutische Monografien*: von WHO, ESCOP, EMA und Kommission E (WHO 1999, 2002, 2007, 2009, 2010; ESCOP 2003; EMA 2021).
- *Systematische Reviews:* Der Nachweis der Wirkung über systematische Reviews wird als relevante wissenschaftliche Evidenz herangezogen.
- *Stoffliste des Bundes und der Bundesländer, Kategorie „Pflanzen und Pflanzenteile":* vom Bundesamt für Verbraucherschutz und Lebensmittelsicherheit, Berlin. Bei einer Einstufung des Lebensmittels als „Lebensmittel und Arzneistoff" (BVL 2020) und somit als „Funktionsarzneimittel" wird dem Lebensmittel eine pharmakologische Wirkung von offizieller Stelle zugesprochen. Das betrifft hauptsächlich Lebensmittel, die gleichzeitig in zugelassenen Arzneimitteln Verwendung finden wie etwa Salbei, Thymian, Leinsamen oder Brennnessel u. a.
- *Offizielle Empfehlungen und Publikationen der Deutschen Gesellschaft für Ernährung (DGE):* (DGE 2021).

2.3   Pflanzenwirkstoffe in Nutrazeutika

Pflanzenwirkstoffe oder sekundäre Pflanzenstoffe in Lebensmitteln gewinnen in der Ernährungswissenschaft zunehmend an Bedeutung. In pharmazeutischen Studien sind diese schon umfassend untersucht, allerdings meistens als isolierte Substanzen. Von besonderem Interesse für Nutrazeutika ist die komplexe Wirkung in der kulinarischen Zubereitung (Tab. 2.1).

Tab. 2.1 Pflanzenwirkstoffe in nutrazeutischen Zubereitungen

Pflanzenwirkstoffe	Lebensmittel	Nutrazeutische Zubereitungen	Wirkungsort und Eigenschaften
Ätherische Öle	Kümmel, Fenchel, Anis, Lavendel, Holunderblüten, Kamillenblüten, Thymian, Lorbeer, Zitronenmelisse, Pfefferminze, Salbei, Zimt, Rosmarin	Frische ganze Pflanze, getrocknete ganze Pflanze, alkoholischer Auszug, Essigauszug und Oxymel, Ölauszug, Sirup, Dampf, Duftkissen	Ätherische Öle sind fettlöslich und gelangen gut und einfach durch die Haut oder durch die Schleimhaut bis ins Blut und durch den gesamten Körper.
Cumarine	Zimt, Anis, Fenchel, Kamillenblüten, Lavendelblüten und Karotte	Angetrocknete Pflanze, alkoholischer Auszug mit 30–50 Volumenprozent Alkohol, Ölauszug	Cumarine sind fettlöslich und gelangen in den gesamten Körper. Für Zubereitungen mit Zimt wurden Cumarin-Höchstwerte festgesetzt.
Säuren	Apfel, Zitrone, Essig, Honig	Frisches rohes Nahrungsmittel, Presssaft, kalter wässriger Auszug, Essigauszug und Oxymel, Sirup, Fermente	Lokale Wirkung auf der Schleimhaut und auf der Haut durch eine pH-Wert-Senkung
Scharfstoffe: Lauchöle, Senföle, Piperin, Capsaicin	Zwiebel, Knoblauch, Meerrettich, schwarzer Rettich, Kapuzinerkresse, Pfeffer, Chili, Paprika, Ingwer	Frische rohe Pflanze, frischer Presssaft, getrocknetes ganzes Nahrungsmittel, alkoholischer Auszug, Essigauszug und Oxymel, Ölauszug, Sirup	Lauchöle (Zwiebel, Knoblauch, Lauch, Schnittlauch) und Senföle (Senf, Rettich, Kressen, Kohlgemüse) sind fettlöslich und werden schnell über Haut und Schleimhaut in den Körper aufgenommen. Senföle haben nach 2–3 h ihren höchsten Wert im Blut, nach etwa 5 h wirken sie bereits in den Harnwegen.

(Fortsetzung)

Tab. 2.1 (Fortsetzung)

Pflanzenwirkstoffe	Lebensmittel	Nutrazeutische Zubereitungen	Wirkungsort und Eigenschaften
Flavonoide: rote, violette, blaue Farbstoffe	Rote Beeren, rote Früchte, rote Gemüse, Apfel, Brennnessel, Cranberry, Kamille, Lavendel, Salbei, Thymian, Zwiebel	Presssaft, heißer Tee-Aufguss, alkoholischer Auszug, Essigauszug und Oxymel, Fermente	Flavonoide sind im Zellsaft der pflanzlichen Vakuolen gelöste rote, violette und blaue Farbstoffe, sie sind wasserlöslich.
Carotinoide: Lutein und Zeaxanthin	Brennnessel, Spinat, Mangold, Wirsing	Frische, rohe und grüne Nahrungsmittel, schonend getrocknetes Pulver, kalter alkoholischer Auszug, Essigauszug und Oxymel, kalter Ölauszug	Lutein und Zeaxanthin sind hitzeempfindliche und fettlösliche Carotinoide, gut über Haut und Schleimhaut aufnehmbar, wirken in Blut, Fettgewebe, Makula, Leber und Muskeln.
Carotinoide: ß-Carotin, α-Carotin und Lykopin	Karotte, Kurkuma, Kohl, Spinat, Tomate, dunkelgrüne Pflanzen	Gut gekochte oder fermentierte orange Gemüse und Früchte, Suppe, alkoholischer Auszug, Essigauszug und Oxymel, warmer Ölauszug, Fermente	ß-Carotin, α-Carotin und Lykopin sind hitzestabile und fettlösliche Carotinoide, gut über Haut und Schleimhaut aufnehmbar, wirken in Blut, Fettgewebe, Leber und Muskeln.
Chlorophyll	Brennnessel, Grünkohl, Petersilie, Spinat	Frische grüne Pflanzen, Pulver, Abkochung mit Fett, Suppe	Chlorophyll ist fettlöslich, wirkt im Magen-Darm-Trakt und wird nicht ins Blut aufgenommen. Bei basischem pH-Wert ist es stabiler.
Saponine	Anis, Cranberry, Fenchel, Kamille, Knoblauch, Pfefferminze, Rosmarin, Salbei, Thymian, Hülsenfrüchte	Frische Nahrungsmittel, Tee, Presssaft, alkoholischer Auszug mit 20–35 Volumenprozent Alkohol	Saponine wirken auf der Haut und der Schleimhaut von Magen und Darm, im Dickdarm werden sie zum Teil vom Mikrobiom zerlegt und resorbiert (präbiotische Wirkung).
Bitterstoffe	Fenchel, Ingwer, Kümmel, Kurkuma, Lavendel, Pfefferminze, Salbei, Wacholderbeere, Hopfen	Frisches Nahrungsmittel, Pulver, Tee, alkoholischer Auszug, Essig und Oxymel, Honig und Sirup	Bitterstoffe reizen die Rezeptoren auf der Haut der Schleimhaut und über die Lunge und wirken dadurch im ganzen Körper anregend. Vorsicht mit Bitterstoffen bei Gastritis oder Sodbrennen.

(Fortsetzung)

Tab. 2.1 (Fortsetzung)

Pflanzenwirkstoffe	Lebensmittel	Nutrazeutische Zubereitungen	Wirkungsort und Eigenschaften
Gerbstoffe	Salbei, Wacholderbeere, schwarzer Tee, Heidelbeere, alte Apfelsorten, Mostbirnen, Zimt	Heißer Tee-Aufguss mit langer Ziehzeit, Suppe, alkoholischer Auszug, Essigauszug und Oxymel	Gerbstoffe wirken lokal auf der Haut oder auf der Schleimhaut.
Schleimstoffe	Apfel, Karotte, Leinsamen, Malven, Himbeeren	Kalter wässriger Auszug, alkoholischer Auszug bis 30 Volumenprozent Alkohol	Schleimstoffe wirken lokal auf der Haut und auf der Schleimhaut des Verdauungstraktes, teilweise auch präbiotisch
Harze	Rosmarin, Salbei, Thymian, Wacholderbeeren, Honig und Propolis	Alkoholischer Auszug, Ölauszug, Mischung mit Honig	Harze sind in Öl, Alkohol und Essig löslich.
Mineralstoffe und Spurenelemente	Kartoffel, Salz und Sole	Frische Lebensmittel, wässrige kalte und heiße Auszüge	Mineralstoffe sind der anorganische Anteil im Körper.
Fettlösliche Vitamine A, D, E, K	Leinöl und andere kaltgepresste pflanzliche Öle, Butter	Ölauszug, alkoholischer Auszug, Essigauszug, Oxymel	Fettlösliche Vitamine werden im Körper gespeichert, Auszüge liefern nur sehr geringe Mengen.
Vitamine B und C	Kartoffel, Karotte, Apfel, Kohl	Obst und Gemüse frisch, getrocknet oder fermentiert, wässriger Auszug	Wasserlösliche Vitamine werden nicht gespeichert, Auszüge liefern nur geringe Mengen.
Proteine	Milch, Joghurt, Sauermilch, Quark	Milch- und Sauermilchprodukte	Sauermilchprodukte liefern Proteine in gut bioverfügbarer Form und verbessern das Millieu auf Haut und Schleimhaut.
Fette	Leinöl, Butter	Pflanzliche Öle, Butter, Vollfett-Milchprodukte	Quelle für essenzielle Fettsäuren, fettlösliche Vitamine, Omega-3-Fettsäuren und Energie.
Ballaststoffe, Präbiotika	Haferflocken, Apfel, Karotte, Weißkohl, Sauerkraut, Hülsenfrüchte, Zwiebel, rote Beeren	Gequollene oder gekochte Leinsamen, Getreide und Getreideflocken, Äpfel, Karotten, tiefrote Lebensmittel	Lösliche Ballaststoffe sind MACs: resistente Stärke, Galactooligosaccharide (GOS), Pektine, Fructane und Fructooligosaccharide (FOS), Polyphenole, Pflanzenschleime.

MACs Microbiota Assessible Carbohydrates

Ätherische Öle

Ätherische Öle sind gut verpackt in den Ölzellen der Pflanze. Wenn Blatt oder Blüte gequetscht oder zerbissen werden, verströmt ätherisches Öl und entfaltet sein Aroma. Das natürliche Kraut oder Gewürz duftet jedoch nicht nach einem einzelnen ätherischen Öl, sondern schickt ein Potpourri an Pflanzenwirkstoffen in unsere Nase. Auch Bitterstoffe mischen sich ein und werden in den Atemwegen wahrgenommen. Der Duft der frischen oder der getrockneten Pflanze ist immer viel mehr als das isolierte ätherische Öl und er wirkt komplexer und harmonischer als die Einzelsubstanz.

Ätherische Öle sind fettlöslich und können schnell über Haut oder Schleimhaut in den Körper gelangen, oft über die Haut sogar schneller. Es bieten sich deshalb äußerliche Anwendungen wie Einreibungen und Bäder genauso an wie innerliche. Der Tee als wässriger Auszug bringt dennoch einen Teil der ätherischen Öle in Lösung, weil andere Pflanzenwirkstoffe wie etwa Saponine als Lösungsvermittler fungieren (Abb. 2.2).

Scharfstoffe

Lauchöle und Senföle sind in den Pflanzen glykosidisch gebunden und dadurch wasserlöslich. Erst durch Zerkleinern oder Draufbeißen werden Enzyme frei, die den Kohlenhydratrest abspalten und die scharfen Lauch- und Senföle freisetzen. In freier Form sind sie fettlöslich. Sie werden sehr schnell ins Blut aufgenommen und gelangen weiter bis in die Harnwege. Die Scharfstoffe stärken die Diversität des Mikrobioms und senken die Infektionsgefahr.

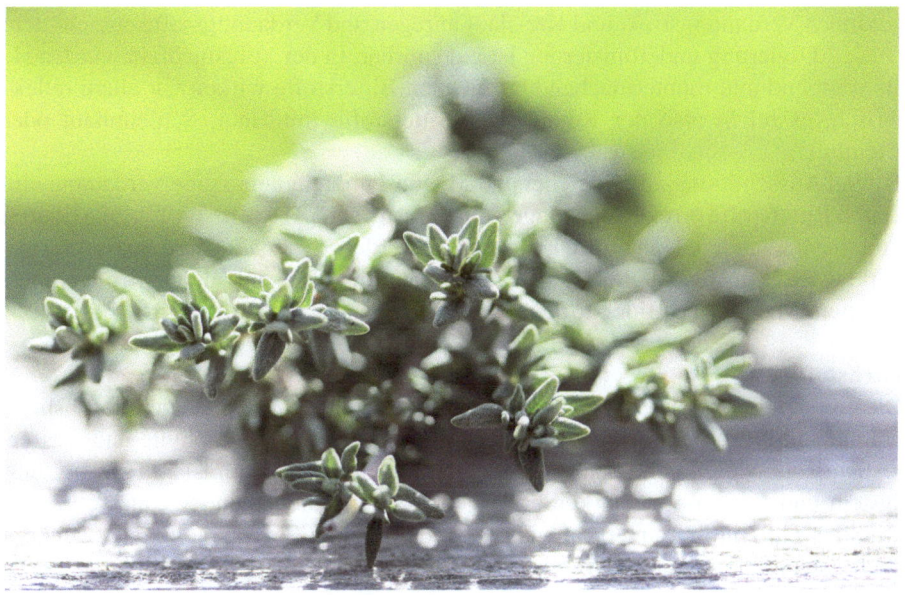

Abb. 2.2 Thymian als starkes Aromatikum

Schleimstoffe

Einige Pflanzen bilden spezielle Kohlenhydratverbindungen, die gut Wasser binden und aufquellen können. So sichern sie sich in der Erde das Wasser für Keimung und Wachstum. Im Körper schmiegen sich die Pflanzenschleime an Haut oder Schleimhaut an und fördert das Mikrobiom präbiotisch. Diese Hülle wirkt entzündungshemmend, resorptionshemmend und beruhigend auf den Stoffwechsel. Vorrausetzung für ihre Wirksamkeit ist das Quellen in Wasser, am besten bereits vor der Anwendung. Quellzeit oder Kochzeit müssen daher eingehalten werden, sie sind je nach Lebensmittel recht unterschiedlich: Leinsamen brauchen 1–2 h, Chiasamen nur wenige Minuten und Karotten brauchen 45–60 min Kochzeit, um die komplexen Kohlenhydrate umzuformen.

Gerbstoffe

Gerbstoffe denaturieren die oberste Schicht von Proteinen der Haut und Schleimhaut. Dadurch wird den Mikroben Wasser entzogen und die Entzündung klingt ab. Zudem werden die Haut und Schleimhaut unempfindlicher gegenüber Schmerz und Juckreiz. Die adstringierende Wirkung stillt Blutungen und Durchfälle. Im Mund reizen Gerbstoffe den Trigeminusnerv und sie fühlen sich herb, trocknend und zusammenziehend an.

Gerbstoffe wirken lokal, sie werden nicht direkt resorbiert. Wenn sie in den Dickdarm gelangen, können sie zum Teil vom Mikrobiom zerlegt werden.

Bitterstoffe

Bitterstoffe berühren die Bitterrezeptoren im Mund und auf der gesamten Schleimhaut, auf der Haut und in den Atemwegen. Unvermittelt setzen sie Reize, die den gesamten Verdauungstrakt und Kreislauf anregen und Verdauungssäfte ausschütten. Diese Aktivierung und Tonisierung ist gut spürbar. In der Volksmedizin wurden sie als wärmend und muntermachend bezeichnet. Bitterstoffe wirken vor allem reflektorisch, es reicht also der Kontakt der Bitterstoffe mit Haut, Schleimhaut oder Atemluft.

Viel Ausschüttung von Speichel und Magensäure leitet eine gute Verdauung ein. Durch Bitterstoffe erreicht der Magen einen niedrigen pH-Wert von 1–1,5, wodurch Proteine und andere Nährstoffe klein zerlegt werden. Der stark saure Speisebrei bewirkt wiederum eine hohe Gallensaftausschüttung. Bei entzündetem oder übersäuertem Magen sind Bitterstoffe nicht empfehlenswert.

Farbstoffe

Die drei Arten von Farbstoffen in Pflanzen sind potente Antioxidanzien: fettlösliche orange und kräftig gelbe Carotinoide, fettlösliche grüne Chlorophylle und wasserlösliche rote, violette und blaue Flavonoide. Flavonoide harmonisieren das Immunsystem und Carotinoide stärken es, ein kleiner, aber bedeutender Unterschied im Hinblick auf Autoimmunerkrankungen. Zudem gelten Polyphenole, dazu gehören auch Flavonoide, sogar als Präbiotika.

Das gesundheitsfördernde Potenzial von grünem Chlorophyll wird ebenfalls inzwischen hoch eingeschätzt. Chlorophyll scheint Defekte der DNA zu reparieren und wird als antikanzerogen eingestuft (Knasmüller 2014).

Saponine

Saponine setzen die Oberflächenspannung herab und beeinflussen damit die Resorption von Nährstoffen und Pflanzenwirkstoffen. Sie erhöhen auch die Ausscheidung von Gallensäuren und senken damit leicht den Cholesterinspiegel. Diese großen Moleküle werden selbst kaum resorbiert, aber zum Teil vom Mikrobiom im Kolon zerlegt. Saponine haben eine antimykotische Wirkung. In Nutrazeutika nutzen wir vor allem die schleimlösende Wirkung der Saponine aus Anis, Fenchel und Kümmel (Abb. 2.3).

Harze

Harze bestehen überwiegend aus Harzsäuren (Kolophonium) und zum kleinen Teil aus flüchtigen, duftenden Stoffen. Harzsäuren sind effizient antimikrobiell, damit schützen die Pflanzen ihre Samen oder halten ihre Wunden sauber. Rosmarin, Salbei, Thymian, Wacholderbeere und Honig sind Zutaten unserer Nutrazeutika, die eine nennenswerte und wirksame Menge an Harzen zum Schutz vor Infekten mitbringen.

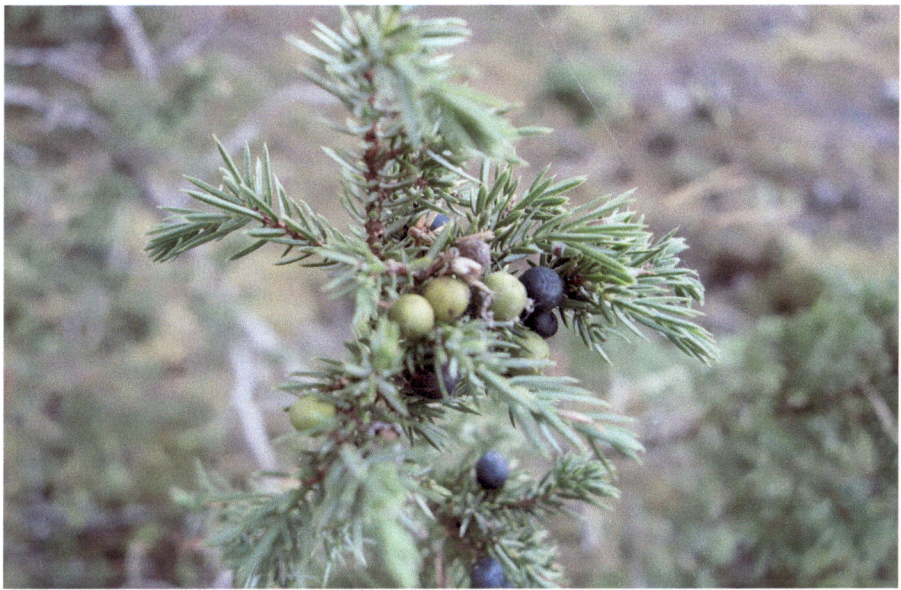

Abb. 2.3 Wacholderbeeren sind Gewürz, Heilpflanze und Funktionsarzneimittel. (Foto: Wacholder)

2.4   Nutrakinetik und Nutradynamik von Nutrazeutika

Nährstoffe und Pflanzenwirkstoffe stecken mehr oder weniger fest gebunden in der Matrix des pflanzlichen Lebensmittels. Um die Pflanzenwirkstoffe in Wirkung zu setzen, braucht es jeweils die Wirkstoffe in bioverfügbarer Form. Das schaffen wir durch das Küchenhandwerk: Manche Pflanzenwirkstoffe sind hitzeempfindlich und nur in rohen Lebensmitteln intakt. Andere sind komplexe, sehr große Moleküle, die beim Kochen oder mit Hilfe von Essig zerlegt werden und in die bioaktive Form gebracht werden. Wieder andere reagieren schnell mit Sauerstoff aus der Luft, können aber in Honig eingerührt vor der Oxidation geschützt werden und mit der Glukose aus Honig sogar noch besser über die Schleimhaut aufgenommen werden. Die pflanzlichen Lebensmittel, die wir verwenden, enthalten ein breites Spektrum an Wirkstoffen, von dem wir ganz gezielt einzelne herausholen können: die Gerbstoffe aus Salbei mit kochendem Wasser, dass mindestens 10 min einwirkt, oder die ätherischen Öle aus dem gleichen Salbei, die sich in Öl lösen. Aus der Brennnessel lösen wir das entwässernde Kalium mit Wasser oder die immunstimulierenden Carotinoide mit Ölen und Fetten. Schleimstoffe aus Malve oder Leinsamen brauchen etwas Zeit, bis sie gequollen sind und ihre Wirkung entfalten können. Durch gezielte Zubereitungen können praktisch aus jedem pflanzlichen Lebensmittel unterschiedliche Inhaltsstoffe in Wert gesetzt werden.

Die *Nutrakinetik* betrachtet, was mit Nährstoffen und Wirkstoffen passiert: wie sie aus dem Lebensmittel freigesetzt, in den Körper aufgenommen, verteilt, verstoffwechselt und wieder ausgeschieden werden. Die *Freisetzung* aus dem Lebensmittel übernehmen zum Teil die nutrazeutischen Zubereitungsarten (Abb. 2.4).

Die nutrazeutischen Zubereitungsarten kennen wir zum Großteil als Küchenhandwerk. Sie sind in diesem Buch genau dargestellt, um die Pflanzenwirkstoffe in eine gut bioverfügbare Form zu bringen. Es sind einfache Handwerke, die aber dennoch genau eingehalten werden sollen.

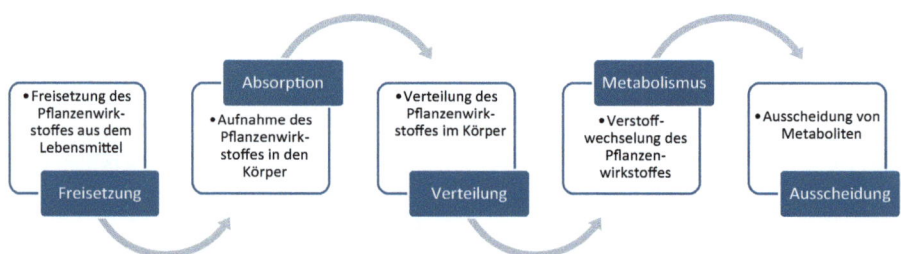

Abb. 2.4 Nutrakinetik von Nutrazeutika

Tab. 2.2 Nutradynamik von Nutrazeutika

Bereiche der Nutradynamik	Einflussfaktoren für die Nutradynamik von Nutrazeutika
Wirkungsort	*Vorrangig lokale und präbiotische Wirkungen:* Gerbstoffe, Pektine, Saponine, Chlorophylle *vorrangig systemische Wirkungen:* Senföle, Lauchöle, Polyphenole, Carotinoide
Dosis-Wirkungs-Beziehung	*Optimale Dosis hängt ab von:* Qualität des pflanzlichen Rohstoffes, sensorischen Einflüssen, Zustand des Verdauungstraktes, Art und Prozess der Zubereitung, Interaktionen zwischen den Pflanzeninhaltsstoffen
Lebensmittelkombinationen	*Verstärkende Interaktionen* (z. B. Curcumin und Piperin, Saponine) *hemmende Interaktionen* (z. B. Schleimstoffe oder Gerbstoffe hemmen die Absorption von Pflanzenwirk- und Pflanzennährstoffen)
Wirkungsmechanismen	*Beeinflussung des Verdauungstraktes:* osmotische Einflüsse, pH-Wert-Veränderungen, Stimulation oder Hemmung von Rezeptoren, Aktivierung oder Hemmung von Enzymen, Aktivierung oder Hemmung von Ionenkanälen, Beeinflussung des Mikrobioms, antimikrobielle Wirkungen

Die nutrazeutische Zubereitung und der Zustand des Gastrointestinaltraktes beeinflussen maßgeblich die *Absorption* des Wirkstoffes. Es ist also zu wenig, nur auf den absoluten Gehalt des Nährstoffes oder Pflanzenwirkstoffes in der Lebensmitteltabelle zu schauen. Danach müssen Nährstoffe und Pflanzenwirkstoffe auch noch *verteilt, verstoffwechselt und ausgeschieden* werden, das alles sind äußerst komplexe Abläufe.

Die *Nutradynamik* beschreibt, was der Pflanzenwirkstoff mit dem Organismus oder im Organismus macht. Dabei unterscheiden sich Wirkungsorte, Dosis-Wirkungs-Beziehungen, Lebensmittelkombinationen und Wirkungsmechanismen (Tab. 2.2).

2.5 Nutrazeutische Zubereitungen in der Selbsthilfe

Nutrazeutika werden aus naturbelassenen Lebensmitteln eigenständig zubereitet. Dieses selbstbestimmte Agieren entfaltet bereits sowohl eine psychologische als auch eine physiologische Wirkung, noch bevor das Nutrazeutikum angewendet wurde. Das Handwerk der küchentauglichen Zubereitung nimmt Einfluss auf die verwendeten Lebensmittel und bringt sie in eine Form, die erwünschte Pflanzenwirkstoffe bioverfügbar macht. Gleichzeitig beeinflusst uns das Tun und Hantieren mit den Lebensmitteln. Zudem schafft das Handwerk uns einen besseren Zugang zu guten Lebensmitteln über Sensorik und Bewusstsein und beeinflusst damit auch unsere Ernährung und unser Essverhalten (Tab. 2.3).

Tab. 2.3 Technische Daten für nutrazeutische Zubereitungen

Zubereitungsart	Frische Zutaten	Getrocknete Zutaten	Zubereitungsdauer	Zubereitungstemperatur	Anwendung
Tee-Kaltauszug/Mazerat	x	x	1–4 h	ZT	Sofort, evtl. angewärmt
Kurz gezogener Tee/Infus	x	x	1–3 min	90–100 °C	Sofort
Lang gezogener Tee/Infus	x	x	10–20 min	90–100 °C	Sofort
Abkochung/Dekokt	x	x	3–60 min	90–100 °C	Sofort, 3 Tage gekühlt haltbar
Suppe	x	x	30–60 min	80–100 °C	Sofort, 3 Tage gekühlt haltbar
Tinktur	x	x	2–4 Wochen	10–21 °C	2 Jahre
Weinauszug kalt	x	x	7–10 Tage	ZT	1 Monat
Essigauszug kalt	x	x	1–2 Wochen	10–21 °C	6 Monate
Oxymel – Sauerhonig	x	x	1–2 Wochen	10–21 °C	6 Monate
Ölauszug kalt		x	2 Wochen	ZT	6 Monate
Ölauszug warm	x	x	30–60 min	60–80 °C	6 Monate
Milchauszug warm	x	x	5–15 min	80 °C	Sofort
Kräuterduft		x	10 min	ZT	Sofort
Salzmischung-Inhalation		x	10 min	ZT	Sofort
Tee-Sole	x	x	20 min	100 °C	Sofort, 4 Monate haltbar
Soleauszug kalt	x		1 Woche	ZT	4 Monate
Sole-Essigspülung	x	x	10 min	ZT	Sofort
Honigsirup	x	x	15 min	ZT	4 Monate
Fermentiertes Gemüse	Gemüse	Gewürze	1 Monat	8–21 °C	6 Monate

ZT Zimmertemperatur

Zu Aufbau und Anwendung dieses Buches

Das Buch ist ein Nachschlagewerk. Geordnet ist es nach Indikationen. Diese Indikationen sind alle so gewählt, dass eine naturheilkundliche Selbsthilfe als unterstützende Maßnahme vertretbar ist. Der Zielgruppe der behandelnden Ärzt:innen obliegt es, das Nutrazeutikum vorzuschlagen, wenn es als ergänzend geeignet scheint.

Die Empfehlungen verstehen sich dabei als Option, Patient:innen einzubinden, dem Bedürfnis von Patient:innen, selber etwas zu tun, entgegenzukommen oder dieses Bedürfnis zu mobilisieren. Sie binden die Ressourcen der Patient:innen und verhindern, dass diese sich in Foren, Chatrooms oder auf dem Ratgebermarkt Informationen suchen, dadurch in Gefahr laufen, ernste Erkrankungen zu verschleppen, oder ihren Ärzt:innen nicht ehrlich mitteilen, was sie „noch alles" tun.

3.1 Ein- und Ausschlusskriterien der Rezepte

Die Zutaten für die vorgeschlagenen Hausmittel sind in einem durchschnittlichen Haushalt zu finden oder aus dem Supermarkt zu beziehen. Als Lebensmittel haben sie kein toxisches Potenzial, mögliche Anwendungsfehler (z. B. Hitze) werden genau beschrieben.

Damit bietet die Kombination von niedrigschwelligem Einstieg durch vorhandene, preisgünstige Ressourcen, geprüfte Anwendungen, präzise Informationen in für Patient:innen verständlicher Sprache ein weiteres Behandlungsmodul für die allgemeinmedizinische Praxis, das Ärzt:innen ermöglicht, Patient:innen einzubinden, ohne dafür selber entsprechendes Fachwissen zu erlangen, zeitliche Ressourcen für eine Aufklärung aufwenden zu müssen. Sie mobilisieren die Eigenaktivität mit vorrangig unspezifischen Effekten (Selbstwirksamkeit, Ordnungstherapie, Selbst- oder Fremdfürsorge) und milden pharmakologischen Effekten, deren mangelnde Standardisierung nicht ins Gewicht fällt, da stark wirksame

K. Buchart, A. Kerckhoff, *Nutrazeutika für die Hausarztpraxis*, https://doi.org/10.1007/978-3-662-71151-4_3

Substanzen und drastische Anwendungen in der Auswahl ausgeschlossen werden, zudem die Arzneimitteltherapie weiter bestehen bleibt bzw. die behandelnde Ärztin/der behandelnde Arzt das Portfolio der Interventionen individuell bestimmt und kontrolliert.

3.2   Generelle Hinweise zu Gegenanzeigen, Interaktionen und Dosierungen

Wir haben uns bemüht, zu jedem Rezepte die wichtigsten Gegenanzeigen aufzuführen.
  Generell gilt als Gegenanzeige:

- Allergien,
- Unverträglichkeiten,
- kein Alkohol bei unter 16-Jährigen,
- Vorsicht in der Schwangerschaft,
- Berücksichtigung von Vorerkrankungen,
- Vorsicht bei Babys und Kleinkindern.

Bei der Anwendung selbst sind die Patient:innen zudem auf die individuelle Verträglichkeit hinzuweisen, z. B. bei Kräutertees kann die Verträglichkeit sehr variieren, sodass der Tee niedriger dosiert werden kann und eine kürzere Ziehzeit hat.
  Überschrift fett: Zur Dosierung: Wir bieten in diesem Buch Dosierungsvorschläge für Erwachsene, die sich in der Praxis bewährt haben. Sie verstehen sich als allgemeine Empfehlungen und müssen vom behandelnden Arzt /der behandelnden Ärztin ggfs. adaptiert werden. Auch wenn sich viele Rezepte grundsätzlich für Kinder eignen, sind die Patient:innen darauf hinzuweisen, dass die Erwachsenendosierung nicht auf Kinder zu übertragen ist.

3.3   Maßangaben

Lebensmittel sind komplexe organische Verbindungen, die keine standardisierten, exakt gleichen Inhaltsstoffe und Eigenschaften haben. Deshalb ist ein langsamer Übergang vom strengen Messen mit Waage und Uhr zur teilweisen sensorischen Bewertung durchaus erwünscht. Wie bitter oder wie aromatisch ein Pflanzenauszug ist, kann unter häuslichen Bedingungen nicht technisch gemessen werden. Er hängt vom Rohstoff, der Auszugszeit, der Größe der Pflanzenteile, der Temperatur, dem pH-Wert und den osmotischen Bedingungen ab, wobei überall optimale Bereiche zu beobachten sind.

Mengenangaben
Zum Einstieg in die Zubereitung und Anwendung sind genaue mengenmäßige Maßangaben notwendig (Tab. 3.1). In den Basisrezepten und in den Anwendungs-

Tab. 3.1 Orientierungen für Mengenangaben

Haushaltmaß	Maßeinheiten
1 gehäufter Esslöffel Frischpflanzenkraut	2–5 g
1 gehäufter Esslöffel getrocknetes Kraut geschnitten	1–2 g
1 gehäufter Teelöffel getrocknetes Kraut geschnitten	0,5–1 g
1 gehäufter Esslöffel getrocknete Samen oder Früchte	5–10 g
1 gehäufter Teelöffel getrocknete Samen oder Früchte	3–4 g
1 gehäufter Esslöffel getrocknete Wurzel	4–8 g
1 gehäufter Teelöffel getrocknete Wurzel	2–3 g
1 Prise Pulver	0,05 g
1 Messerspitze Pulver	0,1–0,5 g
1 Tropfen	0,05 g 50 mg
20 Tropfen	1 ml

empfehlungen werden haushaltsübliche Maßeinheiten wie Esslöffel, Teelöffel, Tassen oder Liter angeführt. Die Löffelmaße bezeichnen hier jeweils einen *gehäuften* Esslöffel oder einen *gehäuften* Teelöffel, weil durch die Verwechslung von gestrichenen und gehäuften Löffelmaßen eine hohe Überdosierung erreicht wird.

Ein Tropfen ist eine ungenaue, wenn auch gebräuchliche Maßeinheit. Die Pharmazie definiert einen Tropfen mit 50 µl (Mikroliter), rund 0,05 g = 50 mg (Milligramm), als durchschnittlichen Messwert, damit entsprechen 20 Tropfen einem Milliliter. Die Angaben der Basisrezepte für Tinkturen (alkoholische Mazerate) jeweils am Ende der Monografien der Lebensmittel verwenden 100 ml Alkohol für den Auszug. Das ergibt 60–80 ml fertige Tinktur, wenn die Ausbeute bei 60–80 % liegt. 50 ml Tinktur entsprechen etwa 1000 Tropfen, das ist die ungefähre Menge für eine kurmäßige Einnahme über einen Monat bei einer Anwendung von durchschnittlich 30 Tropfen am Tag.

Teil II

Nutrazeutika

Allgemeinbefinden und Immunsystem

4

4.1 Stärkung allgemein

4.1.1 Frischer Apfel

Nutrazeutika Fachinformationen für Ärzt:innen und Therapeut:innen

Indikation	Präbiotikum Immunmodulation
Nutrazeutikum	**Frischer Apfel** *Malus domestica*
Altersgruppe	Alle Altersgruppen ab 1 Jahr
Dosierungsempfehlung für Erwachsene	1/2–1 Apfel pro Tag
Anwendungsdauer	Als Daueranwendung geeignet
Kontraindikationen	Vorsicht bei Fruktosemalabsorption oder hereditärer Fruktoseintoleranz wegen des Fruktose- und Sorbitgehaltes und bei Allergien auf Apfel.
Erwartete Wirkungen	Aktivierung der Verdauung, Entwässerung, präbiotische und entzündungshemmende Wirkung
Hauptwirkstoffe	Flavonoide: Quercetin (dicht unterhalb der Schale), Phloridizin, Catechin, Epicatechin; organische Säuren: Kaffeesäure, Apfelsäure, Cumarsäure, Zitronensäure, Ferulasäure, Ascorbinsäure, Oxalsäure, Salicylsäure, Chlorogensäure; Kalium
Wirkungsmechanismus	Unbehandelte, rohe Äpfel bringen Pektin als Präbiotikum mit und Probiotika in allen Teilen der Frucht; der Kaliumüberschuss wirkt entwässernd; Flavonoide und organische Säuren wirken antioxidativ und gemeinsam mit Quercetin entzündungshemmend
Nachweis der Wirksamkeit	Probiotisches Potenzial von Äpfeln (Wassermann, 2019); Pektin als Präbiotikum (Davani-Davari, 2019); antioxidative Wirkung (Boyer und Liu 2004)
Kombinationen, Ergänzungen]	Die einzelnen Apfelsorten sind unterschiedlich bekömmlich. Alte Sorten wie Boskop und Gravensteiner können für Apfelallergiker mit oralem Allergiesyndrom verträglicher sein. Nach der Ernte verändert sich die Zusammensetzung des Apfels durch nacherntephysiologische Prozesse.

K. Buchart, A. Kerckhoff, Nutrazeutika für die Hausarztpraxis,
DOI 10.1007/978-3-662-71151-4 © Springer-Verlag Berlin Heidelberg 2025

Patient:innen Informationen

Hilft bei	Stärkung Verdauung Stärkung Immunsystem
Hausmittel	Frischer Apfel
ACHTUNG	Vorsicht bei Fruktosemalabsorption wegen des Fruktose- und Sorbitgehaltes und bei Apfelallergie
Zubereiten	Frischer, unbehandelter Apfel mit Schale
Kombinieren oder ergänzen	-
Anwenden	Einen frischen Apfel essen
Wer kann es anwenden	Alle Altersgruppen ab 1 Jahr
Dosierungsempfehlung für Erwachsene	1/2–1 Apfel pro Tag
Wie lange anwenden	Kurmäßig
Warum hilft es	Das Pektin als Präbiotikum stärkt die Verdauung, viel Kalium entwässert leicht, die Vielfalt der Bakterien in und am naturbelassenen Apfel stärken das Mikrobiom des Darms, viel Quercetin wirkt entzündungshemmend
Spannend zu wissen	Die einzelnen Apfelsorten sind unterschiedlich bekömmlich. Alte Sorten wie Boskop und Gravensteiner können für Apfelallergiker mit oralem Allergiesyndrom verträglicher sein. Frische Karotten und frische Äpfel geraspelt ergänzen sich harmonisch. Bitte beachten: Apfel ist nicht gleich Apfel. Kaufen Sie, wenn möglich, Äpfel aus der Region ohne lange Transportwege. Der volle Geschmack des Apfels entfaltet sich übrigens erst beim langsamen und gründlichen Kauen, dabei verändert sich das Aroma. Kombinieren Sie Äpfel gerne mit eisenhaltigen Lebensmitteln, z.B. in Form von einem Vollkornbrot mit Zuckerrübensirup und Apfelschnitzen, einem Vollkornbrot mit Kürbiskernmus oder Sesammus und Apfel, einem Frühstücksbrei mit etwas Kürbiskernöl und geriebenem Apfel. Probieren Sie auch einmal Apfeldicksaft statt Zucker, der aus eingekochten Äpfeln besteht, oder Apfelessig aus.

K. Buchart, A. Kerckhoff, Nutrazeutika für die Hausarztpraxis,
DOI 10.1007/978-3-662-71151-4 © Springer-Verlag Berlin Heidelberg 2025

4.1.2   Naturjoghurt, pflanzliches Joghurt, Fermente

Nutrazeutika Fachinformationen für Ärzt:innen und Therapeut:innen

Indikation	Probiotikum **Optimierte Nährstoffversorgung**
Nutrazeutikum	**Naturjoghurt**
Altersgruppe	Alle Altersgruppen ab 1 Jahr
Dosierungsempfehlung für Erwachsene	100–200 g pro Tag
Anwendungsdauer	als Daueranwendung geeignet
Kontraindikationen	Auf die individuelle Verträglichkeit von Milchproteinen achten; fermentierte pflanzliche Joghurts als Alternative
Erwartete Wirkungen	Stärkung Darm-Mikrobiom 5–10 g Proteine
Hauptwirkstoffe	Laktobazillen, Kaseine und Molkeproteine, Kalzium
Wirkungsmechanismus	Naturjoghurt enthält lebende, gesundheitsfördernde Mikroorganismen, die die Nährstoffaufnahme fördern
Nachweis der Wirksamkeit	Gesundheitsfördernde Modulation des Mikrobioms (Alsam, 2020)
Kombinationen, Ergänzungen	Die Proteingehalte von Joghurt, Sauermilch/Dickmilch und Milchkefir mit 3,5% Fett aus Kuhmilch, Ziegenmilch oder Schafmilch liegen zwischen 3,0 und 4,8 g pro 100 g. Pflanzliche fermentierte Produkte enthalten von Natur aus nur ganz geringe Proteinmengen, enthalten jedoch oft Zusätze (siehe Nährwertetabelle auf den Packungen). Bei pflanzlichen Joghurts sollte der Zusatz von Bakterienkulturen (Joghurtkulturen) vermerkt sein.

K. Buchart, A. Kerckhoff, Nutrazeutika für die Hausarztpraxis,
DOI 10.1007/978-3-662-71151-4 © Springer-Verlag Berlin Heidelberg 2025

Patient:innen Informationen

Hilft bei	Probiotikum
	Optimierte Nährstoffversorgung
Hausmittel	**Naturjoghurt/pflanzliches Joghurt**
ACHTUNG	Bei Milcheiweißallergie und lactosefreier Kost muss das Naturjoghurt durch fermentierte pflanzliche Alternativen ersetzt werden.
Zubereiten	Naturjoghurt pur oder mit Ergänzungen essen
Kombinieren oder ergänzen	Mit frischen Früchten oder Kompotte ohne Zusätze, naturbelassene Getreideflocken, Samen, Nüsse
Anwenden	Das Naturjoghurt als Mahlzeit oder Zwischenmahlzeit
wer kann es anwenden	alle Altersgruppen ab 1 Jahr
Dosierungsempfehlung für Erwachsene	100 bis 200 g pro Tag
wie lange anwenden	Als Daueranwendung geeignet und empfohlen
warum hilft es	Das Naturjoghurt enthält lebende Mikroorganismen-Kulturen zur Stärkung der Darmflora. Dadurch werden auch die Nährstoffe aus anderen Lebensmitteln und Speisen besser in den Körper aufgenommen.
spannend zu wissen	Naturjoghurt kann auch mit anderen Sauermilchprodukten wie Buttermilch, Sauermilch oder Milchkefir abgewechselt werden. Alle Sauermilchprodukte aus Kuhmilch, Schafmilch oder Ziegenmilch sind ähnlich gute Proteinquellen und Probiotika. Bei pflanzlichen Alternativen ist der Proteingehalt aus der Nährwerttabelle und der Zusatz von Bakterienkulturen (Joghurtkulturen) aus der Zutatenliste ersichtlich.
	Gut zu wissen: Auch pflanzliche Joghurts enthalten Milchsäurebakterien. Dies ist im ersten Moment verwirrend, doch diese Bakterien kommen nicht zwingend nur in Milch vor. Milchsäure ist vegan. Fermentierte Lebensmittel sind neben Joghurt, Quark, Dickmilch, Kefir, Buttermilch und den pflanzlichen Alternativen auch Sauerkraut, Kimchi, milchsauer – vergorenes Gemüse, Gemüsemoste, Miso, Kombucha etc. Es gibt also viele sehr gute Möglichkeiten, die Darmgesundheit und damit die Gesamtgesundheit zu fördern. Bitte die Verträglichkeit testen und die Dosierung! Mal etwas Neues in der Ernährung ist z.B. Gemüsemost oder auch Rote-Bete-Most.

K. Buchart, A. Kerckhoff, Nutrazeutika für die Hausarztpraxis, DOI 10.1007/978-3-662-71151-4 © Springer-Verlag Berlin Heidelberg 2025

4.1.3 Leinöl kaltgepresst

Nutrazeutika Fachinformationen für Ärzt:innen und Therapeut:innen

Indikation	Substitution alpha-Linolensäure
Nutrazeutikum	**Leinöl**
	Linum usitatissimum
Altersgruppe	alle Altersgruppen ab 12 Jahren
Dosierungsempfehlung für Erwachsene	1 Teelöffel bis 1 Esslöffel pro Tag
Anwendungsdauer	kurmäßig
Hinweis	Hinweis auf Qualität und schnelle Verderblichkeit.
Erwartete Wirkungen	Mukosaschutz und Stärkung Mikrobiom, Entzündungshemmung, Prävention Hyperlipidämie
Hauptwirkstoffe	alpha-Linolensäure ALA
Wirkungsmechanismus	alpha-Linolensäure hemmt Entzündungen, Leinöl vermindert die Produktion von Sauerstoffradikalen durch weiße Blutkörperchen
Nachweis der Wirksamkeit	Entzündungshemmung (Prasad, 2009), Health Claims Verordnung (EU, 2012)
Kombinationen	Leinöl ist mit Kartoffeln, Quark und Kräutern ein schnelles, einfaches und empfehlenswertes Gericht. Leinöl ergänzt die mitteleuropäische Ernährung mit omaga-3-Fettsäuren und verbessert damit das Verhältnis von omega-6 zu omega-3-Fettsäuren.

K. Buchart, A. Kerckhoff, Nutrazeutika für die Hausarztpraxis,
DOI 10.1007/978-3-662-71151-4 © Springer-Verlag Berlin Heidelberg 2025

Patient:innen Informationen

Hilft bei	Gute Fettsäuren: alpha-Linolensäure
Hausmittel	**Leinöl**
ACHTUNG	Verwenden Sie frisch kaltgepresstes Leinöl, das im Kühlschrank höchsten 2 Monate haltbar ist. Leinöl kann eingefroren werden.
Zubereiten	Das Leinöl z.B. im Frühstücksbrei, in Kombination mit Pellkartoffeln, Quark oder anderem Käse und Kräutern verwenden. Es kann auch die Suppe oder das Salatdressing aufwerten.
Kombinieren oder ergänzen	
Anwenden	Unerhitzt auf oder in das servierfertige Gericht geben
wer kann es anwenden	alle Altersgruppen ab 12 Jahren
Dosierungsempfehlung für Erwachsene	1 Teelöffel oder 1 Esslöffel pro Tag
wie lange anwenden	kurmäßig
Erwartete Wirkungen	Entzündungshemmung, Schutz der Darmschleimhaut, Vorsorge gegen hohe Blutfettwerte
warum hilft es	Die alpha-Linolensäure im Leinöl hemmt Entzündungen und hat einen Einfluss auf die Blutfette
spannend zu wissen	Leinölquark ist eine beliebte traditionelle Zubereitung, die zu Pellkartoffeln gegessen wird. Einfach und schnell! Die Kombination von Quark und Leinöl wird als besonders wertvoll angesehen, hinzuweisen ist hier auf die Budwig-Creme nach der Wissenschaftlerin Dr. Johanna Budwig. Es handelt sich um eine Kombination aus Quark, Leinsamen, Honig, Milch, Leinöl, frischen Früchten, Fruchtsaft und Nüssen. Lein ist etwas in Vergessenheit geraten. Interessant ist jedoch, dass sein lateinischer Name *Linum usitatissimum* im Adjektiv *usitatissimum* einen Superlativ darstellt und auf deutsch so viel heißt wie „der am meisten genutzte, am nützlichsten, am gebräuchlichsten". In der Heilkunde wurde der Lein schon in der Antike eingesetzt, bereits Hippokrates erwähnte ihn, vor allem gegen Erkältungen und als Auflage. Sehr gut lässt sich Leinöl mit Kürbiskernöl mischen, dann schmeckt der Leinöl-Geschmack nicht ganz so durch, wenn man ihn nicht mag. Das heißt: der morgendliche Frühstücksbrei wird optimal ergänzt durch die Leinöl-Kürbiskern-Kombination plus Apfel.

K. Buchart, A. Kerckhoff, Nutrazeutika für die Hausarztpraxis,
DOI 10.1007/978-3-662-71151-4 © Springer-Verlag Berlin Heidelberg 2025

4.2   Modulation Immunsystem

4.2.1   Rote Säfte und rote Beeren

Nutrazeutika Fachinformationen für Ärzt:innen und Therapeut:innen

Indikation	Präbiotika Prävention Entzündungen
Nutrazeutikum	**Rote Säfte: Holunderbeeren, Aroniabeeren, Schwarze Johannisbeeren**
Altersgruppe	alle Altersgruppen ab 1 Jahr
Dosierungsempfehlung für Erwachsene	½ bis 1 Glas pro Tag
Anwendungsdauer	kurmäßig
Hinweis	Auf die individuelle Verträglichkeit achten
Erwartete Wirkungen	Mikrobiom Harmonisierung durch die präbiotische Wirkung, Entzündungshemmung
Hauptwirkstoffe	wasserlösliche Flavonoide
Wirkungsmechanismus	Flavonoide können mehrere Enzymsysteme im Körper hemmen, das führt zur Entzündungshemmung; sie wirken immunmodulierend
Nachweis der Wirksamkeit	Entzündungshemmung (Sticher, 2015); Präbiotische Wirkung (Gibson, 2017)
Kombinationen, Ergänzungen	auch gemischte rote Säfte sind empfehlenswert, wenn sie aus 100 Prozent Saft bestehen und keine weiteren Zusätze enthalten. Die Mengenangaben von ½ bis 1 Glas pro Tag sollten eingehalten werden.

K. Buchart, A. Kerckhoff, Nutrazeutika für die Hausarztpraxis,
    DOI 10.1007/978-3-662-71151-4 © Springer-Verlag Berlin Heidelberg 2025

Patient:innen Informationen

Hilft bei	**Präbiotika – Energie für die Darmbakterien** **Vorsorge Entzündungen**
Hausmittel	**Rote Säfte: Holunderbeeren, Aroniabeeren, Schwarze Johannisbeeren**
ACHTUNG	**Muttersäfte verwenden, das sind Direktsäfte, die zu 100% aus Fruchtsaft bestehen und keine weiteren Zusätze enthalten**
Zubereiten	Rote Säfte können aus dem Handel bezogen werden. Mit einem Entsafter können Rote Säfte selbst zubereitet werden.
Kombinieren oder ergänzen	Sehr süße Säfte wie Rote Trauben sind weniger empfehlenswert.
Anwenden	Den Saft vor oder zu den Mahlzeiten trinken
wer kann es anwenden	alle Altersgruppen ab 1 Jahr
Dosierungsempfehlung für Erwachsene	½ bis 1 Glas pro Tag
wie lange anwenden	kurmäßig
warum hilft es	Die roten Farbstoffe aus der Pflanzenwirkstoffgruppe der Flavonoide sind für den Körper schwer zu verdauen. Sie gelangen deshalb bis in den Dickdarm und sind dort eine gute Energiequelle für die Darmbakterien. Die Farbstoffe werden zerlegt und dabei werden die Bruchstücke für den Körper nutzbar.
spannend zu wissen	Polyphenole – Pflanzenwirkstoffe, die aus sehr großen Molekülen bestehen – werden inzwischen als präbiotisch eingestuft. Präbiotika sind Pflanzeninhaltsstoffe, die den Darm-Mikroorganismen Energie geben.
	Wer die roten Muttersäfte nicht mag, der kann die Ernährung bereichern, indem er rote und blaue Beeren, also Johannisbeeren, Brombeeren, Blaubeeren, Heidelbeeren, Himbeeren, Holunderbeeren, aber auch Rote Bete in den Speiseplan integriert. Beeren lassen sich auch sehr gut einfrieren bzw, werden tiefgekühlt angeboten. Leckere Rezepte mit rote Beeren sind Eis mit warmen Beeren, Holunderbeersuppe mit Griesklöschen, Rote Bete als Rohkost, gerne auch mit Apfel, als Carpaccio oder auch als Suppe bzw. als Gemüsegericht, z.B. mit einer Gorgonzolasoße.
	An die roten Säfte als Saft ohne Zusatz, vielleicht auch als roter Gemüsemost, ist jedoch immer dann zu denken, wenn der Organismus Energie braucht: Sie sind ein schönes Mitbringsel fürs Krankenbett, für kräftezehrende Therapien, für Stressphasen oder Belastungszeiten, indenen man nicht gerne kocht.

K. Buchart, A. Kerckhoff, Nutrazeutika für die Hausarztpraxis,
DOI 10.1007/978-3-662-71151-4 © Springer-Verlag Berlin Heidelberg 2025

4.2.2   Gelbe-Zwiebel-Tee

Nutrazeutika Fachinformationen für Ärzt:innen und Therapeut:innen

Indikation	Modulation Immunsystem
Nutrazeutikum	**Zwiebeltee** *Allium cepa*
Altersgruppe	Alle Altersgruppen ab
Dosierungsempfehlung für Erwachsene	1–2 Tassen
Anwendungsdauer	1–3 Tage
Kontraindikationen	
Erwartete Wirkungen	Antiphlogistisch, sekretolytisch
Hauptwirkstoffe	Das Flavonoid Quercetin aus der Schale der gelben Zwiebel und das Präbiotikum Inulin
Wirkungsmechanismus	Quercetin wirkt stark antioxidativ, antiphlogistisch und hemmt die Histaminausschüttung. Das Präbiotikum Inulin stärkt das Mikrobiom
Nachweis der Wirksamkeit	Gelbe Zwiebel ist das Lebensmittel mit dem höchsten Gehalt an Quercetin im Frischgewicht (347 mg/kg) (Watzl 2005). Beim langen Kochen der frischen Zwiebel wird das wasserlösliche Quercetin gelöst und bioverfügbar, der Zwiebeltee färbt sich dadurch braun. Inulin quillt beim Kochen der Zwiebel auf, dadurch wird seine präbiotische Wirkung optimiert.
Kombinationen, Ergänzungen	Honig erhöht die Aufnahme des immunmodulatorischen und entzündungshemmenden Quercetins

K. Buchart, A. Kerckhoff, Nutrazeutika für die Hausarztpraxis,
DOI 10.1007/978-3-662-71151-4 © Springer-Verlag Berlin Heidelberg 2025

Patient:innen Informationen

Hilft bei	Harmonisierung des Immunsystems
Hausmittel	**Zwiebeltee**
ACHTUNG	Um die gute immunmodulatorische Wirkung der Gelben Zwiebel zu erreichen muss sie mit der Schale lange gekocht werden
Zubereiten	2 Gelbe Zwiebeln mit der Schale in Stücke schneiden und mit einem Liter Wasser 45 Minuten köcheln. Dann abseihen und mit etwas Honig süßen.
Kombinieren oder ergänzen	
Anwenden	Den Zwiebeltee über den Tag verteilt trinken
wer kann es anwenden	alle Altersgruppen ab 3 Jahren
Dosierungsempfehlung für Erwachsene	1 bis 2 Tassen pro Tag
wie lange anwenden	kurmäßig über einige Tage
warum hilft es	der hellbraune Farbstoff aus der Zwiebelschale wirkt entzündungshemmend und das Inulin aus der Zwiebel nährt das Mikrobiom
spannend zu wissen	Durch das lange Kochen der Zwiebel verliert sie ihren stechenden Charakter: die scharfen Lauchöle verflüchtigen sich und süßliche Aromen treten in den Vordergrund. Sie entstehen aus den Ballaststoffen der Zwiebel und sind gleichzeitig ein gutes Futter für die Darm-Mikroorganismen. Aus der Volksmedizin: Wie der Knoblauch diente die Zwiebel im Volksglauben zum Schutz vor Krankheiten: Auch sie wurde an der Tür oder Stalltür aufgehängt, um Mensch und Tiere vor Seuchen zu schützen. Beispiele aus dem Lexikon des Deutschen Aberglaubens. In den Pestzeiten sollten im Stall aufgehängte Zwiebeln die „böse stinkende Luft" in sich aufnehmen bzw. unschädlich machen. Bei der Cholera-Epidemie in München im Jahr 1854 schälte man eine Zwiebel, spickte sie mit Gewürznelken und trug sie in der Tasche. Während der Geburt verbrannte man im Zimmer Zwiebeln. Bei Husten wurden Fußsohlen mit gebratenen Zwiebeln eingerieben. Im Bayerischen Wald wurden die dürren Schalen der Zwiebel zu Fußräucherungen bei Gicht verwendet. Das sind nur einige Beispiele von vielen. Die Zwiebel gilt als die älteste Kulturpflanze der Welt. Sowohl als Küchenzutat wie als Heilmittel kam sie zur Anwendung. Ihre Popularität und Bekanntheit rund um den Globus zeigen sich in den zahlreichen traditionellen Rezepten. Ein historischer Verweis, der immer wieder im Zusammenhang mit Knoblauch, Rettich und Zwiebel genannt wird, ist die Verwendung in Ägypten beim Bau der Pyramiden: Die Inschriften der Cheopspyramide weisen darauf hin. Diese Gemüse dienten nicht nur dazu, satt zu machen, sondern sollten auch die zahlreichen Arbeiter beim Pyramidenbau vor dem Ausbruch von Epidemien und Seuchen schützen sowie ihre Vitalität und damit ihre Arbeitskraft steigern.

K. Buchart, A. Kerckhoff, Nutrazeutika für die Hausarztpraxis,
DOI 10.1007/978-3-662-71151-4 © Springer-Verlag Berlin Heidelberg 2025

4.3   Entlastung

4.3.1   Apfeltrank

Nutrazeutika Fachinformationen für Ärzt:innen und Therapeut:innen

Indikation	Entwässerung Elektrolyte
Nutrazeutikum	**Apfeltrank** *Malus domestica*
Altersgruppe	alle Altersgruppen ab 1 Jahr
Dosierungsempfehlung für Erwachsene	½ bis 1 Liter pro Tag
Anwendungsdauer	altersabhängigbis 0,8 l pro Tag (siehe Zubereitung)
Kontraindikationen	Vorsicht bei Fruktosemalabsorption oder hereditärer Fructoseintoleranz wegen des Fruktose- und Sorbitgehaltes.
Erwartete Wirkungen	Leichte Entwässerung, entzündungshemmende und sanfte Mikrobiom-Wirkung
Hauptwirkstoffe	Flavonoide: Quercetin (dicht unterhalb der Schale), Phloridizin, Catechin, Epicatechin; organische Säuren: Kaffeesäure, Apfelsäure, Cumarsäure, Zitronensäure, Ferulasäure, Ascorbinsäure, Oxalsäure, Salicylsäure, Chlorogensäure, Bitterstoffe; Kalium
Wirkungsmechanismus	der Kaliumüberschuss wirkt entwässernd; Flavonoide und organische Säuren wirken antioxidativ und gemeinsam mit Quercetin entzündungshemmend; Organische Säuren senken den pH Wert der Schleimhäute und fördern das Mikrobiom; Bitterstoffe aus der Zitronenschale fördern die Durchblutung;
Nachweis der Wirksamkeit	probiotisches Potential von Äpfeln (Wassermann, 2019); Pektin als Präbiotikum (Davani-Davari, 2019); antioxidative Wirkung (Boyer und Liu 2004); Honig als Präbiotikum (Shin, 2005; Schell, 2022)
Kombinationen, Ergänzungen	Die einzelnen Apfelsorten sind unterschiedlich bekömmlich. Alte Sorten wie Boskop und Gravensteiner können für Apfelallergiker mit Oralem Allergiesyndrom verträglicher sein. Nach der Ernte verändert sich die Zusammensetzung des Apfel durch nacherntephysiologische Prozesse.

K. Buchart, A. Kerckhoff, Nutrazeutika für die Hausarztpraxis,
DOI 10.1007/978-3-662-71151-4 © Springer-Verlag Berlin Heidelberg 2025

Patient:innen Informationen

Hilft bei	Entwässerung Elektrolyte
Hausmittel	**Apfeltrank**
ACHTUNG	**Vorsicht bei Fruktosemalabsorption wegen des Fruktose- und Sorbitgehaltes**
Zubereiten	2 frische, unbehandelte Äpfel mit Schale in Stücke schneiden und in 0,6 Liter Wasser und Schale von 1 Zitrone weichkochen. Danach abseihen und mit dem Saft von 1 Zitrone, 0,2 Liter Apfelsaft und etwas Honig trinken.
Kombinieren oder ergänzen	Gewürze (Zimt, Nelken, Ingwer), Kräuter (Zitronenmelisse, Minze, Rosmarin), Früchte (Pflaumen, Brombeeren)
Anwenden	Apfeltrank warm oder kalt trinken
wer kann es anwenden	alle Altersgruppen ab 1 Jahr
Dosierungsempfehlung für Erwachsene	½ bis 1 Liter Apfeltrank pro Tag nach den Mahlzeiten
wie lange anwenden	Kurmäßig bis zu 4 Wochen
warum hilft es	viel Kalium entwässert leicht, das Ansäuern der Schleimhaut stärkt das Mikrobiom des Darms, viel Quercetin wirkt entzündungshemmend und die Bitterstoffe aus der Zitronenschale durchbluten die Schleimhaut
spannend zu wissen	Gekochte Äpfel sind sehr gut bekömmlich. Das wichtigste Apfelallergen ist hitzeempfindlich. Elektrolyte sind gelöste Mineralstoffe, die für den Wasserhaushalt im Körper wichtig sind und damit für die Abläufe im Stoffwechsel. Der Apfeltrank zeigt, dass es in der Volksmedizin und Selbsthilfe auch ungewöhnliche Anwendungen – man spricht hier von „Darreichungsformen" gab, unterscheidet er sich doch deutlich von einem Apfelsaft. Dies erinnert an andere Empfehlungen aus diesem Buch, z.B. gekochte Kartoffeln mit Leinsamen und Kümmel. Auch hier ergibt sich ein sämiges Getränk, das, wenn es langsam und schluckweise getrunken wird, immer wieder die Schleimhaut in Mund, Rachen und den Verdauungswegen benetzt. Der Apfeltrank eignet sich auch für einen Entlastungstag – entweder ausschließlich, dann darf es auch etwas mehr sein, oder z.B. in Kombination mit einem Apfel-Reis-Tag oder einem Apfel-Kartoffel-Tag.

K. Buchart, A. Kerckhoff, Nutrazeutika für die Hausarztpraxis,
DOI 10.1007/978-3-662-71151-4 © Springer-Verlag Berlin Heidelberg 2025

4.3.2 Basischer Gemüsetee/Gemüsebrühe ungesalzen

Nutrazeutika Fachinformationen für Ärzt:innen und Therapeut:innen

Indikation	Entwässerung Spasmolyse Entzündungshemmung
Nutrazeutikum	**Basischer Gemüsetee** *Gemüse nach Wahl*
Altersgruppe	alle Altersgruppen ab 1 Jahr
Dosierungsempfehlung für Erwachsene	1/2 Liter pro Tag
Anwendungsdauer	als kurmäßige Anwendung geeignet
Kontraindikationen	auf Grund der entwässernden Wirkung nicht als Daueranwendung geeignet.
Erwartete Wirkungen	Entwässerung, Entzündungshemmung, Spasmolyse des Verdauungstraktes
Hauptwirkstoffe	Kalium, Senföle, Bitterstoffe
Wirkungsmechanismus	Der Kaliumüberschuss aus dem Gemüse bewirkt eine sanfte Entwässerung.
Nachweis der Wirksamkeit	Der Einfluss des Kalium-Natrium-Verhältnises auf den Wasserhaushalt ist ein physiologisches Grundprinzip (Elmadfa, 2023)
Kombinationen	Es können viele Gemüsesorten, Kräuter und Gewürze verwendet werden: Kartoffeln, Weißkohl, Wirsind, Sellerie, Karotten, Kohlrabi, verschiedene Rüben, Zwiebel, Lauch, Knoblauch, Liebstöckel, Petersilie, Pfefferkörner, Lorbeer u.a.

K. Buchart, A. Kerckhoff, Nutrazeutika für die Hausarztpraxis,
DOI 10.1007/978-3-662-71151-4 © Springer-Verlag Berlin Heidelberg 2025

Patient:innen Informationen

Hilft bei	Entwässerung Blähungen Entzündungen
Hausmittel	**Basischer Gemüsetee**
ACHTUNG	**Die Anwendung auf eine Woche begrenzen, die entwässernde Wirkung kann zu stark werden.**
Zubereiten	1 gelbe Zwiebel, 2 Karotten, 2 Kartoffeln, ½ Sellerieknolle, Liebstöckel, Petersilienwurzel, ½ Apfel, 1 Lorbeerblatt, einige schwarze Pfefferkörner, ein Stück Muskatnuss, Kümmel, alles geschnitten in 2 Liter Wasser etwa eine halbe Stunde kochen. Dann abseihen. Nicht salzen!
Kombinieren oder ergänzen	Mit Gewürzen und Kräutern ergänzen: Galgant, Fenchel, Melisse u.a.
Anwenden	als Tee warm oder kalt trinken
wer kann es anwenden	alle Altersgruppen ab 1 Jahr
Dosierungsempfehlung für Erwachsene	½ Liter pro Tag
wie lange anwenden	als kurmäßige Anwendung über einige Tage bis 2 Wochen geeignet
Erwartete Wirkungen	Entwässerung, Blähungshemmung
warum hilft es	viel Kalium aus dem Gemüse fördert die Entwässerung, die Gewürze entspannen den Darm und gleichen das Mikrobiom im Darm aus
spannend zu wissen	Gemüse enthält mehr Kalium als Natrium. Wenn die Gemüsebrühe nicht gesalzen wird, so ist sie kaliumüberschüssig und sanft entwässernd. Gemüsebrühe wird generell unterschätzt – auch als Getränk für zwischendurch. Die ungesalzene Brühe, die mehr einem wässrigen Auszug gleichkommt, hat im Vergleich zur gesalzenen Brühe einen entwässernden Effekt und eignet sich hervorragend für Entlastungstage, als Alternative für einen warme Mahlzeit, wenn man diese einmal auslassen möchte. Sie wärmt, kann schluckweise getrunken werden. Auch für Fastenkuren eignet sich eine Gemüsebrühe, sollte dann aber ärztlich überwacht werden. Nicht zuletzt bietet die Gemüsebrühe eine gute Option, ungespritzte, gewaschene Gemüseabfälle zu nutzen.

K. Buchart, A. Kerckhoff, Nutrazeutika für die Hausarztpraxis,
DOI 10.1007/978-3-662-71151-4 © Springer-Verlag Berlin Heidelberg 2025

4.3.3   Kartoffeltee mit Kümmel und Leinsamen

Nutrazeutika Fachinformationen für Ärzt:innen und Therapeut:innen

Indikation	Entlastung Entwässerung Spasmolyse Entzündungshemmung
Nutrazeutikum	**Kartoffeltee mit Kümmel und Leinsamen** *Solanum tuberosum, Carvi fructus*
Altersgruppe	alle Altersgruppen ab 1 Jahr
Dosierungsempfehlung für Erwachsene	1 Tasse bis 1/2 Liter pro Tag
Anwendungsdauer	als kurmäßige Anwendung geeignet
Kontraindikationen	Auf Grund der entwässernden Wirkung nicht als Daueranwendung geeignet. Bei Gastroparese keinen Leinsamen verwenden.
Erwartete Wirkungen	Entwässerung, Entzündungshemmung, Spasmolyse des Verdauungstraktes
Hauptwirkstoffe	Kalium, ätherische Kümmelöle
Wirkungsmechanismus	Der Kaliumüberschuss aus Kartoffeln bewirkt eine sanfte Entwässerung. Eine zusätzliche Ergänzung mit Leinsamen beruhigt den Magen.
Nachweis der Wirksamkeit	Der Einfluss des Kalium-Natrium-Verhältnises auf den Wasserhaushalt ist ein physiologisches Grundprinzip (Elmadfa, 2023)
Kombinationen	Fenchel, Leinsamen

K. Buchart, A. Kerckhoff, Nutrazeutika für die Hausarztpraxis,
DOI 10.1007/978-3-662-71151-4 © Springer-Verlag Berlin Heidelberg 2025

Patient:innen Informationen

Hilft bei	Entlastung Entwässerung Blähungen
Hausmittel	**Kartoffeltee mit Kümmel und Leinsamen**
ACHTUNG	**Die Anwendung auf eine Woche begrenzen, die entwässernde Wirkung kann zu stark werden.** **Bei trägem Magen keinen Leinsamen verwenden.**
Zubereiten	½ kg Kartoffeln schälen und in Stücke schneiden. Mit 1 EL Kümmel und eventuell 1 EL Leinsamenschrot und 1 Liter Wasser etwa eine halbe Stunde kochen. Dann abseihen.
Kombinieren oder ergänzen	Fenchelkörner, Leinsamenschrot
Anwenden	als Tee warm oder kalt trinken
wer kann es anwenden	alle Altersgruppen ab 1 Jahr
Dosierungsempfehlung für Erwachsene	1 Tasse bis ½ Liter pro Tag
wie lange anwenden	als kurmäßige Anwendung über einige Tage bis 2 Wochen geeignet
Erwartete Wirkungen	Entwässerung, Blähungshemmung
warum hilft es	viel Kalium aus den Kartoffeln fördert die Entwässerung, ätherische Öle aus Kümmel entspannen den Darm und gleichen das Mikrobiom im Darm aus, Pflanzenschleime aus Leinsamen beruhigen den Magen
spannend zu wissen	Kartoffeln sind eines der kaliumreichsten Lebensmittel. Kalium hilft uns zu entwässern, Natrium bindet Wasser im Körper. Je nachdem, wie das Verhältnis Kalium zu Natrium ist, entwässern wir oder halten wir Wasser im Körper zurück. Kaliumreiche Kartoffeln, die nicht gesalzen werden, sind ein gutes und dennoch sanftes Entwässerungsmittel. Aus der Volksmedizin: Diese Mischung aus Kartoffeln, Kümmel (blähungswidrig, krampflösend) und Leinsamen wird in der Volksmedizin auch Kü-Ka-Lei-Wa für „Kümmel-Kartoffel-Leinsamen-Wasser" genannt. Der „Tee" ist eher ein Sud. Wenn man ihn ganz langsam trinkt, dann benetzt die Flüssigkeit die Schleimhäute an den Innenflächen und beruhigt sie auf diese Weise. Daher wird Kü-Ka-Lei-Wa auch bei anderen Beschwerden von Magen und Darm als unterstützende Maßnahme volksmedizinisch eingesetzt. Wer unter einem Reizhusten leidet kann den Kümmel weglassen und durch Anis und Fenchel ersetzen und etwas Honig dazugeben. Auch hier kommt die beruhigende Wirkung der Schleime zum Einsatz.

K. Buchart, A. Kerckhoff, Nutrazeutika für die Hausarztpraxis,
DOI 10.1007/978-3-662-71151-4 © Springer-Verlag Berlin Heidelberg 2025

4.4   Stärkung Darmmikrobiom

4.4.1 Honig

Nutrazeutika Fachinformationen für Ärzt:innen und Therapeut:innen

Indikation	Dysbiose
Nutrazeutikum	**Honig**
Altersgruppe	alle Altersgruppen ab 1 Jahr
Dosierungsempfehlung für Erwachsene	¼ bis 1 Teelöffel pro Tag in Wasser oder Tee zu den Mahlzeiten
Anwendungsdauer	kurmäßig 2 bis 4 Wochen
Kontraindikationen	Kein Honig im ersten Lebensjahr; Unbedingt die Mengen einhalten! Pollenallergie.
Erwartete Wirkungen	Stärkung Darm-Mikrobiom (Präbiotikum), Stimmungsaufhellung
Hauptwirkstoffe	Polyphenole, Monosaccharide: freie Glucose und Fructose, Disaccharide: Maltose, Maltulose, Turanose, Saccharose und Nigerose Trisaccharide: Melezitose Organische Säuren: Zitronensäure, Ameisensäure, Gluconsäure, p-Cumarsäure, Gallussäure, Kaffeesäure, Ferulasäure
Wirkungsmechanismus	Polyphenole und das breite Spektrum an Mono-, Di- und Trisacchariden wirken präbiotisch, Organische Säuren schaffen ein leicht saures und optimales Millieu auf der Schleimhaut; Freie Glucose fördert die Resorption von Nährstoffen und Pflanzenwirkstoffen
Nachweis der Wirksamkeit	Kohlenhydratspektrum in Honig (Ranneh, 2021), Honig als Synbiotikum (Shin, 2005)
Kombinationen, Ergänzungen	Honig wird in Wasser oder Tee getrunken. Pur wäre die Zuckerkonzentration zu hoch und ungünstig für das Mikrobiom.

K. Buchart, A. Kerckhoff, Nutrazeutika für die Hausarztpraxis,
    DOI 10.1007/978-3-662-71151-4 © Springer-Verlag Berlin Heidelberg 2025

Patient:innen Informationen

Hilft bei	Verdauungsstörungen **Stärkung Mikrobiom des Darms**
Hausmittel	**Honig**
ACHTUNG	**Kein Honig im ersten Lebensjahr!** **Unbedingt die geringen Mengen einhalten und das** **Honiggetränk zu den Mahlzeiten trinken!**
Zubereiten	Honig vom lokalen Imker
Kombinieren oder ergänzen	Honig verstärkt die Wirkung von Kräutern, weil er die Aufnahme von Pflanzenwirkstoffen fördert.
Anwenden	Die kleine Menge an Honig mit Wasser oder Tee verdünnt zu den Mahlzeiten trinken
wer kann es anwenden	alle Altersgruppen ab 1 Jahr
Dosierungsempfehlung für Erwachsene	1/4 bis 1 TL pro Tag
wie lange anwenden	kurmäßig 2 bis 4 Wochen
warum hilft es	Der verdünnte Honig lenkt das Wachstum der Mikroorganismen auf den Schleimhäuten in eine gute Richtung
spannend zu wissen	Honig wird seit jeher in der Volksmedizin bei ganz verschiedenen Erkrankungen eingesetzt, v.a. bei Erschöpfungszuständen, Erkältungskrankheiten und Husten, äußerlich bei Wunden und Verletzungen: Der Einsatz bei Schwächezuständen, in der Rekonvaleszenz oder zur allgemeinen Stärkung beruht auf der ausgewogenen Mischung der Inhaltsstoffe, den B-Vitaminen, Mineralien und Spurenelementen, dem Traubenzucker als schnell verfügbarem Zucker und dem Fruchtzucker als „Reservezucker". Ein Beispiel dafür ist „der Löffel Honig", der Kindern und älteren Menschen gerne gegeben wird, gerade, wenn schlecht gekaut werden kann, bei Bettlägerigkeit oder im hohen Alter. Zahlreiche Rezepte finden sich auch aus anderen Kulturkreisen, bei denen Honig mit Trockenfrüchten und/oder Nüssen gemischt und als Bestandteil der täglichen Nahrung zur Gesundheitsförderung eingenommen wird. Honig führt dabei nicht nur Energie zu, er kurbelt auch den gesamten Stoffwechsel ein wenig an.

K. Buchart, A. Kerckhoff, Nutrazeutika für die Hausarztpraxis,
DOI 10.1007/978-3-662-71151-4 © Springer-Verlag Berlin Heidelberg 2025

4.4.2   Porridge

Nutrazeutika Fachinformationen für Ärzt:innen und Therapeut:innen

Indikation	Dysbiose
Nutrazeutikum	**Porridge** *Avena sativa*
Altersgruppe	alle Altersgruppen ab 1 Jahr
Dosierungsempfehlung für Erwachsene	1 Frühstücksportion, altersgemäß
Anwendungsdauer	als Daueranwendung geeignet
Kontraindikationen	Bei gluteninduzierte Enteropathie (Zöliakie) dürfen nur glutenfreie Flocken beispielsweise aus Hirse, Buchweizen oder Reis verwendet werden
Erwartete Wirkungen	digestive Wirkung durch die Ballaststoffe (Präbiotikum)
Hauptwirkstoffe	Ballaststoffe (Präbiotika) aus dem Getreide, Biologisch hochwertiges Protein durch die Kombination von Getreide und Milch, Essentielle Fettsäuren, Vitamine und Mineralstoffe
Wirkungsmechanismus	Ballaststoffe aus den Vollkornhaferflocken wirken präbiotisch und stärken das Mikrobiom im Darm. Die Ballaststoffe verzögern die Kohlenhydratresorption und sorgen für anhaltende Sättigung. Der Ballaststoff ß-Glucan aus Hafer bindet Gallensäuren und senkt dadurch den Cholesterinspiegel.
Nachweis der Wirksamkeit	diversitätsfördernde Wirkung von Präbiotika (Cummings, 1991; El Kaoutari, 2013; McDonald, 2018), Wirkung von ß-Glucan (Shehzad, 2023)
Kombinationen, Ergänzungen	Haferflocken können durch Vollkornflocken von anderen Getreiden teilweise oder ganz ausgetauscht werden. Haferflocken können mit Haferkleie oder Kleie anderer Getreide ballaststoffangereichert werden. Nüsse (zB Walnuss, Haselnuss, Cashew, Pinien), kaltgepresste Öle (zB Leinöl, Haselnussöl), Gewürze (zB Zimt, Nelken, Anis, Kardamom, Galgant, Kurkuma, Ingwer) und Früchte (zB Banane, Apfel, Beeren)

K. Buchart, A. Kerckhoff, Nutrazeutika für die Hausarztpraxis,
DOI 10.1007/978-3-662-71151-4 © Springer-Verlag Berlin Heidelberg 2025

Patient:innen Informationen

Hilft bei	Verdauungsstörungen **Stärkung Mikrobiom des Darms**
Hausmittel	**Porridge – gekochter Haferbrei**
ACHTUNG	Bei Unverträglichkeit oder Allergie auf Kuhmilch können pflanzliche Milchen verwendet werden, auch wenn die Proteinwertigkeit niedriger ist. Bei glutenfreier Ernährung werden Haferflocken durch Hirse-, Reis- oder Buchweizenflocken ersetzt
Zubereiten	3 Esslöffel Vollkornhaferflocken in 0,3 Liter Milch 10 Minuten köcheln. Früchte (Apfel, Pflaumen) und Gewürze (Zimt, Nelke, Vanille, Kardamom, Kurkuma, Ingwer) werden mitgekocht, Nüsse (Walnüsse, Haselnüsse, Cashewnüsse u.a.) und 1 TL Honig werden nach dem Kochen zugegeben.
Kombinieren oder ergänzen	Haferflocken können durch Vollkornflocken anderer Getreide (zB Dinkel, Hirse, Buchweizen) ersetzt werden; Kuhmilch kann durch Ziegenmilch oder Schafmilch ersetzt werden. Die Haferflocken können auch in Wasser gekocht werden und dann mit Jogurt ergänzt werden.
Anwenden	Porridge ist ein bekömmliches und wärmendes Frühstück, Zwischenmahlzeit oder Abendessen.
wer kann es anwenden	Alle Altersgruppen ab 1 Jahr
Dosierungsempfehlung für Erwachsene	1 Portion pro Tag
wie lange anwenden	Als Daueranwendung geeignet
warum hilft es	Porridge nährt die Darmbakterien (Präbiotikum), Haferflocken und Milch liefern biologisch hochwertiges Eiweiß, Nüsse und Öle wertvolle Fettsäuren und Gewürze machen den Porridge schmackhaft und erleichtern seine Verdauung. Aus der Volksmedizin: Das warme Frühstück, insbesondere der warme Frühstücksbrei, findet sich in zahlreichen Kulturen. In Großbritannien wird Porridge traditionell in Wasser gekocht, gesalzen und mit braunem Zucker und Schlagsahne gegessen, aber auch in Russland gibt es den warmen Frühstücksbrei, Kasha, hier allerdings meist aus Buchweizen. Auch diesen gibt es mittlerweile als Flocken in gut sortierten Bioläden, ebenso wie Reisflocken oder Hirseflocken. Bitte denken Sie auch an in Wasser gekochtes Porridge ohne Milch und Zucker als „Haferschleim" für Magenkranke, nach einem Infekt als leichtverdauliche Aufbaukost.

K. Buchart, A. Kerckhoff, Nutrazeutika für die Hausarztpraxis,
DOI 10.1007/978-3-662-71151-4 © Springer-Verlag Berlin Heidelberg 2025

4.4.3 Overnight Oats

Nutrazeutika Fachinformationen für Ärzt:innen und Therapeut:innen

Indikation	Dyspepsie Dysbiose
Nutrazeutikum	**Overnight Oat** **anfermentiertes Getreidefrühstück** *Avena sativa*
Altersgruppe	alle Altersgruppen ab 1 Jahr
Dosierungsempfehlung für Erwachsene	1 Frühstücksportion, altersgemäß
Anwendungsdauer	als Daueranwendung geeignet
Kontraindikationen	Bei gluteninduzierte Enteropathie (Zöliakie) dürfen nur glutenfreie Flocken beispielsweise aus Hirse, Buchweizen oder Reis verwendet werden
Erwartete Wirkungen	digestive Wirkung durch Pro- und Präbiotikum
Hauptwirkstoffe	Präbiotika aus dem Getreide Probiotika durch Anfermentierung über Nacht
Wirkungsmechanismus	Ballaststoffe aus den Vollkornhaferflocken wirken präbiotisch und stärken das Mikrobiom im Darm. Während des Fermentationsprozesses über Nacht vermehren sich. Insgesamt sind die anfermentierten Getreideflocken bekömmlich
Nachweis der Wirksamkeit	Präbiotische Wirkung von Pflanzenschleimen (Cowley, 2021; Kassem, 2021; Dybka-Stępień, 2021), diversitätsfördernde Wirkung von Präbiotika ((Cummings, 1991; El Kaoutari, 2013; McDonald, 2018), probiotische Mikroben erhöhen die Diversität des Darm-Mikrobioms und die Konzentration an SCFA (Su, 2023; Xu, 2022)
Kombinationen, Ergänzungen	Haferflocken können durch Vollkornflocken von anderen Getreiden teilweise oder ganz ausgetauscht werden. Leinsamen, Chiasamen, Flohsamen u.a. Samen, Nüsse (zB Walnuss, Haselnuss, Cashew, Pinien), kaltgepresste Öle (zB Leinöl, Haselnussöl), Getreidekleie ergänzen das Frühstück

K. Buchart, A. Kerckhoff, Nutrazeutika für die Hausarztpraxis,
DOI 10.1007/978-3-662-71151-4 © Springer-Verlag Berlin Heidelberg 2025

Patient:innen Informationen

Hilft bei	Verdauungsstörungen **Stärkung Mikrobiom des Darms**
Hausmittel	**Overnight Oat** **Anfermentiertes Getreidefrühstück**
ACHTUNG	Der Overnight Oat ist ein kaltes Frühstück, auch wenn er einen warmen Charakter hat. Etwas warme Kuhmilch oder warme pflanzliche Milch können ergänzt werden. Bei glutenfreier Ernährung werden Haferflocken durch Hirse-, Reis- oder Buchweizenflocken ersetzt
Zubereiten	3 EL Vollkorn-Haferflocken und 1 EL Leinsamenschrot oder Chiasamen mit so viel handwarmen Wasser verrühren, dass ein dünner Brei entsteht, und 1 TL Naturjoghurt einrühren. Die Schale mit einem Tuch abdecken und über Nacht bei Zimmertemperatur anfermentieren. Am nächsten Morgen Naturjoghurt, frische oder getrocknete Früchte und Nüsse dazu mischen. Eventuell, je nachdem wie süß die Früchte sind, mit 1 TL Honig oder mit Dattelpulver süßen.
Kombinieren oder ergänzen	Andere Vollkornflocken (zB Dinkel, Hirse, Buchweizen), Samen (zB Flohsamen), Kräuter und Gewürze (zB Ingwer, Kurkuma, Matchapulver, Zimt, Kardamom, u.a.)
Anwenden	Overnight Oat ist ein bekömmliches Frühstück, Zwischenmahlzeit oder Abendessen.
wer kann es anwenden	Alle Altersgruppen ab 1 Jahr
Dosierungsempfehlung für Erwachsene	1 Portion pro Tag
wie lange anwenden	Als Daueranwendung geeignet
warum hilft es	Der Overnight Oat ist ein Synbiotikum, weil seine Ballaststoffe die Darmbakterien nähren (präbiotisch) und weil er lebende Mikroorganismen durch das Fermentieren enthält (probiotisch). Durch das Anfermentieren ist er bekömmlich und leicht verdaulich.
spannend zu wissen	Leinsamen haben in ihrem Inneren starke antioxidative Kräfte. Wenn Leinsamenschrot oder Leinsamenmehl mit Luft in Kontakt kommt, werden sie selbst oxidiert und verlieren dadurch ihr antioxidatives Potential. Leinsamen müssen daher jeweils frisch zerkleinert werden. Overnight Oats sind anfermentiert – und das macht sie besonders gesund. In der Volksmedizin kennen wir ein Müsli, das am Vorabend eingeweicht wird und dann über Nacht steht, vor allem auch von Dr. Bircher-Benner. Dafür werden die Haferflocken 12 h in Wasser eingeweicht, mit Zitronensaft, Mandel- oder Sesammus und Honig vermischt wie auch mit einem sehr fein geriebenen Apfel („Bircherraffel") und geriebenen Nüssen. Wem dieses Gericht zu „kalt" ist der kann wie oben beschrieben mit etwas warmer Milch ergänzen.

K. Buchart, A. Kerckhoff, Nutrazeutika für die Hausarztpraxis,
DOI 10.1007/978-3-662-71151-4 © Springer-Verlag Berlin Heidelberg 2025

4.4.4   Ingwer mit Zitrone

Nutrazeutika Fachinformationen für Ärzt:innen und Therapeut:innen

Indikation	**Digestivum** **Sekretionsförderung** **Stärkung Peristaltik**
Nutrazeutikum	**Ingwer mit Zitrone** *Zingiberis rhizome, citrus x limon*
Altersgruppe	alle Altersgruppen ab 12 Jahren
Dosierungsempfehlung für Erwachsene	1 bis 2 Tassen pro Tag
Anwendungsdauer	kurmäßig mehrmals im Jahr
Kontraindikationen	Gastroösophageale Refluxerkrankung, Gastritis, Stomatitis, Pharyngitis;
Erwartete Wirkungen	Aktivierung der Verdauungssäfte und der Peristaltik, antioxidative, antiphlogistische und immunstärkende Wirkung
Hauptwirkstoffe	Bitterstoffe, Scharfstoffe, Gerbstoffen und ätherische Öle aus Ingwer und Zitrone
Wirkungsmechanismus	Ingwer-Scharfstoffe reizen die Thermorezeptoren der Mundschleimhaut und erzeugen ein Gefühl von 40 bis 50 Grad Celsius. Mukosa-Durchblutung, Speichel-, Magensaftsekretion und Darmperistaltik werden gefördert. Dadurch sinkt die gastrointestinale Transitzeit und die Absorption von Nährstoffen und Pflanzenwirkstoffen wird erhöht. Ingwer und Zitrone verstärken sich gegenseitig.
Nachweis der Wirksamkeit	antioxidative und antiphlogistische Wirkung (Watzl, 2005; Darani, 2023); Wirkungen von Ingwer (Sticher, 2015; Mahn, 2020); Synergistische Wirkung von Ingwer und Zitrone (Vierich, 2017)
Kombinationen, Ergänzungen	kaltgeschleuderter Honig, Kurkuma, Thymian, Wacholderbeeren, Fenchel

K. Buchart, A. Kerckhoff, Nutrazeutika für die Hausarztpraxis,
DOI 10.1007/978-3-662-71151-4 © Springer-Verlag Berlin Heidelberg 2025

Patient:innen Informationen

Hilft bei	**Verdauungsförderung** **Stärkung der Verdauungssäfte** **Stärkung der Darmperistaltik**
Hausmittel	**Ingwer-Zitrone**
ACHTUNG	**nicht anwenden bei Sodbrennen und Reflux, Gastritis, Entzündungen in Mund und Rachen**
Zubereiten	5 cm frische Ingwerwurzel in Scheiben geschnitten und ein Stück Zitronenschale mit heißem Wasser aufgießen und 10 bis 15 Minuten ziehen lassen. Abseihen und den Saft von 1 Zitrone zugeben. Der Ingwertee kann mit 1 TL Honig pro Tasse gesüßt werden.
Kombinieren oder ergänzen	Kurkuma, Thymian, Wacholderbeeren, Fenchel
Anwenden	Ingwer - Zitronen Tee warm trinken
wer kann es anwenden	alle Altersgruppen ab 12 Jahren
Dosierungsempfehlung für Erwachsene	1 bis 2 Tassen Ingwer Zitronen Tee pro Tag
wie lange anwenden	kurmäßig über 2 bis 4 Wochen, mehrmals im Jahr
warum hilft es	Ingwer erzeugt ein Wärmegefühl in Mund und Magen, der Verdauungstrakt wird durchblutet, die Verdauungssäfte angeregt und die Nährstoffe und Pflanzenwirkstoffe aus der Nahrung werden besser aufgenommen.
spannend zu wissen	Ingwer reizt die Thermorezeptoren im Mund, dadurch entsteht ein Gefühl von 40 bis 50°C, auch dann, wenn der Tee kalt oder nur lauwarm ist. Aus der Volksmedizin: Ingwer ist in der asiatischen Küche ein selbstverständlicher Bestandteil. Auch ohne die Wirkung auf die Thermorezeptoren zu kennen, wurde er in der traditionellen Pflanzenheilkunde als wärmend eingestuft. Ingwer mindert neben den hier beschriebenen Effekten die Brechneigung, insbesondere, wenn das Erbrechen durch Bewegung ausgelöst wird. Damit ist Ingwer ein sehr gutes Mittel bei Reiseübelkeit. Neben dem Tee oder der Tinktur ist als schnelle Hilfe ein Versuch mit gefriergetrockneten Ingwerstücken aus dem Gewürzregal, kandiertem Ingwer, Ingwerkaubonbons (erhältlich in Läden mit asiatischen Lebensmitteln) empfehlenswert.

K. Buchart, A. Kerckhoff, Nutrazeutika für die Hausarztpraxis,
DOI 10.1007/978-3-662-71151-4 © Springer-Verlag Berlin Heidelberg 2025

5

5.1 Prävention und Gesundheitsförderung

5.1.1 Honig

siehe Abschn. 4.4.1.

5.1.2 Leinöl kaltgepresst

siehe Abschn. 4.1.3.

5.1.3 Porridge

siehe Abschn. 4.4.2.

5.1.4 Overnight Oats

siehe Abschn. 4.4.3.

5.2 Psychovegetative Unruhe

5.2.1 Heiße Milch mit Honig

siehe Abschn. 5.3.1

© Der/die Herausgeber bzw. der/die Autor(en), exklusiv lizenziert an
Springer-Verlag GmbH, DE, ein Teil von Springer Nature 2025
K. Buchart, A. Kerckhoff, *Nutrazeutika für die Hausarztpraxis*,
https://doi.org/10.1007/978-3-662-71151-4_5

5.2.2   Honigjoghurt

Nutrazeutika Fachinformationen für Ärzt:innen und Therapeut:innen

Indikation	Psychovegetative Unruhe
Nutrazeutikum	**Honigjoghurt** *Mel und Ferment*
Altersgruppe	alle Altersgruppen ab 1 Jahr
Dosierungsempfehlung für Erwachsene	1 Tasse Joghurt und 1 bis 2 Teelöffel Honig
Anwendungsdauer	als Daueranwendung geeignet
Kontraindikationen	Milcheiweißallergie, bei Lactoseintoleranz bedingt anwendbar (Honig-Joghurt ist lactosearm, aber nicht lactosefrei), keine Anwendung im ersten Lebensjahr
Erwartete Wirkungen	Steigerung des Serotoninspiegels
Hauptwirkstoffe	fettlösliche Aminosäure Tryptophan und Probiotika aus dem Joghurt, Kohlenhydrate aus dem Honig.
Wirkungsmechanismus	die Bioverfügbarkeit von Tryptophan hängt eng mit dem Mikrobiom des Darms zusammen, Tryptophan aus fermentierten Lebensmitteln haben ebenfalls eine gute Bioverfügbarkeit. Die Kohlenhydrate aus dem Honig ermöglichen dem Tryptophan, die Blut-Hirn-Schranke zu überwinden und haben einen positiven Einfluss auf die Serotoninsynthese
Nachweis der Wirksamkeit	Tryptophananalysen aus dem BLS (German Nutrition Database, 2014); Serotoninwirkungen (Stehle, 2024; S. 16 und 172f.) Aminosäurestoffwechsel (Biesalski, 2018, S. 148f; Stehle, 2024, S. 63f)
Kombinationen, Ergänzungen	statt Kuhmilchjoghurt kann auch Joghurt aus Schafmilch oder Ziegenmilch verwendet werden. Datteln, Cashew, Mandeln, Sonnenblumenkerne sind tryptophanreiche Ergänzungen.

K. Buchart, A. Kerckhoff, Nutrazeutika für die Hausarztpraxis,
DOI 10.1007/978-3-662-71151-4 © Springer-Verlag Berlin Heidelberg 2025

Patient:innen Informationen

Hilft bei	Innerer Unruhe
Hausmittel	**Honigjoghurt**
ACHTUNG	**Honig darf Babys und Kindern im ersten Lebensjahr nicht gegeben werden.**
Zubereiten	1 Tasse Naturjoghurt mit 1 bis 2 Teelöffel Honig verrühren
Kombinieren oder ergänzen	Datteln, Cashew, Mandeln, Sonnenblumenkerne sind gute Ergänzungen.
Anwenden	Das Honigjoghurt morgens, abends oder zwischen den Mahlzeiten essen
wer kann es anwenden	alle Altersgruppen ab 1 Jahr
Dosierungsempfehlung für Erwachsene	1 Tasse Honigjoghurt pro Tag
wie lange anwenden	als Daueranwendung geeignet
warum hilft es	die Kombination aus Naturjoghurt und Honig hilft, den Serotoninspiegel zu erhöhen und dadurch Stimmung und innere Ruhe zu verbessern.
spannend zu wissen	Joghurt aus dem Handel ist ein fermentiertes Lebensmittel mit lebenden Mikroorganismen, weil die Milch pasteurisiert wird und die Kultur erst danach zugesetzt wird. Empfohlen wird die Verwendung unterschiedlicher Naturjoghurts. Es muss kein deklariertes probiotisches Joghurt sein.
	Aus der Volksmedizin: Die Mischung aus einem Milchprodukt und Honig ist weitverbreitet. Die hier vorgestellte Variante mit Joghurt und Honig gibt der Kombination den Charakter einer Mahlzeit und regt daher an, auch wenn sie abends genossen wird, vor dem Zähneputzen auf den Tisch zu kommen – dies ist bei der später vorgestellten Variante Milch mit Honig, welche oft als Schlaftrunk am Bett gereicht wird, etwas anders. Joghurt mit Honig ist zudem ein geeigneter Snack bei Prüfungsstress oder anderen Belastungsphasen, wenn man sonst zu Schokolade, Gummibärchen oder Chips greifen würde. Griechischer Joghurt mit flüssigem Honig und Walnüssen ist ein Dessert, das Gesundheit und Genuss optimal verbindet.

K. Buchart, A. Kerckhoff, Nutrazeutika für die Hausarztpraxis, DOI 10.1007/978-3-662-71151-4 © Springer-Verlag Berlin Heidelberg 2025

5.2.3   Kamillentee

Nutrazeutika Fachinformationen für Ärzt:innen und Therapeut:innen

Indikation	Unruhe
	Prävention Entzündungen
Nutrazeutikum	**Kamillentee**
	Matricaria chamomilla, Matricaria recutita
Altersgruppe	alle Altersgruppen ab 6 Monaten
Dosierungsempfehlung für Erwachsene	1 bis 2 Tassen pro Tag
Anwendungsdauer	kurmäßig über 4 Wochen
Kontraindikationen	Bei Pollenallergien (Sellerie-Karotten-Beifuß-Gewürz-Syndrom) sind Kreuzreaktionen auf den Dampf oder Tee von Kamille möglich
Erwartete Wirkungen	Sedierung, Entzündungshemmung, Spasmolyse
Hauptwirkstoffe	Cumarine, ätherische Öle, Flavonoide
Wirkungsmechanismus	a-Bisabolol und Chamazulen hemmen die Cyclooxygenase und Lipoxygenase im Arachidonsäurestoffwechsel. Das führt zu einer verminderten Synthese von Prostaglandinen, Thromboxanen und Leukotrienen
Nachweis der Wirksamkeit	Unruhe und Schlaflosigkeit (Monografie der WHO, 1999) Entzündungshemmung (Schilcher, 2016)
Kombinationen, Ergänzungen	Sensibilisierungsprävalenz für deutsche Kamille wird als niedrig eingestuft. Europäische Kamille enthält nur Spuren des allergenen Anthecotulids. Allerdings wird der Großteil der Kamille in die EU importiert.

K. Buchart, A. Kerckhoff, Nutrazeutika für die Hausarztpraxis,
DOI 10.1007/978-3-662-71151-4 © Springer-Verlag Berlin Heidelberg 2025

Patient:innen Informationen

Hilft bei	Unruhe Prävention Entzündungen
Hausmittel	**Kamillentee**
ACHTUNG	**In Einzelfällen kann Kamillendampf und Kamillentee allergische Reaktionen bei Pollenallergiker:innen auslösen**
Zubereiten	1 TL getrocknete Kamillenblüten mit ½ Liter heißem Wasser übergießen und zugedeckt 10 Minuten ziehen lassen. Dann abseihen.
Kombinieren oder ergänzen	
Anwenden	Kamillentee warm oder kalt trinken
wer kann es anwenden	alle Altersgruppen ab 6 Monaten
Dosierungsempfehlung für Erwachsene	1 bis 2 Tassen pro Tag
wie lange anwenden	kurmäßig über 4 Wochen
warum hilft es	Die ätherischen Öle und das Cumarin aus den Kamillenblüten beruhigen und hemmen Entzündungen
spannend zu wissen	Allergische Reaktionen werden hauptsächlich bei in die EU importierten Kamillenblüten beobachten. Sie enthalten mehr vom allergenen Bestandteil. Die Produktion von Kamillenblüten ist sehr zeitaufwendig. Bei Biokamille steht auf der Verpackung, ob sie aus EU Landwirtschaft stammt. Wir kennen die Kamille vor allem als entzündungshemmende Pflanze, bei Magen-Darm-Infekt, zum Inhalieren bei Erkältungen, als Sitzbadnach Entbindungen. Immer hat die Kamille hier eine seh arzneiliche Wirkung. Nichtsdestotrotz ist der Einsatz bei Unruhe einen Versuch wert – wenn der Geschmack von Kamillentee akzeptiert wird. Gerne kann die Kamille aber auch gemischt werden mit anderen beruhigenden Pflanzen, mit Zitronenmelisse oder Fenchel. Interessant an der Kamille ist ihr Name: Matricaria chamomilla bzw. Matricaria recutita. Dies leitet sich vermutlich von „mater – Mutter" ab uns weist dann auf die Bedeutung der Pflanze hin. Wer botanisches Interesse hat, der darf gerne eimal ein Blütenköpfchen aus der Apothekentüte ziehen oder aus dem Teebeutel herausholen und mit dem Fingernagel oder Messer quer zerteilen: Der Blütenboden der echten Kamille ist hohl, das ist eines ihrer Erkennungsmerkmale. Die Hundskamille, mit der schlechte Kamillentees vermischt sind, hat einen markigen bzw. gefüllten Blütenboden.

K. Buchart, A. Kerckhoff, Nutrazeutika für die Hausarztpraxis,
DOI 10.1007/978-3-662-71151-4 © Springer-Verlag Berlin Heidelberg 2025

5.2.4   Nervenöl

Nutrazeutika Fachinformationen für Ärzt:innen und Therapeut:innen

Indikation	Psychovegetative Unruhe
Nutrazeutikum	**Nervenöl** *Salvia rosmarinus, Matricaria chamomilla, Thymus vulgaris, Laurus nobilis*
Altersgruppe	alle Altersgruppen ab 1 Jahr
Dosierungsempfehlung für Erwachsene	1 bis 3 Einreibungen pro Tag
Anwendungsdauer	kurmäßig über 2 bis 4 Wochen
Kontraindikationen	bei Kleinkindern Thymus serphyllum (Sand-Thymian) statt Thymus vulgaris verwenden
Erwartete Wirkungen	Sedierung und Stimmungsaufhellung
Hauptwirkstoffe	ätherische Öle, Cumarine
Wirkungsmechanismus	fettlösliche ätherische Öle und Cumarine werden rasch über die Haut aufgenommen und wirken sedierend und stimmungsaufhellend
Nachweis der Wirksamkeit	Sedierung und Stimmungsaufhellung (Schilcher, 2015)
Kombinationen, Ergänzungen	Olivenöl kann auch durch kaltgepresstes Mandelöl ersetzt werden.

K. Buchart, A. Kerckhoff, Nutrazeutika für die Hausarztpraxis,
    DOI 10.1007/978-3-662-71151-4 © Springer-Verlag Berlin Heidelberg 2025

Patient:innen Informationen

Hilft bei	Innerer Unruhe
Hausmittel	Nervenöl
ACHTUNG	Bei Kleinkindern wird der Echte Thymian durch den milden Sand-Thymian (Thymus serphyllum) ersetzt oder weggelassen
Zubereiten	1 Esslöffel getrockneter Rosmarin, 1 Esslöffel getrockneter Thymian, 2 Esslöffel getrocknete Kamillenblüten und 2 Lorbeerblätter mit 0,2 Liter kaltgepresstem Olivenöl übergießen, fest verschließen und 2 Wochen bei Zimmertemperatur ziehen lassen. Danach abseihen und in eine saubere, trockene Flasche füllen.
Kombinieren oder ergänzen	Bio-Olivenöl extra vergine (extra nativ) ist die beste Qualität, es kann auch durch kaltgepresstes Mandelöl ersetzt werden. 10 g Jojobaöl verbessern das Einziehen des Nervenöls.
Anwenden	einige Tropfen Nervenöl auf die Hände träufeln und damit die Hände, Arm-Innenseiten und die Fußsohlen einreiben.
wer kann es anwenden	alle Altersgruppen ab 1 Jahr
Dosierungsempfehlung für Erwachsene	1 bis 3 Einreibungen pro Tag
wie lange anwenden	kurmäßig über 2 bis 4 Wochen
warum hilft es	die Wirkstoffe sind beruhigende ätherische Öle und stimmungsaufhellende Cumarine, die gut über die Haut aufgenommen werden
spannend zu wissen	Wenn ein Öl mit ätherischen Ölen auf die Fußsohlen aufgetragen wird, kann es sein, dass die Aromen einige Minuten später im Mund geschmeckt werden: so schnell durchdringen sie den gesamten Körper! Aus der Volksmedizin: Es handelt sich um ein altes, überliefertes Rezept. Die Anwendung von Kamille als Nervenpflanze stellen wir hier immer wieder vor, Thymian kennt man eher als Heilpflanze bei Atemwegserkrankungen und Rosmarin als kreislaufanregend, sie haben sich aber traditionell in der Kombination auch bei Unruhe bewährt und scheinen besonders geeignet, um den Antrieb zu stärken. Lorbeer kennen wir aus der Küche, gerade im südländischen Raum gibt es jedoch viele Hausmittel mit Lorbeer, so z.B. dieses Nervenöl, aber auch eine überlieferte Anwendung als Tee gegen Kopfschmerzen.

K. Buchart, A. Kerckhoff, Nutrazeutika für die Hausarztpraxis, DOI 10.1007/978-3-662-71151-4 © Springer-Verlag Berlin Heidelberg 2025

5.3   Schlafstörungen

5.3.1 Heiße Milch mit Honig

Nutrazeutika Fachinformationen für Ärzt:innen und Therapeut:innen

Indikation	Einschlafstörung Psychovegetative Unruhe
Nutrazeutikum	**Heiße Milch mit Honig** *Milch & Mel*
Altersgruppe	alle Altersgruppen ab 1 Jahr
Dosierungsempfehlung für Erwachsene	1 Tasse heiße Milch und 1 Teelöffel Honig abends
Anwendungsdauer	als Daueranwendung geeignet
Kontraindikationen	Bei Lactoseintoleranz Honigjoghurt verwenden, bei Milcheiweißallergie eignen sich Mandel- oder Cashewmilch; keine Anwendung im ersten Lebensjahr
Erwartete Wirkungen	Steigerung des Serotoninspiegels
Hauptwirkstoffe	fettlösliche Aminosäure Tryptophan aus der Milch, Kohlenhydrate aus Milch und Honig.
Wirkungsmechanismus	Die Kohlenhydrate aus Milch und Honig ermöglichen dem Tryptophan, die Blut-Hirn-Schranke zu überwinden und steigern die Serotoninsynthese
Nachweis der Wirksamkeit	Tryptophananalysen aus dem BLS (Germen Nutrition Database, 2014); Serotoninwirkungen (Stehle, 2024; S. 16 und 172f.) Aminosäurestoffwechsel (Biesalski, 2018, S. 148f; Stehle, 2024, S. 63f)
Kombinationen, Ergänzungen	statt Kuhmilch kann auch Schafmilch oder Ziegenmilch verwendet werden. Schafmilch enthält mit 70 mg Tryptophan fast doppelt so viel wie Kuhmilch. Datteln, Cashew, Mandeln, Sonnenblumenkerne sind tryptophanreiche Ergänzungen für Milchmixgetränke mit Honig.

K. Buchart, A. Kerckhoff, Nutrazeutika für die Hausarztpraxis,
DOI 10.1007/978-3-662-71151-4 © Springer-Verlag Berlin Heidelberg 2025

Patient:innen Informationen

Hilft bei	Einschlafstörung Innerer Unruhe
Hausmittel	**Heiße Milch mit Honig**
ACHTUNG	**Honig darf Babys und Kindern im ersten Lebensjahr nicht gegeben werden. Nicht anwenden auch bei Milcheiweißallergie und bei Lactoseintoleranz!**
Zubereiten	1 Tasse Milch erwärmen und 1 Teelöffel Honig einrühren
Kombinieren oder ergänzen	Datteln, Cashew, Mandeln, Sonnenblumenkerne sind gute Ergänzungen, die zusammen mit Honig in die warme Milch gemixt werden können. Statt Kuhmilch kann auch Schafmilch oder Ziegenmilch verwendet werden oder als pflanzliche Alternative Cashew- Hafer-, oder Mandelmilch
Anwenden	Die heiße Milch mit Honig abends oder zwischen den Mahlzeiten trinken
wer kann es anwenden	alle Altersgruppen ab 1 Jahr
Dosierungsempfehlung für Erwachsene	1 Tasse heiße Milch mit Honig pro Tag
wie lange anwenden	als Daueranwendung geeignet
warum hilft es	Die Kombination aus Milch und Honig hilft, den Serotoninspiegel zu erhöhen und dadurch die Stimmung und innere Ruhe zu verbessern.
spannend zu wissen	Heiße Milch mit Honig ist ein sehr bekanntes Heilmittel und wie beschrieben in gewissem Umfang wirksam bei Schlafstörungen. Zudem ist das Trinken einer heißen Milch am Abend ein Ritual – das möglichst nicht direkt vor dem Schlafengehen, sondern schon vor dem Zähneputzen erfolgen sollte. Interessant in diesem Zusammenhang ist, dass Milch sich auch anbietet, um Gewürze auszuziehen. Wir denken immer nur an Tee als Auszugsmittel für Ätherisch-Öl- Drogen, aber Milch ist dazu auch sehr gut geeignet (und tatsächlich auch ein wunderbarer Emulgator für reine ätherische Öle z.B. als Badeanwendung). Das bedeutet: die abendliche Milch kann gerne auch mit einigen Gewürzen angereichert werden, So z.B. als Golden Milk mit Kurkuma und Zimt (und einer Prise Pfeffer), oder mit Zimt oder mit Fenchel und Anis. Es gibt auch fertige Gewürzmischungen für Golden Milk. Sehr gut lassen sich pflanzliche Alternativen wählen, wobei hier die Hafer selbst eine lange Tradition als schlafförderndes Getreide hat.

K. Buchart, A. Kerckhoff, Nutrazeutika für die Hausarztpraxis,
DOI 10.1007/978-3-662-71151-4 © Springer-Verlag Berlin Heidelberg 2025

5.3.2   Lavendel-Honig-Wasser

Nutrazeutika Fachinformationen für Ärzt:innen und Therapeut:innen

Indikation	Einschlafstörung
Nutrazeutikum	**Lavendel-Honig-Wasser** *Lavandula angustifolia, Mel*
Altersgruppe	alle Altersgruppen ab 1 Jahr
Dosierungsempfehlung für Erwachsene	1 Löffelspitze bis ½ Teelöffel in Wasser
Anwendungsdauer	mindestens 6 bis 8 Wochen, aber keine Daueranwendung
Hinweis	Hier ist die niedrige Dosierung besonders wichtig: Zuviel an Lavendelhonig belastet den Blutzucker und der anschließende Blutzuckerabfall stört die Nachtruhe
Erwartete Wirkungen	sedativ, einschlafanstoßend
Hauptwirkstoffe	Ätherische Öle (Linalylacetat, Linalool), Cumarine, Honig-Kohlenhydrate
Wirkungsmechanismus	die Wirkung von Lavendel ist mit jenen von Serotonin-Wiederaufnahmehemmern vergleichbar. Die ätherischen Öle aus Lavendel mindern die motorische Aktivität und die allgemeine Erregbarkeit, die neuronalen Botenstoffe Gamma-Aminobuttersäure und Glutamat, der Cortisolspiegel sinkt und der Melatoninspiegel im Blut steigt. Kleine Mengen freie Glucose aus dem Honig schleusen L-Tryptophan durch die Blut-Hirn-Schranke zur Serotoninsynthese. Honig erhöht die Bioverfügbarkeit von Pflanzenwirkstoffen.
Nachweis der Wirksamkeit	Einflüsse auf GABA (Bruni, 2021), antiepileptische Wirkung (Schuwald, 2013), Melatoninspiegel (Velasco-Rodrìguez, 2019), Stimmungsaufhellung (Firoozeei, 2021), anxiolytische Wirkung (de Sousa, 2015), Bioverfügbarkeit durch Honig ((Ranneh, 2021)
Kombinationen, Ergänzungen	Lavendelhonig wird nicht pur verabreicht, sondern stark verdünnt in Wasser, tierischer oder pflanzlicher Milch.

K. Buchart, A. Kerckhoff, Nutrazeutika für die Hausarztpraxis,
   DOI 10.1007/978-3-662-71151-4 © Springer-Verlag Berlin Heidelberg 2025

Patient:innen Informationen

Hilft bei	Einschlafstörung
Hausmittel	**Lavendel-Honig-Wasser**
ACHTUNG	**Nur ganz kleine Mengen an Lavendelhonig anwenden:** **Zuviel belastet den Blutzucker und stört die Nachtruhe**
Zubereiten	1 TL getrocknete Blüten vom Echten Lavendel (Lavandula angustifolia) pulverisieren und in 100 g kaltgeschleuderten Honig einrühren.
Kombinieren oder ergänzen	Pulver aus Kamillenblüten oder Fenchel, Statt Wasser kann auch tierische oder pflanzliche Milch genommen werden
Anwenden	Vor dem Einschlafen 1 Löffelspitze bis ½ Teelöffel in ein halbes Glas lauwarmes Wasser einrühren und trinken
wer kann es anwenden	alle Altersgruppen ab 1 Jahr
Dosierungsempfehlung für Erwachsene	eine Löffelspitze bis 1 Teelöffel Lavendelhonig in einem halben Glas Wasser vor dem Schlafengehen; danach Zähneputzen
wie lange anwenden	mindestens 6 bis 8 Wochen anwenden, aber keine Daueranwendung
warum hilft es	Lavendelhonig-Wasser beruhigt und entspannt
spannend zu wissen	Die einschlafanstoßende Wirkung von Lavendelhonig-Wasser stellt sich oft erst nach mehreren Wochen ein, deshalb muss die Anwendung mehrere Wochen durchgehend passieren. Es wird der Echte Lavendel, Lavandula angustifolia, verwendet und keine Lavendel-Kreuzungen. Außerdem muss auf Lebensmittelqualität geachtet werden, der Lavendel darf nicht mit Pflanzenschutzmittel behandelt sein. Aus der Volksmedizin: Das Lavendel-Honig-Wasser zeigt uns wieder eine neue Darreichungsform: die pulverisierte Arzneidroge, hier die Lavendelblüten, werden in Honig eingerührt und dieser eingenommen. Damit wird der Honig einerseits zum Lösungsmittel, hat aber selber eine arzneiliche Wirkung. Das so hergestellte Heilmittel wird dann wieder in Wasser gelöst. Sicherlich ist Lavendel innerlich – auch wenn er in Honig gelöst wird – ein wenig ein Geschmackssache. Wer ihn jedoch mag, der hat hiermit ein sanftes Heilmittel, das sich neben der Wirkung von Lavendel und Honig auch durch das abendliche Ritual auszeichnet. Bitte Zähneputzen danach nicht vergessen.

K. Buchart, A. Kerckhoff, Nutrazeutika für die Hausarztpraxis, DOI 10.1007/978-3-662-71151-4 © Springer-Verlag Berlin Heidelberg 2025

5.3.3   Kamillentee

siehe Abschn. 5.2.3

5.3.4   Lavendelöl

Nutrazeutika Fachinformationen für Ärzt:innen und Therapeut:innen

Indikation	Einschlafstörung Psychovegetative Unruhe
Nutrazeutikum	**Lavendelöl** *Lavandula angustifolia & Olivenöl extra vergine*
Altersgruppe	alle Altersgruppen ab 1 Jahr
Dosierungsempfehlung für Erwachsene	äußerliche Einreibung abends
Anwendungsdauer	als Daueranwendung geeignet
Kontraindikationen	
Erwartete Wirkungen	Sedierung
Hauptwirkstoffe	Ätherische Öle aus Lavendel
Wirkungsmechanismus	Das ätherische Öl aus den Lavendelblüten wird schnell ins Blut aufgenommen. Bereits nach 5 Minuten sind die wichtigsten Fraktionen Linalool und Linalylacetat im Plasma, nach 90 Minuten ist das gesamte ätherische Öl metabolisiert und nicht mehr im Blut. Allgemein kann eine gute Wirkung über die Haut nach etwa 20 Minuten erwartet werden
Nachweis der Wirksamkeit	Wirkung der ätherischen Öle aus Lavendel über die Haut (Jäger, 1997)
Kombinationen, Ergänzungen	Kamillenblüten und Fenchel können gemeinsam mit Lavendelblüten in Öl ausgezogen werden. Die Gefahr einer Überdosierung ist bei einem Lavendel-Ölmazerat wesentlich geringer als bei reinem ätherischen Öl. Zudem werden weitere fettlösliche Fraktionen in Öl gelöst, das Spektrum der Pflanzenwirkstoffe ist höher.

K. Buchart, A. Kerckhoff, Nutrazeutika für die Hausarztpraxis,
   DOI 10.1007/978-3-662-71151-4 © Springer-Verlag Berlin Heidelberg 2025

Patient:innen Informationen

Hilft bei	Einschlafstörung Innerer Unruhe
Hausmittel	Lavendelöl
ACHTUNG	Lavendel kann bei Überdosierung die gegenteilige Wirkung entfalten!
Zubereiten	3 Esslöffel getrocknete Lavendelblüten mit ¼ Liter Olivenöl extra vergine (extra nativ) oder kaltgepresstem Mandelöl ansetzen und 2 Wochen ziehen lassen. Danach abseihen und in einer dunklen Flasche aufbewahren.
Kombinieren oder ergänzen	Getrocknete Kamillenblüten und/oder Fenchel
Anwenden	Am abend die Fußsohlen mit Lavendelöl einreiben
wer kann es anwenden	alle Altersgruppen ab 1 Jahr
Dosierungsempfehlung für Erwachsene	Einmal pro Tag vor dem zu Bett gehen
wie lange anwenden	als Daueranwendung geeignet, mindestens 6 bis 8 Wochen
warum hilft es	Die Wirkstoffe aus den Lavendelblüten werden über die Haut aufgenommen und erleichtern das Einschlafen
spannend zu wissen	einschlafanstoßende pflanzliche Anwendungen müssen mindestens 6 bis 8 Wochen angewendet werden. Es dauert oft mehrere Wochen, bis die Wirkung eintritt. Statt der Fußsohlen kann das Lavendelöl auch an den Arminnenseiten oder am Bauch einmassiert werden Das Lavendelöl verbindet verschiedene Faktoren: die Herstellung, das „Selbermachen", gerade wenn es sich hier um ein Mitbringsel handelt für jemand, der an Unruhe und Schlafstörungen leidet. Die Anwendung der Einreibung der Fußsohlen ist ein besonders schöner Akt der Selbst- oder Fremdfürsorge und bietet zudem ein Ritual, das den Tag beendet und zur Nachtruhe überleitet. Anders als bei den innerlichen Anwendungen z.B. von der Milch mit Honig oder dem Lavend-Honig-Wasser kann dies auch direkt vor dem Schlafengehen im Bett erfolgen. Bei kalten Füßen kann noch zusätzlich eine Wärmflasche unter die Füße gelegt werden, da gerade bei Frauen kalte Füße häufig sind und den Schlaf stören können.

K. Buchart, A. Kerckhoff, Nutrazeutika für die Hausarztpraxis,
DOI 10.1007/978-3-662-71151-4 © Springer-Verlag Berlin Heidelberg 2025

5.3.5   Kräuterduftbeutel

Nutrazeutika Fachinformationen für Ärzt:innen und Therapeut:innen

Indikation	Einschlafstörung
Nutrazeutikum	**Duftbeutel mit Lavendel, Zitronenmelisse, Hopfen** *Lavandula angustifolia, Melissa officinalis, Humulus lupulus*
Altersgruppe	alle Altersgruppen ab 6 Monaten
Dosierungsempfehlung für Erwachsene	3 bis 5 kurze Duftepisoden pro Tag
Anwendungsdauer	mindestens 6 bis 8 Wochen, aber keine Daueranwendung
Kontraindikationen	andauernde Beduftung wirkt sich ungünstig oder gegenteilig aus
Erwartete Wirkungen	sedativ, einschlafanstoßend
Hauptwirkstoffe	Ätherische Öle (Linalylacetat, Linalool, Citral, Citronellal), Bitterstoffe Humulon und Lupulon, Cumarine
Wirkungsmechanismus	die Wirkung von Lavendel und Zitronenmelisse ist mit jenen von Serotonin-Wiederaufnahmehemmern vergleichbar. Die ätherischen Öle aus Lavendel mindern die motorische Aktivität und die allgemeine Erregbarkeit, die neuronalen Botenstoffe Gamma-Aminobuttersäure und Glutamat, der Cortisolspiegel sinkt und der Melatoninspiegel im Blut steigt. Methylbutenol entsteht bei der Lagerung aus Hopfen, es ist bei niedrigen Temperaturen flüchtig und wirkt sedierend und aktiviert die Melatoninrezeptoren.
Nachweis der Wirksamkeit	Einflüsse auf GABA (Bruni, 2021), antiepileptische Wirkung (Schuwald, 2013), Melatoninspiegel (Velasco-Rodrìguez, 2019), Stimmungsaufhellung (Firoozeei, 2021), anxiolytische Wirkung (de Sousa, 2015), Wirkungen von Hopfen (Schilcher, 2016; ESCOP, 2003)
Kombinationen, Ergänzungen	Der einschlafanstoßende Kräuterduft enthält die getrockneten Lavendelblüten, Blätter der Zitronenmelisse und die Dolden vom Hopfen. Der Duft der einzelnen Kräuter kann ebenso verwendet werden wie der Duft von zwei oder drei. Kamillenblüten, Baldrianwurzel, Fenchel und Zirbenholzspäne ergänzen die Kräutermischung

K. Buchart, A. Kerckhoff, Nutrazeutika für die Hausarztpraxis,
DOI 10.1007/978-3-662-71151-4 © Springer-Verlag Berlin Heidelberg 2025

Patient:innen Informationen

Hilft bei	Einschlafstörung
Hausmittel	**Duftbeutel mit Lavendel, Zitronenmelisse, Hopfen**
ACHTUNG	Dauerbeduftung wirkt sich ungünstig, möglicherweise sogar nachteilig aus (zB mit Diffuser)
Zubereiten	Blüten vom Echten Lavendel (Lavandula angustifolia), Blätter der Zitronenmelisse (Melissa officinalis) und Hopfendolden (Humulus lupulus) trocknen und in einen Baumwoll- oder Leinenbeutel füllen.
Kombinieren oder ergänzen	Kamillenblüten, Zirbenholzspäne, Fenchel und Baldrianwurzel können dazu gemischt werden
Anwenden	Vor dem Einschlafen am Kräuter-Duftbeutel riechen
wer kann es anwenden	Alle Altersgruppen ab 6 Monaten
Dosierungsempfehlung für Erwachsene	3 bis 5mal ein kurzer Duftschwall vor dem Einschlafen
wie lange anwenden	mindestens 6 bis 8 Wochen anwenden, aber keine Daueranwendung
warum hilft es	beruhigende Botenstoffe werden durch den Duft ausgeschüttet
spannend zu wissen	Die einschlafanstoßende Wirkung dieser Kräutermischung stellt sich oft erst nach mehreren Wochen ein, deshalb muss die Anwendung mehrere Wochen durchgehend passieren. Es wird der Echte Lavendel, Lavandula angustifolia, verwendet und keine Lavendel-Kreuzungen. Außerdem muss auf Lebensmittelqualität geachtet werden, der Lavendel darf nicht mit Pflanzenschutzmittel behandelt sein
	Aus der Volksmedizin: Die Anwendung dieses Duftbeutels oder genäher Kräuterkissen ist in der Volksmedizin durchaus häufig und nicht nur „Lavendelsäckchen gegen Motten im Kleiderschrank" beschränkt. Gerade Kinder und alte Menschen genießen einen sanften Einschlafduft. Da es früher die isolierten ätherischen Öle („Aromaöle"), die es heute gibt, so noch nicht gab (und sie bringen immer die Gefahr der Überdosierung), wurden duftende Kräuter in einen durchlässigen Stoff aus Baumwolle oder Leinen gefüllt. Zum Schnuppern wurden dann die Kräuter ein wenig geknetet oder gedrückt. Die schlaffördernde Wirkung erfolgt durch genau diese leicht flüchtigen ätherischen Öle. Die Hopfenzapfen, die traditionell in Schlafkissen zu finden sind, auch für kleine Kinder, geben bei Körperwärme eine weitere schlaffördernde Substanz ab.

K. Buchart, A. Kerckhoff, Nutrazeutika für die Hausarztpraxis, DOI 10.1007/978-3-662-71151-4 © Springer-Verlag Berlin Heidelberg 2025

5.4   Kopfschmerzen

5.4.1   Pfefferminztee

Nutrazeutika Fachinformationen für Ärzt:innen und Therapeut:innen

Indikation	Spannungskopfschmerzen
Nutrazeutikum	**Pfefferminz - Tee** *Mentha x piperita*
Altersgruppe	alle Altersgruppen ab 12 Jahren
Dosierungsempfehlung für Erwachsene	1 bis 4 Tassen pro Tag
Anwendungsdauer	kurmäßig über 4 Wochen
Kontraindikationen	Gastroösophageale Refluxkrankheit (GERD) Erkrankungen der Gallenwege, Gallenleiden
Erwartete Wirkungen	Spasmolyse und Abklingen der Kopfschmerzen
Hauptwirkstoffe	Menthol, Methylacetat, Menthon, Kampfer
Wirkungsmechanismus	Menthol aktiviert den Kälterezeptor CMR1 und erzeugt das Gefühl einer Umgebungstemperatur von unter minus 26°C. Menthol blockiert zudem die Kalziumkanäle im Gastrointestinaltrakt, was eine direkten spasmolytischen Effekt auf die glatte Muskulatur auslöst.
Nachweis der Wirksamkeit	Kältegefühl (Bautista, 2007) Spasmolyse (Sticher, 2015; Grigoleit, 2005)
Kombinationen, Ergänzungen	Die spasmolytische Wirkung der Pfefferminze senkt auch den Tonus des unteren Ösophagussphinkters und erleichtert somit den Abgang von Gasen aus dem Magen. Dieser Effekt ist ungünstig bei Neigung zu Ösophagusreflux.

K. Buchart, A. Kerckhoff, Nutrazeutika für die Hausarztpraxis,
DOI 10.1007/978-3-662-71151-4 © Springer-Verlag Berlin Heidelberg 2025

Patient:innen Informationen

Hilft bei	Spannungskopfschmerzen
Hausmittel	**Pfefferminz Tee**
ACHTUNG	**Als Nutrazeutikum verwenden wir Pfefferminze, Mentha x piperita** **Nicht anwenden bei Sodbrennen oder Reflux**
Zubereiten	2 Teelöffel getrocknete oder 2 Esslöffel frische Pfefferminze mit ½ Liter heißem Wasser übergießen und zugedeckt 10 Minuten ziehen lassen. Dann abseihen.
Kombinieren oder ergänzen	
Anwenden	Den Pfefferminztee warm oder kalt trinken
wer kann es anwenden	alle Altersgruppen ab 14 Jahren
Dosierungsempfehlung für Erwachsene	1 bis 4 Tasse pro Tag
wie lange anwenden	kurmäßig über 4 Wochen
warum hilft es	Das Menthol der Pfefferminze hat eine stark kühlende und entkrampfende Wirkung. Auch kalter Pfefferminztee erzeugt die kühlende Wirkung.
spannend zu wissen	Pfefferminze, Mentha x piperita, wächst gar nicht wild, sie ist eine Züchtung aus Grüner Minze und Wasserminze. Durch ihren hohen Mentholgehalt hat sie eine starke Wirkung. Für Kinder ist sie nicht geeignet. Aus der Volksmedizin: Pfefferminztee wird traditionell als kühlend eingestuft und gerne in heißen Ländern getrunken. Er wirkt erfrischend, schmerzlindernd und auch bei Übelkeit. Es ist besonders interessant, dass mittlerweile die Mechanismen, die zum kühlenden Effekt führen, erforscht sind, früher jedoch diese Eigenschaft nur zugeschrieben wurde.

K. Buchart, A. Kerckhoff, Nutrazeutika für die Hausarztpraxis,
DOI 10.1007/978-3-662-71151-4 © Springer-Verlag Berlin Heidelberg 2025

5.4.2   Pfefferminztinktur

Nutrazeutika Fachinformationen für Ärzt:innen und Therapeut:innen

Indikation	Spannungskopfschmerzen
Nutrazeutikum	**Pfefferminz - Tinktur** *Mentha x piperita*
Altersgruppe	alle Altersgruppen ab 14 Jahren
Dosierungsempfehlung für Erwachsene	innerlich: 10 bis 30 Tropfen 1 bis 3mal pro Tag äußerlich: 1 : 10 mit Wasser verdünnen, 1 bis 3mal pro Tag auf Schläfen und Stirn auftragen
Anwendungsdauer	nach Bedarf bis zu 4 Wochen
Kontraindikationen	Keine innerliche Anwendung bei Gastroösophagealer Refluxkrankheit (GERD) Erkrankungen der Gallenwege, Gallenleiden
Erwartete Wirkungen	Spasmolyse und Abklingen der Kopfschmerzen
Hauptwirkstoffe	Menthol, Methylacetat, Menthon, Kampfer
Wirkungsmechanismus	Menthol aktiviert den Kälterezeptor CMR1 und erzeugt das Gefühl einer Umgebungstemperatur von unter minus 26°C. Menthol blockiert zudem die Kalziumkanäle im Gastrointestinaltrakt, was eine direkten spasmolytischen Effekt auf die glatte Muskulatur auslöst. Der Alkohol verstärkt äußerlich den kühlenden Effekt
Nachweis der Wirksamkeit	Kältegefühl (Bautista, 2007) Spasmolyse (Sticher, 2015; Grigoleit, 2005)
Kombinationen, Ergänzungen	Die spasmolytische Wirkung der Pfefferminze senkt auch den Tonus des unteren Ösophagussphinkters und erleichtert somit den Abgang von Gasen aus dem Magen. Dieser Effekt ist ungünstig bei Neigung zu Ösophagusreflux.

K. Buchart, A. Kerckhoff, Nutrazeutika für die Hausarztpraxis, DOI 10.1007/978-3-662-71151-4 © Springer-Verlag Berlin Heidelberg 2025

Patient:innen Informationen

Hilft bei	Spannungskopfschmerzen
Hausmittel	**Pfefferminz Tinktur**
ACHTUNG	Als Nutrazeutikum verwenden wir Pfefferminze, Mentha x piperita **Nicht anwenden bei Sodbrennen oder Reflux**
Zubereiten	2 Esslöffel getrocknete oder 4 Esslöffel frische Pfefferminze mit 100 ml Alkohol mit 40 bis 70 Volumenprozent Alkohol (Korn oder Vodka) übergießen, verschließen und 2 bis 4 Wochen ziehen lassen. Danach abseihen und in eine Tropfflasche füllen.
Kombinieren oder ergänzen	
Anwenden	Die Pfefferminztinktur tropfenweise einnehmen oder mit 10 Teilen kalten Wasser verdünnt auf Schläfen und Stirn auftragen
wer kann es anwenden	alle Altersgruppen ab 16 Jahren
Dosierungsempfehlung für Erwachsene	innerlich: 10 bis 30 Tropfen 1 bis 3mal pro Tag äußerlich: 1 : 10 mit Wasser verdünnen, 1 bis 3mal pro Tag
wie lange anwenden	nach Bedarf bis zu 4 Wochen
warum hilft es	Das Menthol der Pfefferminze hat eine stark kühlende und entkrampfende Wirkung.
spannend zu wissen	Alkohol löst die ätherischen Öle der Pfefferminze gut und hat zudem eine zusätzliche kühlende Wirkung bei äußerlicher Anwendung. Bekannt ist sicherlich auch das Pfefferminzöl oder japanische Milnzöl, das gerne äußerlich angewendet wird. Hier muss man sehr aufpassen bei der Anwendung an den Schläfen, dass die Dosierung nicht zu hoch ist und man sich sehr gut die Hände wäscht. Eine selbstgemachte Tinktur lässt sich leicht herstellen mit der hier genannten Pfefferminze, das deutlich geringer dosiert und milder ist als das reine ätherische Öl.

K. Buchart, A. Kerckhoff, Nutrazeutika für die Hausarztpraxis,
DOI 10.1007/978-3-662-71151-4 © Springer-Verlag Berlin Heidelberg 2025

5.4.3 Stirnauflage mit rohen Kartoffeln

Nutrazeutika Fachinformationen für Ärzt:innen und Therapeut:innen

Indikation	Kopfschmerzen
Nutrazeutikum	**Auflage mit rohen Kartoffeln** *Solanum tuberosum*
Altersgruppe	Ab 3 Jahren
Dosierungsempfehlung für Erwachsene	1 bis 3 Auflagen pro Tag
Anwendungsdauer	als Einzelanwendung geeignet
Kontraindikationen	Allergische Reaktionen auf rohe Kartoffeln sind in Einzelfällen bei Karotten-Beifuß-Sellerie-Gewürz-Syndrom möglich
Erwartete Wirkungen	Kühlung und Nachlassen der Schmerzen
Hauptwirkstoffe	Kalium
Wirkungsmechanismus	Kühlender Effekt durch Verdunstung von Wasser, was durch den hohen Wasser- und Kaliumgehalt der Kartoffel möglich wird
Nachweis der Wirksamkeit	Verdunstungskühlung: um verdunsten zu können benötigt Wasser Wärme, diese wird der Umgebung entzogen
Kombinationen	

K. Buchart, A. Kerckhoff, Nutrazeutika für die Hausarztpraxis,
DOI 10.1007/978-3-662-71151-4 © Springer-Verlag Berlin Heidelberg 2025

Patient:innen Informationen

Indikation	Kopfschmerzen
Hausmittel	**Auflage mit rohen Kartoffeln**
ACHTUNG	**Allergische Reaktionen auf rohe Kartoffeln sind in Einzelfällen bei Beifußpollenallergikern möglich**
Zubereiten	Rohe Kartoffeln waschen und in dünne Scheiben schneiden
Kombinieren oder ergänzen	
Anwenden	Kartoffelscheiben auf die Stirn legen
wer kann es anwenden	alle Altersgruppen ab 3 Jahren
Dosierungsempfehlung für Erwachsene	1 bis 3 Anwendungen pro Tag
wie lange anwenden	als Einzelanwendung geeignet
warum hilft es	rohe Kartoffeln enthalten viel Wasser und viel Kalium, beide zusammen wirken kühlend und die Schmerzen lassen nach
spannend zu wissen	Aus der Volksmedizin: Frauen wussten sich zu helfen und haben, ohne es genau zu wissen, den hohen Wasseranteil der Kartoffel ausgenutzt, um die heiße Stirn zu kühlen oder bei Kopfschmerzen für etwas Erleichterung zu sorgen. Bekannt ist eine ähnliche Auflage aus Bayern, wo bei kleinen fiebernden Kindern längs geschnittene Kartoffelscheiben von großen Kartoffeln, deren Länge in etwa dem kindlichen Fuß in der Größe entsprach, in die Socke gelegt wurden und so über die Füße ein wenig Kühlung verschafften. Interessanterweise verhalten die Kartoffeln auch zum gegenteiligen Effekt: der langanhaltenden Wärme. Dafür wurden gekochte und etwas abgekühlte Kartoffeln verwendet, in ein Tuch eingeschlagen, etwas zerdrückt (Achtung sehr warm durch austretenden Wasserdampf!) und dann als Wärmekissen aufgelegt, ob nun auf die Stirn, die Nasennebenhöhlen, den Nacken (auch bei Kopfschmerzen durch Nackenverspannungen) oder den tiefsitzenden Rücken. Durch den Wasserdampf dringt die Wärme tief ins Gewebe und hält lange an.

K. Buchart, A. Kerckhoff, Nutrazeutika für die Hausarztpraxis,
DOI 10.1007/978-3-662-71151-4 © Springer-Verlag Berlin Heidelberg 2025

Mund, Rachen, Zähne

6

6.1 Prävention und Gesundheitsförderung

6.1.1 Thymiantee

Nutrazeutika Fachinformationen für Ärzt:innen und Therapeut:innen

Indikation	**Stärkung Mikrobiom in Mund und Rachen** **Prävention Erkrankungen der oberen Atemwege** **Prävention Stomatitis**
Nutrazeutikum	**Thymiantee** *Thymi herba*
Altersgruppe	alle Altersgruppen ab 12 Jahr
Dosierungsempfehlung für Erwachsene	wie unten: den Thymiantee außerhalb der Mahlzeiten trinken , 2-3 Tassen pro Tag
Anwendungsdauer	Thymian Tee kurmäßig über 2 bis 4 Wochen
Kontraindikationen	Vorsicht mit Thymian, Thymus vulgaris, in der Schwangerschaft, bei Schilddrüsenerkrankungen, Überempfindlichkeit oder empfindlichen Magen. Vorsicht bei Pollenallergie, besonders auf Beifuß. Bei Kleinkindern Sand-Thymian, Thymus serpyllum, verwenden
Erwartete Wirkungen	symbioselenkend in Mund und Rachen
Hauptwirkstoffe	ätherische Öle des Thymians mit den Hauptbestandteilen Thymol, Carvacrol, g-Terpinen, p-Cymol; Saponine Oleanolsäure und Urolsäure
Wirkungsmechanismus	Die Saponine aus Thymian wirken im Tee als Lösungsvermittler für die ätherischen Öle. Das ätherische Öl von Thymian hat einen Phenolfaktor von 20 und wirkt dadurch stark antimikrobiell bis zu einer Verdünnung von 1:3000
Nachweis der Wirksamkeit	Wirkung von Thymian in Mund und Rachen (Hager, 2007; Sticher, 2015)
Kombinationen, Ergänzungen	für Kinder unter 3 Jahren ist Sand-Thymian (Quendel), Thymus serpyllum, der wesentlich weniger Thymol enthält, besser geeignet; Thymian kann mit Kamille, Zitronenmelisse und Salbei ergänzt werden

K. Buchart, A. Kerckhoff, Nutrazeutika für die Hausarztpraxis,
DOI 10.1007/978-3-662-71151-4 © Springer-Verlag Berlin Heidelberg 2025

Patient:innen Informationen

Hilft bei	**Stärkung der gesunden Schleimhaut in Mund und Rachen** **Vorsorge Atemwegserkrankungen** **Vorsorge Entzündungen der Mundschleimhaut**
Hausmittel	**Thymiantee**
ACHTUNG	**Echter Thymian wird erst ab dem Schulalter verwendet. Für Kleinere Kinder kann Sand-Thymian (Quendel), Thymus serpyllum, genommen werden.** **Vorsicht bei Pollenallergie, vor allem auf Beifußpollen.**
Zubereiten	1 Teelöffel getrockneter Thymian mit ¼ Liter kochendem Wasser übergießen, zugedeckt 5 Minuten ziehen lassen und abseihen.
Kombinieren oder ergänzen	Kamille, Zitronenmelisse, Salbei, Quendel (wilder Thymian)
Anwenden	Den Thymiantee außerhalb der Mahlzeiten trinken
wer kann es anwenden	alle Altersgruppen ab 6 Jahren
wie viel und wie oft	2 bis 3 Tasse pro Tag
wie lange anwenden	kurmäßig bis zu 4 Wochen
warum hilft es	die ätherischen Öle aus Thymian wirken direkt auf der Mund- und Rachenschleimhaut
spannend zu wissen	Der milde Quendel, wilder Thymian, ist für Kleinkinder unter 3 Jahren besser geeignet als der echte Thymian, Thymus vulgaris. Thymian ist eine Arzneipflanze, die ein hohes Maß an ätherischen Ölen enthält. Es ist interessant, dass diese ätherischen Öle, die sich beim Thymian in den Blättern befinden, dazu dienen, die Pflanze selbst zu schützen – und zwar gegen sogenannte Fraßfeinde. Wir Menschen machen uns diese schützenden und abwehrenden Eigenschaften der ätherischen Öle zu Nutze und verwenden sie für den eigenen Schutz. Ätherische Öle sind zudem in der Lage, die Haut zu passieren und auch die Schleimhaut. Sie eignen sich daher besonders gut auch für die äußerliche Anwendung. Das bedeutet: mit dem Thymiantee gerne auch einmal kurz den Mundraum benetzen, bevor man ihn herunterschluckt.

K. Buchart, A. Kerckhoff, Nutrazeutika für die Hausarztpraxis,
DOI 10.1007/978-3-662-71151-4 © Springer-Verlag Berlin Heidelberg 2025

6.1.2 Ölziehen

Nutrazeutika Fachinformationen für Ärzt:innen und Therapeut:innen

Indikation	**Prophylaxe Parodontitis** **Parodontose**
Nutrazeutikum	**Ölziehen** *Olea Europaea Fruit Oil oder Cocos Nucifera Oil*
Altersgruppe	alle Altersgruppen ab 12 Jahren
Dosierungsempfehlung für Erwachsene	1 Esslöffel Öl einmal täglich
Anwendungsdauer	Ölziehen ist als Daueranwendung geeignet
Kontraindikationen	
Erwartete Wirkungen	Entzündungshemmung, Prophylaxe Parodontitis
Hauptwirkstoffe	emulgiertes Öl, Laurinsäure
Wirkungsmechanismus	das Öl wird in der Mundhöhle emulgiert, das vergrößert seine Oberfläche. Es zieht die Lipidschicht der Bakterienmembranen an und bindet sie. Das emulgierte Öl überzieht Zähne und Zahnfleisch und verhindert eine Plaquebildung. Laurinsäure hat die stärkste antimikrobielle Wirkung, deshalb eignet sich Kokosöl besonders gut zum Ölziehen.
Nachweis der Wirksamkeit	Wirkungsweise des Ölziehens (Rajasekaran, 2024)
Kombinationen, Ergänzungen	Salbei, Thymian, Rosmarin, Pfefferminze können einzeln oder als Kombination als Ölauszug Wirkung und Geschmack modifizieren

K. Buchart, A. Kerckhoff, Nutrazeutika für die Hausarztpraxis,
DOI 10.1007/978-3-662-71151-4 © Springer-Verlag Berlin Heidelberg 2025

Patient:innen Informationen

Hilft bei	Parodontitis
	Parodontose
Hausmittel	**Ölziehen**
ACHTUNG	**Verwenden Sie keine raffinierten Öle!**
Zubereiten	gutes Öl auswählen: Olivenöl extra vergine (extra nativ), kaltgepresstes Kokosöl oder Sonnenblumenöl
Kombinieren oder ergänzen	Ein Ölauszug mit Kräutern kann zum Ölziehen verwendet werden: vor Verwendung werden eine Woche getrockneter Salbei, Thymian, Rosmarin und Pfefferminze im Öl ausgezogen.
Anwenden	morgens 1 Esslöffel Öl in den Mund nehmen und 3 bis 5 Minuten im Mund hin und her bewegen. Danach das Öl ausspucken und mit Wasser spülen.
wer kann es anwenden	alle Altersgruppen ab 12 Jahren
Dosierungsempfehlung für Erwachsene	1 Esslöffel Öl jeden Morgen
wie lange anwenden	Ölziehen ist als Daueranwendung geeignet
warum hilft es	Ölziehen setzt schon am Morgen die Verdauung in Gang und hemmt Entzündungen im Mund
spannend zu wissen	Ölziehen ist weit verbreitet: einerseits stammt das Ölziehen mit Sonnenblumenöl vermutlich aus der ukrainischen Volksmedizin, es ist aber – mit Sesamöl – auch in der Ayurvedischen Medizingeschichte bekannt. Was passiert hier? Bewegt man das Öl im Mund hin und her und zieht es durch die Zähne, so bindet es zunächst fettlösliche Substanzen im Mund. Nach und nach emulgiert das Öl jedoch, was man daran sieht, dass es eine eher weißliche Farbe bekommt. Nun ist es, so unsere Vermutung, in der Lage, wasserlösliche Stoffe zu binden. So stellt das Ölziehen eine Reinigungsmaßnahme für den Mundraum dar. Gleichzeitig wird die Schleimhaut gefettet und damit gepflegt. Das Ölziehen reduziert auch die Anfälligkeit für Erkältungen, so ein guter Start für eine kurmäßige Anwendung beispielsweise der Herbst ist, wenn es kühler wird. Praktisch ist das Ölziehen beispielsweise durchzuführen, wenn man sich morgens duscht.

K. Buchart, A. Kerckhoff, Nutrazeutika für die Hausarztpraxis,
DOI 10.1007/978-3-662-71151-4 © Springer-Verlag Berlin Heidelberg 2025

6.1.3   Salbeisole

Nutrazeutika Fachinformationen für Ärzt:innen und Therapeut:innen

Indikation	Prophylaxe Parodontitis/Parodontose
Nutrazeutikum	**Salbeisole**
	Salvia officinalis
Altersgruppe	alle Altersgruppen ab 12 Jahren
Dosierungsempfehlung für Erwachsene	wie unten: 1-3mal pro Tag
Anwendungsdauer	Als Daueranwendung mit wechselnden Kräutern geeignet
Kontraindikationen	Die Salzkonzentration sollte zwischen 0,5 und höchstens 1 Prozent liegen
Erwartete Wirkungen	Prophylaxe Parodontitis/Paradontose
Hauptwirkstoffe	Bitterstoffe (Carnosol) und Laminaceengerbstoffe (Rosmarinsäure) aus dem Salbei, gelöstes Natriumchlorid
Wirkungsmechanismus	Salz in einer Konzentration zwischen 0,5 und 1 Prozent wirkt symbioselenkend auf die Mikrobiota der Mundhöhle. Der Bitterstoff in den frischen Salbeiblättern, Carnosolsäure, auch Pikrosalvin genannt, hat einen Bitterwert von mindestens 1000 und wird reflektorisch tonisierend, dadurch wird die Speichelbildung angeregt. Rosmarinsäure wirkt antiphlogistisch, die ätherischen Öle ebenfalls symbioselenken.
Nachweis der Wirksamkeit	Salbei ist ein Funktionsarzneimittel (BVL, 2020), Antimikrobielle Wirkungen von Salbei (Sticher 2015; Bäumler, 2012)
Kombinationen, Ergänzungen	Der Salbeitee kann mit Thymian, Pfefferminze, Kamille, Zitronenmelisse, Zitronenverbene und Rosmarin ergänzt werden

K. Buchart, A. Kerckhoff, Nutrazeutika für die Hausarztpraxis,
DOI 10.1007/978-3-662-71151-4 © Springer-Verlag Berlin Heidelberg 2025

Patient:innen Informationen

Hilft bei	Vorsorge Zahnfleischentzündung
Hausmittel	**Salbeisole**
ACHTUNG	**Die Salzkonzentration muss zwischen 0,5 und 1 Prozent liegen. Bei einer höheren Salzkonzentration wird der Mund desinfiziert, bei einer niedrigeren Salzkonzentration wird das Wachstum der erwünschten Bakterien nicht gefördert**
Zubereiten	3 Esslöffel getrocknete Salbeiblätter mit ¼ Liter kochendem Wasser übergießen und zugedeckt 10 bis 15 Minuten ziehen lassen. Abseihen, 80 g Steinsalz (ohne jegliche Zusätze) darin lösen und in eine Flasche füllen.
Kombinieren oder ergänzen	Ergänzende Kräuter: Pfefferminze, Thymian, Kamille, Zitronenmelisse, Zitronenverbene und Rosmarin
Anwenden	1 Esslöffel der Salbei-Sole mit einem halben Glas lauwarmen Wasser mischen und den Mund damit nach dem Zähneputzen spülen.
wer kann es anwenden	alle Altersgruppen ab 12 Jahren
Dosierungsempfehlung für Erwachsene	2mal pro Tag
wie lange anwenden	Die Salbei-Sole ist als Daueranwendung geeignet, vor allem mit wechselnden Kräutern
warum hilft es	das gelöste Salz, die Rosmarinsäure und Gerbstoffe aus Salbei lenken das Bakterienwachstum im Mund in eine gute Richtung
spannend zu wissen	Meersalz (kann statt Steinsalz verwendet werden) gibt es so gut wie überall, daher ist die Herstellung einer Sole-Lösung nicht nur zur Vorsorge von Zahnfleischentzündungen eine gute Anwendung, sondern auf Reisen etc. – auch, falls eine Erkältung oder Halsentzündung sich anbahnt. Die Wirkung von Salz und die Bedeutung der richtigen Konzentration kann man sich vergegenwärtigen, wenn klar ist, dass die Schleimhäute im Mund nach einem Konzentrationsausgleich streben: Ist die Konzentration der Sole im Mund zu hoch, wird Wasser nach „draußen" gezogen und die Schleimhaut trocknet aus. Ist sie zu gering, wird – abgesehen von den Hinweisen oben – das Wasser in die Schleimhäute gezogen.

K. Buchart, A. Kerckhoff, Nutrazeutika für die Hausarztpraxis,
DOI 10.1007/978-3-662-71151-4 © Springer-Verlag Berlin Heidelberg 2025

6.2   Stomatitis und Pharyngitis

6.2.1   Salbeitee als Spülung

Nutrazeutika Fachinformationen für Ärzt:innen und Therapeut:innen

Indikation	Stomatitis und Pharyngitis
Nutrazeutikum	**Salbeitee Spülung** *Salvia officinalis*
Altersgruppe	alle Altersgruppen ab 16 Jahren
Dosierungsempfehlung für Erwachsene	mehrere Mund-und Rachenspülungen pro Tag
Anwendungsdauer	Bei Bedarf bis zu 4 Wochen
Kontraindikationen Nebenwirkungen	Keine Anwendung während der Stillzeit. Überdosierungen oder zu lange Anwendungen können zu Tachykardien, Krämpfen, Schwindel und Hitzegefühl führen.
Erwartete Wirkungen	Entzündungshemmung
Hauptwirkstoffe	Laminaceengerbstoffe (Rosmarinsäure), Ätherische Öle (Thujon), Bitterstoffe (Carnosol) und aus dem Salbei
Wirkungsmechanismus	Lang gezogener Salbeitee hemmt Entzündungen auf Basis der Gerbstoffe
Nachweis der Wirksamkeit	Salbei als Mundspülung (Sticher, 2016; Blaschek, 2016)
Kombinationen, Ergänzungen	Ergänzende Kräuter für die Mundspülung: Pfefferminze, Kamille, Thymian

K. Buchart, A. Kerckhoff, Nutrazeutika für die Hausarztpraxis,
DOI 10.1007/978-3-662-71151-4 © Springer-Verlag Berlin Heidelberg 2025

Patient:innen Informationen

Hilft bei	**Entzündungen der Mundschleimhaut** **Entzündungen des Rachens**
Hausmittel	**Salbeitee Spülung**
ACHTUNG	**Nicht anwenden während der Stillzeit.**
Zubereiten	1 Esslöffel getrocknete Salbeiblätter mit ¼ Liter kochendem Wasser übergießen und zugedeckt 10 bis 15 Minuten ziehen lassen. Dann abseihen.
Kombinieren oder ergänzen	Ergänzende Kräuter für die Mundspülung: Pfefferminze, Kamille, Thymian
Anwenden	Mit dem warmen oder kalten Salbeitee Mund und Rachen spülen
wer kann es anwenden	alle Altersgruppen ab 16 Jahren
Dosierungsempfehlung für Erwachsene	Mehrmals pro Tag nach oder zwischen den Mahlzeiten
wie lange anwenden	Bei Bedarf bis zu 4 Wochen
warum hilft es	wenn die Salbeiblätter mit sehr heißem Wasser aufgegossen werden und 10 bis 15 Minuten ausgezogen werden, kommen viele Gerbstoffe in den Tee. Er ist herb und zusammenziehen, dadurch hemmt er Entzündungen. Weil Gerbstoffe die Schleimhaut etwas undurchlässiger machen und dadurch die Nährstoffaufnahme hemmen wird diese Spülung und solang angewendet, bis die Entzündung abklingt
spannend zu wissen	In der Volksmedizin werden bei Entzündungen im Mund auch frische Salbeiblätter gekaut. Salbei ist eine ganz besondere Heilpflanze, die sich durch die Mischung von ätherischen Ölen, Gerbstoffen und Bitterstoffen auszeichnet. Die ätherischen Öle sind für den charakteristischen Geruch des Salbeis verantwortlich. Die Gerbstoffe haben eine abdichtende Wirkung auf die Schleimhaut und Bitterstoffe durchbluten sie. Wird mit Salbei der Mundraum gespült, so lässt man ihn verhältnismäßig lange ziehen – 10-15 Minuten. Dadurch werden die Gerbstoffe besser „ausgezogen", also in den Tee überführt. Dieser Tee ist dann aber nicht zum Trinken geeignet. Einen Salbeitee zum Trinken würde man deutlich kürzer ziehen lassen, um mehr ätherische Öle und weniger Gerbstoffe zu lösen.

K. Buchart, A. Kerckhoff, Nutrazeutika für die Hausarztpraxis,
DOI 10.1007/978-3-662-71151-4 © Springer-Verlag Berlin Heidelberg 2025

6.2.2   Salbeitinktur

Nutrazeutika Fachinformationen für Ärzt:innen und Therapeut:innen

Indikation	Stomatitis und Pharyngitis
Nutrazeutikum	**Dosierungsempfehlung für Erwachsene** *Salvia officinalis*
Altersgruppe	alle Altersgruppen ab 16 Jahren
Salbeitinktur als Spülung	1 Teelöffel in ½ Glas Wasser 1 bis 3mal pro Tag zum Gurgeln verwenden
Anwendungsdauer	nach Bedarf und bis zu 4 Wochen
Kontraindikationen	Alkoholkrankheit Altersgruppen unter 16 Jahren
Erwartete Wirkungen	Entzündungshemmung
Hauptwirkstoffe	Laminaceengerbstoffe (Rosmarinsäure), Ätherische Öle (Thujon) und Bitterstoffe (Carnosol) aus dem Salbei; Alkohol
Wirkungsmechanismus	Gerbstoffe, ätherische Öle und Bitterstoffe aus dem Salbei hemmen Entzündungen, Alkohol verstärkt die Wirkung
Nachweis der Wirksamkeit	Salbeitinktur als Mundspülung (Sticher, 2016; Schilcher, 2015)
Kombinationen, Ergänzungen	Salbei kann mit Kamille kombiniert werden

K. Buchart, A. Kerckhoff, Nutrazeutika für die Hausarztpraxis,
DOI 10.1007/978-3-662-71151-4 © Springer-Verlag Berlin Heidelberg 2025

Patient:innen Informationen

Hilft bei	**Entzündungen der Mundschleimhaut** **Entzündungen des Rachens**
Hausmittel	**Salbei Tinktur Spülung**
ACHTUNG	Nicht verwenden bei Alkoholkrankheit und unter 16 Jahren
Zubereiten	3 Teelöffel getrocknete Salbeiblätter mit 100 ml Alkohol mit 40 bis 70 Volumenprozent Alkohol (Korn oder Vodka) übergießen, verschließen und 2 bis 4 Wochen ziehen lassen. Danach abseihen und in eine dunkle Flasche füllen.
Kombinieren oder ergänzen	Salbei kann durch Kamillenblüten verstärkt werden
Anwenden	mit der verdünnten Salbeitinktur Mund und Rachen spülen
wer kann es anwenden	alle Altersgruppen ab 16 Jahren
Dosierungsempfehlung für Erwachsene	1 Teelöffel Salbei-Tinktur mit einem ½ Glas Wasser mischen und 1 bis 3mal pro Tag damit gurgeln
wie lange anwenden	nach Bedarf und bis zu 4 Wochen
warum hilft es	Die Wirkstoffe aus dem Salbei und der Alkohol hemmen die Entzündung
spannend zu wissen	Alkohol löst die ätherischen Öle des Salbeis gut und hat zusätzlich eine desinfizierende Wirkung. Bei dieser starken Verdünnung leidet das stabile Basis-Mikrobiom in Mund und Rachen wenig darunter. Die Tinktur ist eine noch unkompliziertere Anwendung als der Salbeitee, der aufgegossen werden muss – einfach nur einige Tropfen ins Wasser geben. Interessant ist ein etwas unterschiedliches Wirkungsspektrum: Im Tee werden eher die wasserlöslichen Bestandteile ausgezogen, in der Tinktur eher die alkohol- oder fettlöslichen Bestandteile, also die ätherischen Öle. Aus der Volksmedizin: Salbei ist eine Heilpflanze, die in der Medizingeschichte eine sehr große Bedeutung hatte. Dies zeigt sich an ihrem Namen: Auf lateinisch heißt der Salbei Salvia officinalis. Salvere bedeutet so viel wie „gesund sein, gesund bleiben, sich wohl befinden.", daher kommt auch der Gruß „Salve". In der Heilkunde wird der Salbei – nach traditionellem Verständnis – eingesetzt, um Flüssigkeiten zu reduzieren, so z.B. gegen übermäßiges Schwitzen oder auch zum Abstillen. Im Mundraum als Tinktur kommen die Gerbstoffe etwas weniger zur Wirkung, dafür unterstützt der Alkohol mit leichter Desinfektion.

K. Buchart, A. Kerckhoff, Nutrazeutika für die Hausarztpraxis,
   DOI 10.1007/978-3-662-71151-4 © Springer-Verlag Berlin Heidelberg 2025

6.2.3 Kamillenteespülung

Nutrazeutika Fachinformationen für Ärzt:innen und Therapeut:innen

Indikation	Stomatitis und Pharyngitis
Nutrazeutikum	**Kamillentee Spülung** *Matricaria chamomilla, Matricaria recutita*
Altersgruppe	alle Altersgruppen ab 6 Jahren
Dosierungsempfehlung für Erwachsene	mehrere Mund- und Rachenspülungen pro Tag
Anwendungsdauer	nach Bedarf und bis zu 4 Wochen
Kontraindikationen Nebenwirkungen	Bei Pollenallergien (Sellerie-Karotten-Beifuß-Gewürz-Syndrom) sind Kreuzreaktionen auf den Dampf oder Tee von Kamille möglich
Erwartete Wirkungen	Entzündungshemmung
Hauptwirkstoffe	ätherische Öle, Flavonoide
Wirkungsmechanismus	a-Bisabolol und Chamazulen hemmen die Cyclooxygenase und Lipoxygenase im Arachidonsäurestoffwechsel. Das führt zu einer verminderten Synthese von Prostaglandinen, Thromboxanen und Leukotrienen
Nachweis der Wirksamkeit	Entzündungshemmung (Schilcher, 2016; Sticher, 2016)
Kombinationen, Ergänzungen	Sensibilisierungsprävalenz für deutsche Kamille wird als niedrig eingestuft. Europäische Kamille enthält nur Spuren des allergenen Anthecotulids. Allerdings wird der Großteil der Kamille in die EU importiert.

K. Buchart, A. Kerckhoff, Nutrazeutika für die Hausarztpraxis,
DOI 10.1007/978-3-662-71151-4 © Springer-Verlag Berlin Heidelberg 2025

Patient:innen Informationen

Hilft bei	Entzündungen der Mundschleimhaut Entzündungen des Rachens
Hausmittel	**Kamillentee Spülung**
ACHTUNG	In Einzelfällen kann Kamillendampf und Kamillentee allergische Reaktionen bei Pollenallergiker:innen auslösen
Zubereiten	2 Teelöffel getrocknete Kamillenblüten mit ¼ Liter heißem Wasser übergießen und zugedeckt 10 Minuten ziehen lassen. Dann abseihen.
Kombinieren oder ergänzen	Kamille kann mit Thymian oder Salbei kombiniert werden
Anwenden	Mit dem warmen oder kalten Kamillentee Mund und Rachen spülen
wer kann es anwenden	alle Altersgruppen ab 6 Jahren
Dosierungsempfehlung für Erwachsene	Mehrmals pro Tag nach oder zwischen den Mahlzeiten
wie lange anwenden	Nach Bedarf und bis zu 4 Wochen
warum hilft es	ätherischen Öle und Flavonoide aus den Kamillenblüten hemmen Entzündungen
spannend zu wissen	Allergische Reaktionen werden hauptsächlich bei in die EU importierten Kamillenblüten beobachten. Sie enthalten mehr vom allergenen Bestandteil. Die Produktion von Kamillenblüten ist sehr zeitaufwendig. Bei Biokamille steht auf der Verpackung, ob sie aus EU Landwirtschaft stammt. Aus der Volksmedizin: Kamille ist die wohl bekannteste Heilpflanze, die es gibt. Möchte man sich das Profil, das ganz besondere von dieser Heilpflanze verdeutlichen, so kann man sich merken, dass sie immer dann eingesetzt wird, wenn es darum geht, Entzündungen auf inneren oder äußeren Oberflächen zu reduzieren – also auf der Haut, im Mund und Rachen, aber auch über die Inhalation in den Atemwegen und mit dem schluckweise getrunkenen Tee oder der Kamillen-Rollkur bei einer Magenentzündung. Wichtig: Die Anwendung, die Augen mit Kamillentee zu spülen, ist nicht empfehlenswert. Die Kamille hat sehr feine Blüten, die im Tee verbleiben können und dann das Augen reizen, außerdem trocknet Kamillentee die Augen aus, es kann zu allergischen Reaktionen kommen.

K. Buchart, A. Kerckhoff, Nutrazeutika für die Hausarztpraxis,
DOI 10.1007/978-3-662-71151-4 © Springer-Verlag Berlin Heidelberg 2025

6.3   Herpes labialis

6.3.1   Zitronenmelissenölauszug

Nutrazeutika Fachinformationen für Ärzt:innen und Therapeut:innen

Indikation	Herpes simplex
Nutrazeutikum	**Zitronenmelissen Ölauszug** *Melissa officinalis*
Altersgruppe	alle Altersgruppen ab 1 Jahr
Dosierungsempfehlung für Erwachsene	Einreibungen mehrmals pro Tag
Anwendungsdauer	kurmäßig bei Bedarf
Hinweis	Zitronenmelisse wirkt gegen Herpes simplex. Die Weiße Melisse, eine Unterart der Katzenminze, hat einen ähnlichen Duft, aber keine nachgewiesene Wirkung.
Erwartete Wirkungen	Verkürzung der Heilungsphase, der Verhinderung einer Ausbreitung der Infektion und der schnellen Wirkung auf typische Herpessymptome wie Juckreiz, Kribbeln, Brennen, Stechen, Schwellung, Spannungsgefühl und Erythem, keine Entwicklung von Resistenzen. Die Intervalle zwischen 2 Herpesperioden werden verlängert.
Hauptwirkstoffe	Rosmarinsäure, ätherische Öle, Flavonoide, Laminaceengerbstoffe, Bitterstoffe
Wirkungsmechanismus	Rosmarinsäure hat antivirale Eigenschaften und wirkt im Zusammenspiel mit den anderen Wirkstoffen.
Nachweis der Wirksamkeit	Wirkungen (Koytchev, 1999)
Kombinationen, Ergänzungen	Statt Olivenöl kann auch Mandelöl verwendet werden

K. Buchart, A. Kerckhoff, Nutrazeutika für die Hausarztpraxis,
   DOI 10.1007/978-3-662-71151-4 © Springer-Verlag Berlin Heidelberg 2025

Patient:innen Informationen

Hilft bei	Lippenherpes
Hausmittel	**Zitronenmelissen Ölauszug**
ACHTUNG	Zitronenmelisse, Melissa officinalis, und nicht die Weiße Melisse verwenden.
Zubereiten	1 Esslöffel getrocknete Zitronenmelissenblätter in 100 g Olivenöl extra nativ erwärmen und 15 Minuten warm ziehen lassen bei 60 bis 70°C. Dann abseihen und in eine dunkle Glasflasche füllen. Mit einem Zusatz von 20 g Jojobaöl zieht das Öl besser ein.
Kombinieren oder ergänzen	Das Zitronenmelissenöl kann mit 20 g Bienenwachs oder Kakaobutter in einen Balsam verfestigt werden.
Anwenden	Zitronenmelissenöl direkt auf die Lippen auftragen.
wer kann es anwenden	alle Altersgruppen ab 1 Jahr
Dosierungsempfehlung für Erwachsene	Zitronenmelissenöl oder -balsam mehrmals pro Tag auf die Lippen auftragen.
wie lange anwenden	kurmäßig nach Bedarf
warum hilft es	Rosmarinsäure aus der Zitronenmelisse wirkt zusammen mit anderen Pflanzenwirkstoffen antiviral gegen Herpes simplex Viren
spannend zu wissen	Die Zitronenmelisse ist eine wirkungsvolle Heilpflanze gegen Herpes, die auch in der Salbe Lomaherpan enthalten ist. Bitte beachten Sie, dass der Tee keine ausreichende Evidenz besitzt.

K. Buchart, A. Kerckhoff, Nutrazeutika für die Hausarztpraxis,
DOI 10.1007/978-3-662-71151-4 © Springer-Verlag Berlin Heidelberg 2025

▶   **Tipp für Patient:innen: Propolis**   An dieser Stelle noch ein besonderer Tipp, auch wenn dieser nicht zu Nutrazeutika gehört: Propolis.

Bienen sammeln Propolis, ein Harz, von verschiedenen Bäumen, vermischen es mit ihrem Speichelsekret und verwenden es als klebriges Baumaterial. Damit dichten sie Ritze im Bienenstock ab und schützen ihre Vorräte vor Bakterien, Viren und Pilzen. Sie reinigen mit Propolis jede Zelle, bevor die Königin ein Ei hineinlegt.

Die entzündungshemmende und desinfizierende Wirkung von Propolis können wir ebenfalls nutzen: Es schützt uns vor Infekten und Herpes. Propolistinkturen sind bei lokalen Imkern erhältlich.

Obere Atemwege und Ohren

7.1 Prävention und Gesundheitsförderung

7.1.1 Kräutergewürzessig

Nutrazeutika Fachinformationen für Ärzt:innen und Therapeut:innen

Indikation	Immunstimulation Prävention Grippale Infekte
Nutrazeutikum	**Kräuter-Gewürz-Essig** *Acetum sanum*
Altersgruppe	alle Altersgruppen ab 12 Jahren
Dosierungsempfehlung für Erwachsene	1 Teelöffel bis 1 Esslöffel Kräuter-Gewürz-Essig in Wasser pro Tag
Anwendungsdauer	als Daueranwendung geeignet
Kontraindikationen	Gastroösophageale Refluxerkrankung, Gastritis, Stomatitis, Pharyngitis, keine Anwendung direkt vor dem Zähneputzen
Erwartete Wirkungen	Stärkung der Immunabwehr und der Mikrobiota
Hauptwirkstoffe	Essigsäure aus Apfelessig, Bitterstoffe, Gerbstoffe, ätherische Öle
Wirkungsmechanismus	Apfelessig löst Bitterstoffe, Gerbstoffe und ätherische Öle aus den Kräutern und macht sie mit Unterstützung der Essigsäure bioverfügbar. Thymian, Rosmarin und Lavendel haben eine antimikrobielle Wirkung. Rosmarinsäure aus Rosmarin, Lavendel und Thymian wirkt antiviral und hemmt die Prostaglandinsynthese
Nachweis der Wirksamkeit	verdünnter Apfelessig hat einen leicht sauren pH-Wert und damit stärkt er den Säuremantel der Haut; Wirkung der Rosmarinsäure (Sticher, 2015)
Kombinationen, Ergänzungen	Zimt, Nelken, Knoblauch, Wacholderbeeren; der Hautessig ist sehr gut geeignet, um nach dem Waschen mit reinem Wasser die Haut zu regenerieren, hilft bei unspezifischem Juckreiz der Haut

K. Buchart, A. Kerckhoff, Nutrazeutika für die Hausarztpraxis,
DOI 10.1007/978-3-662-71151-4 © Springer-Verlag Berlin Heidelberg 2025

Patient:innen Informationen

Hilft bei	Stärkung Immunabwehr Schutz vor Grippalen Infekten
Hausmittel	Kräuter-Gewürz-Essig
ACHTUNG	nicht verwenden bei Entzündungen in Mund, Hals und Magen oder bei Refluxösophagitis; nicht direkt vor dem Zähneputzen anwenden
Zubereiten	2 EL frischer oder 1 EL getrockneter Thymian, 2 EL frischer oder 1 EL getrockneter Rosmarin und 1 EL Lavendelblüten mit 250 ml Apfelessig übergießen, verschließen und 1 bis 2 Wochen ziehen lassen, abseihen
Kombinieren oder ergänzen	mit Kräutern oder Gewürzen ergänzen: Zimt, Nelken, Knoblauch, Wacholderbeeren
Anwenden	1 Esslöffel Kräuter-Gewürz-Essig und 1 Teelöffel Honig in einem Glas Wasser als Getränk
wer kann es anwenden	alle Altersgruppen ab 3 Jahren
Dosierungsempfehlung für Erwachsene	1 TL bis 1 EL pro Tag
wie lange anwenden	als Daueranwendung geeignet
warum hilft es	die Schleimhaut wird durch den Essig angesäuert, das verstärkt zusammen mit dem Honig das gesunde Mikrobiom. Ätherische Öle, Bitterstoffe und Gerbstoffe aus Kräutern und Gewürzen verstärken die Wirkung
spannend zu wissen	Die traditionelle Anwendung des Essigs als Konservierungs- und Desinfektionsmittel bescheinigt eine Anekdote aus dem mittelalterlichen Marseille, nach der sich dort vier Räuber vor der Ansteckung gegen die wütende Pest mit einer Essig-Rezeptur schützten. Einem der Räuber, welche die an der Pest Verstorbenen plünderten, soll bei der Gefangennahme das Leben geschenkt worden sein, da er das Rezept des Essigs verriet. Die Kräuteressigzubereitung wurde daher als „Vierräuber-Essig" bezeichnet. Das Rezept wird in der Literatur nicht einheitlich angegeben, mal mit Salbeiblättern, Lavendelblüten, Rosmarin und Thymian, mal mit Nelken, Rosmarin, Zimt und Zitrone. Die hier angegebene Grundmischung ist ein „Allrounder", der gut gegen die verschiedensten Infektionen und Keime geeignet ist.

K. Buchart, A. Kerckhoff, Nutrazeutika für die Hausarztpraxis,
DOI 10.1007/978-3-662-71151-4 © Springer-Verlag Berlin Heidelberg 2025

7.1.2   Lorscher Wintertrunk

Nutrazeutika Fachinformationen für Ärzt:innen und Therapeut:innen

Indikation	Immunstimulation Prävention Grippale Infekte
Nutrazeutikum	Lorscher Wintertrunk - Weinauszug *Vinum medicinale*
Altersgruppe	alle Altersgruppen ab 16 Jahren
Dosierungsempfehlung für Erwachsene	2 bis 6 cl pro Tag
Anwendungsdauer	Für eine kurmäßige Anwendung über 1 bis 2 Wochen geeignet
Kontraindikationen	nicht verwenden für Kinder und Jugendliche bis 16 Jahren oder bei Histaminintoleranz Alkoholkrankheit
Erwartete Wirkungen	Immunstimulation durch Scharfstoffen und Bitterstoffe; Immunmodulation durch Flavonoide aus dem Rotwein
Hauptwirkstoffe	Piperin, Scharf- und Bitterstoffe aus Ingwer und Galgant, Zimtaldehyde, Eugenol aus Nelke, α-Pinen aus Schwarzem Pfeffer
Wirkungsmechanismus	Quorum Quenching durch Zimtaldehyde, Eugenol aus Nelke und α-Pinen aus Schwarzem Pfeffer: antimikrobielle Wirkung durch die Hemmung der Quorum Sensing Erkennung und damit Störung der Bakterienkommunikation. Flavonoide aus dem Rotwein wirken immunmodulierend.
Nachweis der Wirksamkeit	Nachweise von Quorum Quenching durch Zimtaldehyde (Brackman, 2011), Eugenol aus Nelke (Krishnan, 2012) und α-Pinen aus Schwarzem Pfeffer (Tan, 2013); Immunmodulation durch Flavonoide (Sticher, 2015)
Kombinationen, Ergänzungen	Für den Lorscher Wintertrunk kann Portwein oder Rotwein mit etwas Honig verwendet werden.

K. Buchart, A. Kerckhoff, Nutrazeutika für die Hausarztpraxis,
    DOI 10.1007/978-3-662-71151-4 © Springer-Verlag Berlin Heidelberg 2025

Patient:innen Informationen

Hilft bei	Stärkung Immunabwehr
	Schutz vor Grippalen Infekten
Hausmittel	Lorscher Wintertrunk - Weinauszug
ACHTUNG	nicht verwenden für Kinder und Jugendliche bis 16 Jahren
Zubereiten	2 Teelöffel Schwarze Pfefferkörner, 10 cm Zimtrinde und 20 Gewürznelken mörsern und mit 20 g frischem Ingwerscheiben, 1 Teelöffel Galgantstücken und ½ Teelöffel Baldrianwurzelstücken in 0,75 Liter Rotwein ansetzen und fest verschließen. Eine Woche ziehen lassen, dann abseihen und mit 75 g Honig mischen, dafür eventuell leicht bis 30°C anwärmen, damit sich der Honig löst. Den Lorscher Wintertrunk in einer Flasche aufbewahren.
Kombinieren oder ergänzen	mit Kräutern oder Gewürzen ergänzen
Anwenden	in einem Likörglas servieren und genießen
wer kann es anwenden	alle Altersgruppen ab 16 Jahren
Dosierungsempfehlung für Erwachsene	2 bis 6 cl pro Tag
wie lange anwenden	für eine kurmäßige Anwendung über 1 bis 2 Wochen geeignet
warum hilft es	Die Pflanzenwirkstoffe aus Zimt, Nelken und Pfeffer verhindern, dass sich ungünstige Mikroben zusammenrotten und einen krankmachenden Biofilm bilden
spannend zu wissen	Das Rezept stammt aus einem alten Kräuterbuch, dem *Lorscher Arzneibuch*, aus dem 8. Jahrhundert, das in den 1990er Jahren bearbeitet und übersetzt wurde. Es handelt sich um ein typisches traditionelles Rezept, in dem verschiedene Arzneipflanzen gemischt werden und ganz bewusst eine synergistische Wirkung angestrebt wurde, auch wenn man nicht genau weiß, wie diese einzelnen Komponenten jetzt zusammenspielen. Galgant ist ein Verwandter des Ingwers und eine wichtige Heilpflanze in den Schriften, die Hildegard von Bingen zugeschrieben werden. Pfeffer, Zimt und Nelken wie auch Ingwer werden in der Traditionellen Europäischen Heilkunde, in der man noch nicht viel über einzelne Inhaltsstoffe wusste, als wärmend beschrieben. Interessant ist hier der Baldrian, der ja eine „Nervenpflanze" zur Schlaf- und Konzentrationsförderung ist und hier in kleiner Menge zugesetzt wurde. Die Kombination von Honig und Wein als Lösungsmittel ist auch in den alten Rezepten verbreitet, z.B. in der Klostermedizin oder bei Hildegard von Bingen. Wir haben also auch mit dieser Darreichungsform etwas „Neues" (oder besser „Altes"), das den Hausmittelschatz erweitert.

K. Buchart, A. Kerckhoff, Nutrazeutika für die Hausarztpraxis,
DOI 10.1007/978-3-662-71151-4 © Springer-Verlag Berlin Heidelberg 2025

7.1.3   Solespülung

Nutrazeutika Fachinformationen für Ärzt:innen und Therapeut:innen

Indikation	Prävention Atemwegserkrankungen
Nutrazeutikum	Solespülung - Salzspülung *0,9%ige Natriumchloridlösung*
Altersgruppe	alle Altersgruppen ab 1 Jahr
Dosierungsempfehlung für Erwachsene	zweimal täglich eine Nasenspülung oder einen Sprühstoß
Anwendungsdauer	nach Bedarf; als Daueranwendung geeignet
Kontraindikationen	
Erwartete Wirkungen	Befeuchtung der Nasenschleimhaut, Expektoration
Hauptwirkstoffe	gelöstes Natriumchlorid
Wirkungsmechanismus	die isotone Salzlösung befeuchtet die Nasenschleimhaut durch die hygroskopischen Eigenschaften von Natriumchlorid
Nachweis der Wirksamkeit	Präventive Anwendung (King, 2015)
Kombinationen, Ergänzungen	Steinsalz ohne Zusatz von Jod, Fluor oder Trennmittel verwenden

K. Buchart, A. Kerckhoff, Nutrazeutika für die Hausarztpraxis,
DOI 10.1007/978-3-662-71151-4 © Springer-Verlag Berlin Heidelberg 2025

Patient:innen Informationen

Hilft bei	Vorsorge Atemwegserkrankungen
Hausmittel	**Solespülung - Salzspülung**
ACHTUNG	**die Salzkonzentration von 0,9 Prozent ist isoton und gut geeignet. Stärkere Salzkonzentrationen entziehen der Nasenschleimhaut Wasser und sind nicht geeignet.**
Zubereiten	9 g Stein- oder Meersalz ohne Zusätze (Jod, Fluor, Trennmittel) in einem Liter warmen Wasser auflösen und abkühlen.
Kombinieren oder ergänzen	
Anwenden	die Nase mit der Salzlösung spülen oder die Salzlösung mit einer Sprühflasche in die Nase sprühen
wer kann es anwenden	alle Altersgruppen ab 1 Jahr
Dosierungsempfehlung für Erwachsene	zweimal täglich in beiden Nasenlöchern
wie lange anwenden	nach Bedarf anwenden
warum hilft es	das Salzwasser befeuchtet die Nasenschleimhaut, löst den Schleim und macht die Nase wieder frei
spannend zu wissen	reine Salzlösungen, die nur aus Wasser und Salz bestehen, zeigen keine Gewöhnungseffekte und sind deshalb für eine dauerhafte Anwendung geeignet Je nach Salzkonzentration lassen sich verschiedene Wirkungen erzielen: Entspricht die Salzkonzentration der unserer Körperflüssigkeit – das ist die isotonische Kochsalzlösung von 0,9% (d.h. es kommen 9 g Salz auf 1 l Wasser, s.o.) – werden die Schleimhäute mechanisch gereinigt, mit Mineralien versorgt und befeuchtet. Wählt man eine höhere Konzentration, so „zieht" das das Blut in die entsprechende Region. Ist also, z.B. bei einem Fußbad, die Salzkonzentration im Badewasser höher als in den Körperzellen, wird das Blut in Richtung der Füße bewegt und damit dort die Durchblutung angeregt, während der Kopf entlastet wird. In der Volksmedizin gibt es eine Vielzahl von Salzanwendungen, bei denen auch durchaus starke Salzkonzentratinen bewusst eingesetzt werden.

K. Buchart, A. Kerckhoff, Nutrazeutika für die Hausarztpraxis,
DOI 10.1007/978-3-662-71151-4 © Springer-Verlag Berlin Heidelberg 2025

7.2   Common Cold

7.2.1   Erkältungsbrot

Nutrazeutika Fachinformationen für Ärzt:innen und Therapeut:innen

Indikation	Grippale Infekte Immunstimulation
Nutrazeutikum	**Erkältungsbrot –** **Butterbrot mit Knoblauch, Thymian & .Honig** *Allium sativum, Thymus vulgaris & Mel*
Altersgruppe	alle Altersgruppen ab 3 Jahren
Dosierungsempfehlung für Erwachsene	1 bis 2 Erkältungsbrot pro Tag
Anwendungsdauer	kurmäßig für 1 bis 2 Wochen
Kontraindikationen	Nicht anwenden im ersten Lebensjahr. Vorsicht bei Pollenallergie.
Erwartete Wirkungen	Entzündungshemmung, antimikrobielle Wirkung
Hauptwirkstoffe	Ajoen aus Knoblauch und ätherische Öle Thymol und Carvacrol aus Thymian
Wirkungsmechanismus	Fettlösliches Ajoen und fettlösliche ätherische Öle sind in Kombination mit Butter gut bioverfügbar. Thymol hat Phenolfaktor 20 und wirkt noch in einer Verdünnung von 1:3000 keimhemmend. Die Glukoseoxidase aus Honig wirkt antimikrobiell und ist an der Freisetzung von Wasserstoffperoxid beteiligt.
Nachweis der Wirksamkeit	Knoblauch und Thymiankraut haben eine positive Monografie bei ESCOP (ESCOP, 2003) bei Upper Respiratory Infection URI. Antimikrobielle Wirkung von Honig (Kwakman, 2012), antiinflammatorische Wirkung von Honig (Ranneh, 2021), synbiotische Wirkung von Honig (Shin, 2005), unspezifische Immunantwort und Makrophagen-Phagozytose (Attia, 2008; Chen, 2018)
Kombinationen, Ergänzungen	Für Kinder den Knoblauch hacken und gleich mit Honig mischen

K. Buchart, A. Kerckhoff, Nutrazeutika für die Hausarztpraxis, DOI 10.1007/978-3-662-71151-4 © Springer-Verlag Berlin Heidelberg 2025

Patient:innen Informationen

Hilft bei	Grippale Infekte Stärkung Immunsystem
Hausmittel	Erkältungsbrot – Butterbrot mit Knoblauch, Thymian & Honig
ACHTUNG	Nicht anwenden im ersten Lebensjahr. Vorsicht bei Pollenallergie.
Zubereiten	Roggensauerteigbrot mit Butter bestreichen, mit gehacktem Knoblauch und Thymian bestreuen und mit Honig beträufeln
Kombinieren oder ergänzen	die Wirkung des Grippebrotes kann mit Kressen oder Meerettich noch verstärkt werden
Anwenden	das Grippebrot essen
wer kann es anwenden	alle Altersgruppen ab 3 Jahren
Dosierungsempfehlung für Erwachsene	1 bis 2 Grippebrote pro Tag
wie lange anwenden	kurmäßig über 1 bis 2 Wochen
warum hilft es	Knoblauch, Thymian und Honig haben eine antimikrobielle Wirkung, Butter macht die fettlöslichen Pflanzenwirkstoffe aus Thymian und Knoblauch für den Körper verwertbar
spannend zu wissen	Ursel Bühring, eine erfahrene Heilpraktikerin, hat dieses Grippebrot oft erwähnt und beschrieben. Das Brot ist ein sehr gutes Beispiel, an dem man die Bedeutung der Dosierung verdeutlichen kann. Als ganz normale Maßnahme, um sich vor dem Winter und drohenden Erkältungswellen zu schützen, würde man es ab und zu essen oder – kurweise – über einen gewissen Zeitraum, wie hier beschrieben. Merkt man, dass eine Erkältung „im Anmarsch" ist, so wird die Dosierung beibehalten oder sogar noch erhöht und man würde Knoblauch und Thymian zusätzlich vielleicht noch in eine Suppe geben oder in eine Gemüsebrühe. Auch wenn diese Maßnahmen, selbst wenn sie ergänzt werden mit anderen Selbsthilfestrategien nicht ausreichen, so können sie dennoch zu einer medikamentösen Behandlung unterstützend eingesetzt werden. Hier findet sich das Brot als „Darreichungsform" – auch wenn es in diesem Buch nicht erwähnt wird, so gibt es eine andere Variante mit Sauerkraut, die als leicht in den Alltag zu integrierende Möglichkeit dient, das Sauerkraut als milchsauer vergorenes Kraut auf den Speiseplan zu holen: Auch hier wird das Brot gebuttert, mit ausgedrücktem Sauerkraut belegt, mit gehacktem Knoblauch bestreut oder zuvor mit einer Knoblauchscheibe abgerieben, dann mit etwas Schnittlauch bestreut und mit einigen Tröpfchen Leinöl betropft. Guten Appetit!

K. Buchart, A. Kerckhoff, Nutrazeutika für die Hausarztpraxis,
DOI 10.1007/978-3-662-71151-4 © Springer-Verlag Berlin Heidelberg 2025

7.2.2   Heißer Holunderbeersaft

Nutrazeutika Fachinformationen für Ärzt:innen und Therapeut:innen

Indikation	Grippale Infekte Immunmodulation
Nutrazeutikum	**Heißer Holunderbeerensaft** *Sambucus nigra*
Altersgruppe	alle Altersgruppen ab 3 Jahren
Dosierungsempfehlung für Erwachsene	1 bis 3 Tassen pro Tag
Anwendungsdauer	nach Bedarf und präventiv bis zu 4 Wochen
Kontraindikationen	
Erwartete Wirkungen	Immunmodulation durch die Flavonoide aus den Holunderbeeren
Hauptwirkstoffe	Flavonoide
Wirkungsmechanismus	Die Flavonoide aus den Holunderbeeren wirken antiphlogistisch und immunmodulierend. Sie sind auch bei Autoimmunerkrankungen geeignet, weil sie das Immunsystem nicht puschen, sondern ausgleichen. Zimt hat eine antimikrobielle Wirkung. Zimtaldehyde hemmen die Quorum Sensing Erkennung von Mikroben und verhindern somit die Bildung eines Biofilms (Quorum Quenching).
Nachweis der Wirksamkeit	Flavonoide (Sticher, 2015; Watzl, 2005); Quorum Quenching durch Zimt (Brackman, 2011)
Kombinationen, Ergänzungen	weitere wärmende Gewürze wie etwa Ingwer können das Heißgetränk ergänzen.

K. Buchart, A. Kerckhoff, Nutrazeutika für die Hausarztpraxis,
   DOI 10.1007/978-3-662-71151-4 © Springer-Verlag Berlin Heidelberg 2025

Patient:innen Informationen

Hilft bei	Grippale Infekte
	Gleicht das Immunsystem aus
Hausmittel	**Heißer Holunderbeersaft**
ACHTUNG	Holunderbeersaft muss immer gekocht werden, es darf kein roher Saft verwendet werden.
Zubereiten	Holunderbeersaft mit heißem Wasser aufgießen und mit Zimt würzen.
Kombinieren oder ergänzen	Nelken und Vanille ergänzen den Geschmack und verstärken die Wirkung
Anwenden	Holunderbeersaft warm trinken
wer kann es anwenden	alle Altersgruppen ab 3 Jahren
Dosierungsempfehlung für Erwachsene	1 bis 3 Tassen pro Tag
wie lange anwenden	nach Bedarf und als Vorsorge bis zu 4 Wochen
warum hilft es	Die dunkelroten Farbstoffe aus den Holunderbeeren, die Flavonoide, hemmen Entzündungen und Zimt wirkt antimikrobiell
spannend zu wissen	In der Volksmedizin der Alpen erzählt man sich, dass ein heißer Holunderbeersaft mit Zimt, im November getrunken, den ganzen Winter gesund hält.
	Der Holunder ist eine Heilpflanze, die in der Volksmedizin eine ganz besondere Wertschätzung erfuhr, verwendete man in alten Zeiten doch auch andere Pflanzenteile. Heute werden die Holunderblüten ähnlich wie Lindenblüten bei grippalen Infekten und Erkältungen als Tee eingesetzt.
	Der tiefrote Holunderbeersaft, der gekauft oder – wenn er selbst zubereitet ist (was allerdings eine sehr „farbige Angelegenheit" ist) immer gekocht werden muss vor der Einnahme, wurde auch gerne, aufgrund seines herben Geschmacks als Suppe zubereitet. Der Saft wird gekocht, gerne mit Zimt, parallel werden Äpfel in Scheiben geschnitten und gekocht und ein Grießbrei mit Eischnee für Grießklöschen zubereitet. Der Holunderbeersaft kann mit etwas Speisestärke und Zucker angedickt werden.

K. Buchart, A. Kerckhoff, Nutrazeutika für die Hausarztpraxis,
DOI 10.1007/978-3-662-71151-4 © Springer-Verlag Berlin Heidelberg 2025

7.2.3 Zimtsuppe

Nutrazeutika Fachinformationen für Ärzt:innen und Therapeut:innen

Indikation	Grippale Infekte Immunstimulation
Nutrazeutikum	**Zimtsuppe** *Cinnamomum verum*
Altersgruppe	alle Altersgruppen ab 12 Jahren
Dosierungsempfehlung für Erwachsene	1 Tasse pro Tag
Anwendungsdauer	kurmäßig über 3 Tage
Kontraindikationen	Auf Grund der spürbar starken erwärmenden Wirkung zu Beginn in kleinen Schlucken trinken. Vorsicht bei Allergien, besonders auf Perubalsam. Nicht anwenden in der Schwangerschaft. Die Cumarin-Höchstmengen für Lebensmittel werden bei der angegebenen Dosierung bei nicht erreicht. Eine Tasse Zimtsuppe enthält etwa 0,5 mg Cumarin
Erwartete Wirkungen	Immunstimulation durch Zimtaldehyde aus Zimtrinde, Eugenol aus Nelken und den Scharf- und Bitterstoffen aus Ingwer
Hauptwirkstoffe	Zimtaldehyde aus Zimtrinde, Eugenol aus Nelken, Gingerole, Shogaole, Curcuminoide und Zingiberole aus Ingwer
Wirkungsmechanismus	Quorum Quenching durch Zimtaldehyde, Eugenol aus Nelke und Curcuminoide aus Ingwer: antimikrobielle Wirkung durch die Hemmung der Quorum Sensing Erkennung und damit Störung der Bakterienkommunikation.
Nachweis der Wirksamkeit	Nachweise von Quorum Quenching durch Zimtaldehyde (Brackman, 2011), Eugenol aus Nelke (Krishnan, 2012) und Curcuminoide aus Ingwer (Tanhay Mangoudehi, 2020)
Kombinationen, Ergänzungen	Kurkuma, Schwarzer Pfeffer oder Langer Pfeffer

K. Buchart, A. Kerckhoff, Nutrazeutika für die Hausarztpraxis, DOI 10.1007/978-3-662-71151-4 © Springer-Verlag Berlin Heidelberg 2025

Patient:innen Informationen

Hilft bei	Grippale Infekte Immunsystem Stärkung
Hausmittel	Zimtsuppe
ACHTUNG	mit kleinen Schlucken beginnen, die Zimtsuppe wirkt sehr stark! Die Dosis von 1 Tasse pro Tag wegen dem Cumaringehalt unbedingt einhalten. Nicht anwenden in der Schwangerschaft
Zubereiten	1 Esslöffel Gewürznelken anquetschen und mit 1 Zimtstange in ¼ l Wasser 10 Minuten Saft köcheln. Dann 2 getrocknete Feigen und 5 cm Ingwerwurzel in Scheiben zugeben und nochmals 10 Minuten köcheln. Danach den Tee abseihen.
Kombinieren oder ergänzen	Kurkuma, Schwarzer Pfeffer oder Langer Pfeffer
Anwenden	1 bis 2 Teelöffel der Zimtsuppe mit einer Tasse heißem Wasser verdünnen und schluckweise trinken.
wer kann es anwenden	alle Altersgruppen ab 12 Jahren
Dosierungsempfehlung für Erwachsene	1 Tasse pro Tag
wie lange anwenden	kurmäßig über 3 Tage
warum hilft es	Zimt, Nelken und Ingwer haben eine starke antimikrobielle Wirkung
spannend zu wissen	Die Zimtsuppe kommt aus der Chinesischer Medizin, wo sie einen angestammten Platz bei Grippalen Infekten hat. Die wärmende antimkrobielle Wirkung von Zimt, Nelken (und Ingwer) sehen wir auch an den typischen Winterspeisen und den Weihnachtskeksen: sie finden sich – neben Muskatnuss, Pfeffer und Vanille – in Lebkuchen, Printen, Honigkuchen, Magenbrot Zimtsternen und Vanillekipfeln. Auf unterschiedliche Weise kann man Zimt und andere Gewürze den Winter über in den Speiseplan integrieren, zum Beispiel im gekochten Chai mit Chai-Gewürz aus dem indischen Laden, den man dort pulverisiert bekommt und ganz unkompliziert jedem Tee zufügen kann, als Gewürzmischung über dem Frühstücksbrei, als Gewürzmischung für vegane Pflanzenmilch mit pürierten Datteln, ein Schälchen mit Fenchel, Anis und Koriandersamen auf dem Tisch, um ein üppiges Mahl abzurunden. Schließlich in selbstgebackenem Vollkornbrot mit reichlich Brotgewürzen als Ausgleich zu Christstollen & Co. Wir sehen mit der Zimtsuppe, der Gemüsebrühe ohne Salz, der Holunderbeersuppe – Suppen sind wunderbare Möglichkeiten, Nahrung und Gesundheit zu verbinden!

K. Buchart, A. Kerckhoff, Nutrazeutika für die Hausarztpraxis,
    DOI 10.1007/978-3-662-71151-4 © Springer-Verlag Berlin Heidelberg 2025

7.2.4   Meerrettichhonig

Nutrazeutika Fachinformationen für Ärzt:innen und Therapeut:innen

Indikation	Grippale Infekte **Immunstimulation**
Nutrazeutikum	**Meerrettich-Honig** *Armoracia rusticana & Mel*
Altersgruppe	alle Altersgruppen ab 3 Jahren
Dosierungsempfehlung für Erwachsene	Mehrere Löffelspitzen pro Tag
Anwendungsdauer	nach Bedarf
Kontraindikationen	**Nicht anwenden in den ersten 3 Lebensjahren.** **Vorsicht bei Pollenallergie.**
Erwartete Wirkungen	Entzündungshemmung, antimikrobielle Wirkung
Hauptwirkstoffe	Senföle aus Meerrettich
Wirkungsmechanismus	Beim Zerkleinern der Meerrettichwurzel wird eine Myrosinase frei, die Senföle aus der glykosidischen Bindung befreit. Die freien Senföle entfalten ihre antimikrobielle Wirkung am Upper Respiratory Tract. Honig bindet die Senföle und schwächt den Reiz des Trigeminusnerves ab. Der stechende Charakter wird etwas abgefangen.
Nachweis der Wirksamkeit	Antimikrobielle Wirkung von Meerrettich (Bäumler, 2012; Borges, 2015; Chrubasik-Hausmann, 2019; Conrad, 2006, 2013; Dufour, 2015; Watzl, 2005)
Kombinationen, Ergänzungen	

K. Buchart, A. Kerckhoff, Nutrazeutika für die Hausarztpraxis,
    DOI 10.1007/978-3-662-71151-4 © Springer-Verlag Berlin Heidelberg 2025

Patient:innen Informationen

Hilft bei	Grippale Infekte Stärkung Immunsystem
Hausmittel	**Meerrettich-Honig**
ACHTUNG	Nicht anwenden in den ersten 3 Lebensjahren. Vorsicht bei Pollenallergie.
Zubereiten	1 Esslöffel frische geraspelte Meerrettichwurzel sofort mit 50 g Honig mischen
Kombinieren oder ergänzen	
Anwenden	Pur löffelspitzenweise nach Bedarf oder auf dem Butterbrot
wer kann es anwenden	alle Altersgruppen ab 3 Jahren
Dosierungsempfehlung für Erwachsene	mehrmals täglich eine Löffelspitze
wie lange anwenden	kurmäßig über 1 bis 2 Wochen
warum hilft es	Die scharfen Senföle aus Meerrettich wirken antimikrobiell
spannend zu wissen	Der stechende Duft von Meerrettich wurde gerne genutzt, um Infekte zu vertreiben: dazu machte man Ketten mit Meerrettichstücken, die den Kindern umgehängt wurden. Bitte beachten Sie: Nicht immer hat man frischen Meerrettich im Haus. Eine Tube mit Meerrettichpaste oder ein Glas mit geriebenem Meerrettich ist jedoch häufig im Kühlschrank zu finden. Diese Lösung ist zwar nicht ganz so effektiv, aber dafür um so praktischer. Bevorzugen Sie hier ungeschwefelten Meerrettich und verwenden Sie keinen Sahnemeerrettich. Ähnliches gilt für die Dosierung. Oben finden Sie die optimale Dosierung, gleichzeitig gibt es doch gerade viele Kinder, die es nicht gerne so scharf mögen und denen man dann eine Mischung zubereitet, die für sie akzeptabel ist. Gerade für Jugendliche sind derartige Schnellvarianten von Hausmitteln interessant und lohnend: Sie erhöhen das Gefühl der Selbstwirksamkeit und sind auf Reisen gut umzusetzen. Rettiche gibt es ja auch in anderer Form, etwa als Wasabi.

K. Buchart, A. Kerckhoff, Nutrazeutika für die Hausarztpraxis,
DOI 10.1007/978-3-662-71151-4 © Springer-Verlag Berlin Heidelberg 2025

7.2.5 Kapuzinerkresse-Meerrettich-Tinktur

Nutrazeutika Fachinformationen für Ärzt:innen und Therapeut:innen

Indikation	Grippale Infekte
	Erkältung
Nutrazeutikum	**Kapuzinerkresse-Meerrettich Tinktur**
	Tropaeolum & Armoracia rusticana
Altersgruppe	alle Altersgruppen ab 16 Jahren
	Alkoholkrankheit
Dosierungsempfehlung für Erwachsene	10 bis 60 Tropfen pro Tag
Anwendungsdauer	einige Tage bis zu 4 Wochen
Kontraindikationen	Empfindlicher Magen
	Alkoholkrankheit
Erwartete Wirkungen	Adjuvant bei Infekten der oberen Atemwege
Hauptwirkstoffe	freie Senföle aus Kapuzinerkresse (Glukotropaeolin) und Meerrettich (Sinigrin)
Wirkungsmechanismus	Beim Zerkleinern von Kapuzinerkresse und Meerrettichwurzel wird eine Myrosinase frei, die Senföle aus der glykosidischen Bindung befreit. Die freien Senföle entfalten ihre antimikrobielle Wirkung am Upper Respiratory Tract. Alkohol bindet die Senföle und schwächt den Reiz des Trigeminusnerves ab. Der stechende Charakter wird etwas abgefangen, die Senföle werden in eine haltbare Form gebracht.
Nachweis der Wirksamkeit	Antimikrobielle Wirkung von Kapuzinerkresse und Meerrettich (Bäumler, 2012; Borges, 2015; Chrubasik-Hausmann, 2019; Conrad, 2006, 2013; Dufour, 2015; Watzl, 2005)
Kombinationen, Ergänzungen	auch ein Auszug von frischer Kapuzinerkresse und frischem Meerrettich mit Apfelessig hat eine vergleichbare Wirkung wie die Tinktur, die Haltbarkeit ist beim Essigauszug auf drei bis vier Monate begrenzt.

K. Buchart, A. Kerckhoff, Nutrazeutika für die Hausarztpraxis,
DOI 10.1007/978-3-662-71151-4 © Springer-Verlag Berlin Heidelberg 2025

Patient:innen Informationen

Hilft bei	Grippale Infekte Erkältung
Hausmittel	**Kapuzinerkresse-Meerrettich Tinktur**
ACHTUNG	Nicht anwenden unter 16 Jahren
Zubereiten	3 Esslöffel frische, geschnittene Kapuzinerkresseblüten und - blätter und 1 Esslöffel geraspelte Meerrettichwurzel in einem Glas mit 0,1 Liter Korn (ca. 40 Volumenprozent Alkohol) übergießen, fest verschließen und 2 bis 4 Wochen ziehen lassen. Danach abseihen und in eine dunkle Flasche füllen.
Kombinieren oder ergänzen	wenn keine frische Kapuzinerkresse verfügbar ist können auch andere Kressen, etwa Gartenkresse, verwendet werden
Anwenden	½ bis 1 Teelöffel Tinktur pur oder mit Tee verdünnt einnehmen
wer kann es anwenden	alle Altersgruppen ab 16 Jahren
Dosierungsempfehlung für Erwachsene	10 bis 60 Tropfen pro Tag
wie lange anwenden	kurmäßig über 1 bis 2 Wochen
warum hilft es	Die scharfen Senföle aus Kapuzinerkresse und Meerrettich wirken antimikrobiell
spannend zu wissen	In Meerrettich sind Senfölglykoside (Glukosinolate) enthalten, aus denen das Senföl Sinigrin freigesetzt wird, außerdem Vitamin C und Kalium. Die freien Senföle entstehen durch den Kontakt mit der Luft mit Hilfe des Enzyms Myrosinase. Sie machen den Meerrettich zu einem potenten „pflanzlichen Antibiotikum." Nicht uninteressant: der Meerrettich wie die Kapuzinerkresse gehören zu der gleichen Pflanzenfamilie, den Kreuzblütlern, außerdem die Kohlarten, Senf, Kresse, Wasabi. Sie alle enthalten die Senfölglykoside und werden in den unterschiedlichsten Formen in der Voksmedizin eingesetzt.

K. Buchart, A. Kerckhoff, Nutrazeutika für die Hausarztpraxis,
DOI 10.1007/978-3-662-71151-4 © Springer-Verlag Berlin Heidelberg 2025

7.2.6   Thymianbad

Nutrazeutika Fachinformationen für Ärzt:innen und Therapeut:innen

Indikation	Infektion des oberen Respirationstrakts IORT **Upper Respiratory Infection URI** **Bronchitis** **Keuchhusten**
Nutrazeutikum	**Thymian Bad** *Thymi herba*
Altersgruppe	alle Altersgruppen ab 6 Jahr
Dosierungsempfehlung für Erwachsene	1mal täglich anwenden
Anwendungsdauer	Thymianbäder über 1 bis 3 Tage
Kontraindikationen	Vorsicht mit Thymian, Thymus vulgaris, in der Schwangerschaft und bei Schilddrüsenerkrankungen. Bei Kleinkindern Sand-Thymian, Thymus serpyllum, verwenden
Erwartete Wirkungen	spasmolytisch, sekretolytisch, das Durchatmen wird ermöglicht bzw. erleichtert
Hauptwirkstoffe	ätherische Öle des Thymians mit den Hauptbestandteilen Thymol, Carvacrol, γ-Terpinen, p-Cymol; Saponine Oleanolsäure und Urolsäure; die Wärme des Wassers und des Wasserdampfes
Wirkungsmechanismus	Die Saponine aus Thymian wirken im Bad als Lösungsvermittler für die ätherischen Öle. Das ätherische Öl von Thymian hat einen Phenolfaktor von 20 und wirkt dadurch stark antimikrobiell bis zu einer Verdünnung von 1:3000. Das Thymianbad wirkt über die Haut und über die Atemwege.
Nachweis der Wirksamkeit	Die Wirkung von Thymian auf den Respirationstrakt ist in der pharmazeutischen Literatur umfangreich beschrieben (Hager, 2007; Sticher, 2015)
Kombinationen, Ergänzungen	für Kinder unter 3 Jahren ist Sand-Thymian (Quendel), Thymus serpyllum, der wesentlich weniger Thymol enthält, besser geeignet; Thymian kann mit Kamille, Zitronenmelisse und Salbei ergänzt werden

K. Buchart, A. Kerckhoff, Nutrazeutika für die Hausarztpraxis,
    DOI 10.1007/978-3-662-71151-4 © Springer-Verlag Berlin Heidelberg 2025

Patient:innen Informationen

Hilft bei	Schnupfen Entzündung der Nasennebenhöhlen Entzündung des Rachens Schnupfen Bronchitis Keuchhusten
Hausmittel	**Thymian-Bad**
ACHTUNG	Echter Thymian wird erst ab dem Schulalter verwendet. Für Kleinere Kinder kann Sand-Thymian (Quendel), Thymus serpyllum, genommen werden. Vorsicht bei Pollenallergie, vor allem auf Beifußpollen.
Zubereiten	50 g getrockneter Thymian mit 1 Liter kochendem Wasser übergießen, zugedeckt 10 Minuten ziehen lassen und abseihen.
Kombinieren oder ergänzen	Kamille, Zitronenmelisse, Salbei, Quendel (wilder Thymian)
Anwenden	Den Thymiansud in das 37°C warme Badewasser gießen und 10 Minuten darin baden. Danach hinlegen und ausruhen.
wer kann es anwenden	alle Altersgruppen ab 6 Jahren
Dosierungsempfehlung für Erwachsene	1 Bad pro Tag
wie lange anwenden	nach Bedarf über 1 bis 3 Tage
warum hilft es	die ätherischen Öle aus Thymian wirken über die Haut und über die Atemwege bis in die Lunge.
spannend zu wissen	der milde Quendel (wilder Thymian oder Sandthymian) ist für Kleinkinder unter 3 Jahren besser geeignet als der echte Thymian, Thymus vulgaris. Der Aufguss vom getrockneten Thymiankraut hat eine breitere Wirkung als die reinen ätherischen Öle, weil die Schaumstoffe (Saponine) Lösungsvermittler sind. Der Thymian wurde als wirksame Heilpflanze schon öfter empfohlen – Sie sehen jedoch an diesem Rezept des Thymianbads, dass er sich auch sehr gut für einen Badezusatz eignet und nicht nur als Tee. Das Bad mit Kräuterzusatz hat einen wärmenden, entspannenden Effekt, es ist im besten Fall mit einer Ruhephase danach im Bett verbunden, so dass diese Elemente – Wärme, Ruhe, Pause – ebenfalls zu Wirkung beitragen. Das ätherische Öl des Thymians wird über die Haut aufgenommen, außerdem durch die Verdunstung über die Atemwege.

K. Buchart, A. Kerckhoff, Nutrazeutika für die Hausarztpraxis,
DOI 10.1007/978-3-662-71151-4 © Springer-Verlag Berlin Heidelberg 2025

7.3   Fieber

7.3.1   Holunderblütentee

Nutrazeutika Fachinformationen für Ärzt:innen und Therapeut:innen

Indikation	Fieber
Nutrazeutikum	**Holunderblütentee** *Sambucus nigra, Sambuci flos*
Altersgruppe	alle Altersgruppen ab 1 Jahr
Dosierungsempfehlung für Erwachsene	je nach Alter 1 bis 5 Tasse pro Tag
Anwendungsdauer	1 bis 3 Tage
Kontraindikationen	
Erwartete Wirkungen	Fiebersenkung, Schwitzen, Steigerung Bronchialsekretion
Hauptwirkstoffe	Flavonoide, Hydroxyzimtsäure-Derivate
Wirkungsmechanismus	Die Flavonoide aus den Holunderbeeren wirken antiphlogistisch. Zimtaldehyde hemmen die Quorum Sensing Erkennung (Quorum Quenching).
Nachweis der Wirksamkeit	Flavonoide (Sticher, 2015); Quorum Quenching (Brackman, 2011)
Kombinationen, Ergänzungen	Die Holunderblüten können mit Lindenblüten und Mädesüß ergänzt werden.

K. Buchart, A. Kerckhoff, Nutrazeutika für die Hausarztpraxis,
DOI 10.1007/978-3-662-71151-4 © Springer-Verlag Berlin Heidelberg 2025

Patient:innen Informationen

Hilft bei	Fieber
Hausmittel	**Holunderblütentee**
ACHTUNG	Holunderblütentee ist stark schweißtreibend und deshalb nicht für die dauerhafte Anwendung geeignet
Zubereiten	2 Teelöffel getrocknete Holunderblüten mit ½ Liter heißem Wasser aufgießen und zugedeckt 10 Minuten ziehen lassen. Dann abseihen und in angenehmer Wärme trinken.
Kombinieren oder ergänzen	Linderblüten und Mädesüß ergänzen und verstärken den schweißtreibenden Tee
Anwenden	Warmen Tee über den Tag verteilt trinken
wer kann es anwenden	Alle Altersgruppen ab 1 Jahr
Dosierungsempfehlung für Erwachsene	1 bis 5 Tassen
wie lange anwenden	1 bis 3 Tage
warum hilft es	Die Flavonoide (gelbe Farbstoffe in den Holunderblüten) und Zimtsäureverbindungen fördern das Schwitzen und Senken das Fieber
spannend zu wissen	in traditionellen Kräutertees gegen Fieber finden wir fast überall Holunderblüten: oft gemeinsam mit Lindenblüten, manchmal verstärkt mit Mädesüß. Der Holunder ist eine Heilpflanze, die in der Volksmedizin eine große Rolle spielte und von dem alle Teile verwendet wurden. Heute sind dies nur noch die Beeren (müssen immer gekocht werden!) und die Blüten. Aus den Holunderblüten wurden auch die Hollerküchlein hergestellt, in dünnem Teig gebackene Blütendolden. Außerdem werden Holunderblüten zu Sirup oder Sekt verarbeitet. Den Holunderblütentee kann man sehr gut auch nach einem warmen Voll- oder Fußbad trinken, wenn man dann unter der warmen Bettedecke noch schwitzen möchte! Volkstümlich wird der Holunder in Norddeutschland Flieder genannt, in Mittel- und Süddeutschland dagegen Holder oder Holler – einen Namen, den man von dem alten Kindervers „ ... sitzen unter'm Hollerbusch, machen alle husch, husch, husch"? kennt

K. Buchart, A. Kerckhoff, Nutrazeutika für die Hausarztpraxis, DOI 10.1007/978-3-662-71151-4 © Springer-Verlag Berlin Heidelberg 2025

7.3.2 Himbeeren frisch oder püriert

Nutrazeutika Fachinformationen für Ärzt:innen und Therapeut:innen

Indikation	Fieber
Nutrazeutikum	**Himbeeren frisch oder püriert** *Rubus idaeus*
Altersgruppe	alle Altersgruppen ab 3 Jahr
Dosierungsempfehlung für alle Naschkatzen	1 bis 5 Esslöffel pro Tag
Anwendungsdauer	1 bis 3 Tage
Kontraindikationen	
Erwartete Wirkungen	Fiebersenkung
Hauptwirkstoffe	Schleimstoffe, organische Säuren
Wirkungsmechanismus	Die Himbeere enthält überraschend viele organische Säuren, die von den Schleimstoffen geschmacklich kaschiert werden. Die Schleimstoffe wirken präbiotisch und hemmen die Resorption, wodurch der Gastrointestinaltraktes beruhigt wird
Nachweis der Wirksamkeit	Wirkungen der Schleimstoffe (Sticher, 2015); Gehalt der Schleimstoffe in Himbeeren (DEBInet, 2025)
Kombinationen, Ergänzungen	Es können frische oder tiefgekühlte Himbeeren ohne Zusätze verwendet werden.

K. Buchart, A. Kerckhoff, Nutrazeutika für die Hausarztpraxis,
DOI 10.1007/978-3-662-71151-4 © Springer-Verlag Berlin Heidelberg 2025

Patient:innen Informationen

Hilft bei	Fieber
Hausmittel	**Himbeeren püriert**
ACHTUNG	**Die Kerne der Himbeeren bleiben ganz und sind für sehr kleine Kinder etwas störend**
Zubereiten	frische oder tiefgekühlte Himbeeren aus dem Handel
Kombinieren oder ergänzen	Die Himbeeren werden pur und püriert verwendet
Anwenden	Himbeermus in kleinen Portionen essen
wer kann es anwenden	Alle Altersgruppen ab 3 Jahren
Dosierungsempfehlung für alle Naschkatzen	1 bis 5 Esslöffel Himbeermus über den Tag verteilt
wie lange anwenden	über 3 Tage
warum hilft es	Die vielen Schleimstoffe, die sich so weich und angenehm im Mund anfühlen, wirken kühlend und fiebersenkend
spannend zu wissen	Himbeeren enthalten sehr viele Schleimstoffe. Deshalb fühlen sie sich im Mund weich und schwammig an. Die Schleimstoffe überdecken auch die viele Säuren und lassen die Beeren gar nicht mehr sauer schmecken. Kinder lieben diese sanften Früchte. Die Volksmedizin bezeichnet Pflanzen mit vielen Pflanzenschleimen als „kühlend" und „befeuchtend", weil die Schleimstoffe das Wasser binden und etwas Ruhe auf die Schleimhaut bringen. Eine andere schleimhaltige Pflanze sind z.B. die Leinsamen, die ebenfalls als kühlend eingeschätzt werden. Noch eine botanische Information zu den Himbeeren. Sie gehören – mit Birne, Apfel, Pfirsich, Aprikose, Schlehe, Mandel, Brombeere und Hagebutte zu den Rosengewächsen. Es handelt sich um eine Pflanzenfamilie, die in den Früchten ätherische Öle, Zucker, Farbstoffe, Gerbstoffe vereint und sich an der Schnittstelle zwischen Lebens- und Heilmittel befindet. Von der Himbeere werden traditionell auch die Blätter verwendet.

K. Buchart, A. Kerckhoff, Nutrazeutika für die Hausarztpraxis,
DOI 10.1007/978-3-662-71151-4 © Springer-Verlag Berlin Heidelberg 2025

7.3.3 Wadenwickel und Pulswickel mit verdünntem Apfelessig

Nutrazeutika Fachinformationen für Ärzt:innen und Therapeut:innen

Indikation	Fieber
Nutrazeutikum	**Wadenwickel oder Pulswickel** **mit verdünntem Apfelessig** *Acetum sanum*
Altersgruppe	alle Altersgruppen ab 1 Jahr
Dosierungsempfehlung für Erwachsene	½ Liter lauwarmes Wasser und 0,1 Liter Apfelessig
Anwendungsdauer	die Essig-Wadenwickel oder Essig-Pulswickel werden abgenommen, wenn sie sich unangenehm anfühlen oder erwärmt sind.
Kontraindikationen	Schüttelfrost, kalte Beine
Erwartete Wirkungen	Senkung des Fiebers
Hauptwirkstoffe	Essigsäure aus Apfelessig, lauwarmes Wasser
Wirkungsmechanismus	Der niedrige pH-Wert des Apfelessigs kommt dem Säuremantel der Haut entgegen und schafft ein gutes Millieu für Lactobazillen. Essigwasser hat eine langsamere Verdunstungszeit als reines Wasser, es kühlt nachhaltiger.
Nachweis der Wirksamkeit	fiebersenkende Effekte von α-methyl-4-pgenylessigsäure in einer doppeltblind kontrollierten Studie (Focan, 1985)
Kombinationen, Ergänzungen	Das Essigwasser sollte nur ganz wenig kälter sein als die Körpertemperatur und die Körpertemperatur darf nicht zu schnell sinken

K. Buchart, A. Kerckhoff, Nutrazeutika für die Hausarztpraxis,
DOI 10.1007/978-3-662-71151-4 © Springer-Verlag Berlin Heidelberg 2025

Patient:innen Informationen

Hilft bei	Fieber
Hausmittel	**Wadenwickel und Pulswickel mit verdünntem Apfelessig**
ACHTUNG	**nicht anwenden bei Schüttelfrost oder kalten Beinen; das Essigwasser sollte nur wenig kühler als die Körpertemperatur sein**
Zubereiten	0,1 Liter Apfelessig in ½ Liter lauwarmes Wasser mit 25 bis 30°C gießen.
Kombinieren oder ergänzen	
Anwenden	Zwei Geschirrtücher (Wadenwickel) oder Stofftaschentücher (Pulswickel) im verdünnten Apfelessig tränken, auswinden und um Waden oder Handgelenke wickeln. Zwei Handtücher darüber wickeln. Die Essig-Wickel ungefähr 10 Minuten einwirken lassen, dann abnehmen. Die Essig-Wickel können mehrmals wiederholt werden Sie werden abgenommen, wenn sie sich unangenehm anfühlen oder erwärmt sind
wer kann es anwenden	alle Altersgruppen ab 1 Jahr
Dosierungsempfehlung für Erwachsene	die Anwendung ist mehrmals täglich möglich
wie lange anwenden	ein bis zwei Tage; die fiebersenkende Wirkung sollte bald eintreten
warum hilft es	die Essigsäure aus dem Apfelessig verzögert die Wasserverdunstung und wirkt nachhaltig kühlend. Zudem hat der Apfelessig einen günstigen Einfluss auf das Mikrobiom der Haut
spannend zu wissen	Das Hausmittel der Wadenwickel finden wir in vielen Ländern und Varianten: mit Essigpatscherl, Essigsöckli und anderen Bezeichnungen ist stets die gleiche Anwendung gemeint. Von ganz entscheidender Bedeutung ist, dass man beim Wadenwickel das Prinzip versteht: Die feuchten Tücher dienen dazu, dass die Hitze der Beine an die Tüchter abgegeben wird. Die Beine sollen nicht „erkschreckt" werden, daher bitte die Wassertemperatur wie beschrieben nur leicht unter Körpertemperatur, aber nicht kalt. Desweiteren ist es wichtig, zu verstehen, dass die Anwendung nur durchgeführt werden darf, wenn die Beine warm sind: Sind sie kühl oder kalt, so ist dies ein Zeichen, dass der Organismus ohnehin Schwierigkeiten hat, das Blut in die Peripherie, also in Arme und Beine zu pumpen. Wird jetzt noch zusätzlich ein Kältereiz auf die Waden ausgeübt, so machen wir es dem Körper hier noch schwerer, anstatt ihn zu unterstützten.

K. Buchart, A. Kerckhoff, Nutrazeutika für die Hausarztpraxis,
DOI 10.1007/978-3-662-71151-4 © Springer-Verlag Berlin Heidelberg 2025

7.4   Akute Sinusitis

7.4.1   Anishonig

Nutrazeutika Fachinformationen für Ärzt:innen und Therapeut:innen

Indikation	Sinusitis Sekretionsförderung
Nutrazeutikum	**Anis-Honig** *Pimpinella anisum in Mel*
Altersgruppe	alle Altersgruppen ab 1 Jahr
Dosierungsempfehlung für Erwachsene	nach Bedarf löffelspitzenweise
Anwendungsdauer	mehrere Tage
Kontraindikationen	nicht verwenden bei Babys im ersten Lebensjahr. Vorsicht bei Pollenallergie, besonders auf Beifuß.
Erwartete Wirkungen	Entzündungshemmung Sekretolyse
Hauptwirkstoffe	Honigwirkstoffe: hoher Gehalt an Invertzucker (freie Glucose und freie Fructose), Enzyme (Glucoseoxidase, Invertase, Diastase), organische Säuren und Polyphenole. Anisstoffe: ätherische Öle
Wirkungsmechanismus	Honig wirkt antioxidativ, antiinflammatorisch, immunmodulierend, sektretionsfördernd und synbiotisch: Invertzucker reizt osmotisch die Mucosa und es kommt reflektorisch zu erhöhter Bronchialsekretion. Konzentrationsabhängig wirkt er antimikrobiell. Glucoseoxidase, die nur in unerhitztem Honig intakt ist, spaltet Glucose in Glucuronsäure und antimikrobielles Wasserstoffperoxid und sie setzt Polyphenole frei (spaltet die glykosidische Bindung). Honig fördert selektiv das Wachstum von Lactobacillen und Bifidobakterien bei gleichzeitiger Hemmung pathogener Mikroben. Fructomaltose aus Honig wirkt präbiotisch. Organische Säuren aus Honig säuern die Mucosa. Anis wirkt expektorierend, sekretolytisch und schwach spasmolytisch
Nachweis der Wirksamkeit	Wirkung der Glucoseoxidase aus Honig (Kwakman, 2012) Förderung der Bioverfügbarkeit von Pflanzenwirkstoffen durch Honig (Ranneh, 2021) Wirkungen von Anis in den Monografien (WHO, 1999; ESCOP, 2003; EMA, 2015)
Kombinationen, Ergänzungen	Anis kann durch Fenchel ergänzt und in der Wirkung verstärkt werden

K. Buchart, A. Kerckhoff, Nutrazeutika für die Hausarztpraxis, DOI 10.1007/978-3-662-71151-4 © Springer-Verlag Berlin Heidelberg 2025

Patient:innen Informationen

Hilft bei	Nebenhöhlenentzündung Verschleimter Husten
Hausmittel	**Anis-Honig**
ACHTUNG	Nicht verwenden bei Babys im ersten Lebensjahr. Vorsicht bei Pollenallergie.
Zubereiten	1 Esslöffel Aniskörner fein mahlen (oder 1 Esslöffel Anispulver) mit 100 g Honig mischen
Kombinieren oder ergänzen	Es kann auch eine Mischung aus Anis und Fenchel verwendet werden
Anwenden	eine Löffelspitze Anis-Honig nach Bedarf essen
wer kann es anwenden	alle Altersgruppen ab 1 Jahr
Dosierungsempfehlung für Erwachsene	mehrmals pro Tag eine Löffelspitze
wie lange anwenden	über mehrere Tage
warum hilft es	Honig und ätherische Öle aus Anis hemmen die Entzündung, lösen den zähen Schleim und erleichtern das Durchatmen
spannend zu wissen	Anis-Honig hat einen guten und überraschenden Geschmack, der sich vom Anisgewürz deutlich unterscheidet. Anis ist leider hierzulande als Gewürz etwas in Vergessenheit geraten. In anderen Kulturen ist das nicht so: So gibt es in Frankreich den Pernod oder Pastis, in Griechenland den Ouzo. Beides wird im Rahmen eines Essens gereich. In Indien werden Anis, Kümmel und Fenchel auf den Tisch gestellt – immer als Verdauungshilfe. Doch auch der Milchbildungstee enthält Anis – er bringt, so die traditionelle Vorstellung „die Säfte zum Fließen". Wichtig bei den Haupteinsatzgebieten des Anis ist, dass sich das ätherische Öl in den Früchten (Samen) befindet und freigesetzt werden muss. Dies kann gut durch Kauen erfolgen bei der ganzen Frucht – wenn man Anis beispielsweise im Brot als ganzen Samen verbackt – oder er muss gerieben oder angestoßen werden. Da sich die ätherischen Öle schnell verflüchtigen ist es sinnvoll, die Samen erst kurz vor der Zubereitung entsprechen aufzubrechen oder zu mahlen. Der Anishonig kann gerne auch in etwas Milch, Pflanzenmilch oder Tee gegeben werden.

K. Buchart, A. Kerckhoff, Nutrazeutika für die Hausarztpraxis,
DOI 10.1007/978-3-662-71151-4 © Springer-Verlag Berlin Heidelberg 2025

7.4.2   Kamillentee

Nutrazeutika Fachinformationen für Ärzt:innen und Therapeut:innen

Indikation	Sinusitis
Nutrazeutikum	**Kamillen Tee** *Matricaria chamomilla, Matricaria recutita*
Altersgruppe	alle Altersgruppen ab 6 Monaten
Dosierungsempfehlung für Erwachsene	1 bis 2 Tassen pro Tag
Anwendungsdauer	Nach Bedarf mehrere Tage
Kontraindikationen	Bei Pollenallergien (Sellerie-Karotten-Beifuß-Gewürz-Syndrom) sind Kreuzreaktionen auf den Dampf oder Tee von Kamille möglich
Erwartete Wirkungen	Sedierung, Entzündungshemmung, Spasmolyse
Hauptwirkstoffe	Cumarine, ätherische Öle, Flavonoide
Wirkungsmechanismus	a-Bisabolol und Chamazulen hemmen die Cyclooxygenase und Lipoxygenase im Arachidonsäurestoffwechsel. Das führt zu einer verminderten Synthese von Prostaglandinen, Thromboxanen und Leukotrienen
Nachweis der Wirksamkeit	Entzündungshemmung (Schilcher, 2016; Sticher, 2016)
Kombinationen, Ergänzungen	Sensibilisierungsprävalenz für deutsche Kamille wird als niedrig eingestuft. Europäische Kamille enthält nur Spuren des allergenen Anthecotulids. Allerdings wird der Großteil der Kamille in die EU importiert.

K. Buchart, A. Kerckhoff, Nutrazeutika für die Hausarztpraxis,
DOI 10.1007/978-3-662-71151-4 © Springer-Verlag Berlin Heidelberg 2025

Patient:innen Informationen

Hilft bei	Nasennebenhöhlenentzündung
Hausmittel	**Kamillen Tee**
ACHTUNG	In Einzelfällen kann Kamillendampf und Kamillentee allergische Reaktionen bei Pollenallergiker:innen auslösen
Zubereiten	1 Teelöffel getrocknete Kamillenblüten mit ½ Liter heißem Wasser übergießen und zugedeckt 10 Minuten ziehen lassen. Dann abseihen.
Kombinieren oder ergänzen	
Anwenden	Kamillentee warm oder kalt trinken oder gefroren als Eis essen, event. mit 1 Teelöffel Honig pro Tasse,
wer kann es anwenden	alle Altersgruppen ab 6 Monaten
Dosierungsempfehlung für Erwachsene	1-2 Tassen pro Tag
wie lange anwenden	Nach Bedarf mehrere Tage
warum hilft es	Die ätherischen Öle und das Cumarin aus den Kamillenblüten beruhigen und hemmen Entzündungen
spannend zu wissen	Allergische Reaktionen werden hauptsächlich bei in die EU importierten Kamillenblüten beobachten. Sie enthalten mehr vom allergenen Bestandteil. Die Produktion von Kamillenblüten ist sehr zeitaufwendig. Bei Biokamille steht auf der Verpackung, ob sie aus EU Landwirtschaft stammt. Kamillenblüten bringt man üblicherweise mit Magen-Darm-Beschwerden, Krämpfen, als Inhalation oder Sitzbad in Verbindung. Dennoch gehen die Einsatzmöglichkeiten weit darüber hinaus und man sollte auch bei anderen Entzündungen an diesen Tee denken, der sich zudem in vielen Haushalten findet. Wichtig: Die Anwendung, die Augen mit Kamillentee zu spülen, ist nicht empfehlenswert. Die Kamille hat sehr feine Blüten, die im Tee verbleiben können und dann das Augen reizen, außerdem trocknet Kamillentee die Augen aus, es kann zu allergischen Reaktionen kommen.

K. Buchart, A. Kerckhoff, Nutrazeutika für die Hausarztpraxis,
DOI 10.1007/978-3-662-71151-4 © Springer-Verlag Berlin Heidelberg 2025

7.4.3   Kamilleninhalation

Nutrazeutika Fachinformationen für Ärzt:innen und Therapeut:innen

Indikation	Sinusitis
Nutrazeutikum	**Kamillen-Inhalation** *Matricaria chamomilla, Matricaria recutita*
Altersgruppe	alle Altersgruppen ab 6 Monaten
Dosierungsempfehlung für Erwachsene	1 bis 3 Inhalationen pro Tag
Anwendungsdauer	Nach Bedarf einige Tage
Kontraindikationen	Bei Pollenallergien (Sellerie-Karotten-Beifuß-Gewürz-Syndrom) sind Kreuzreaktionen auf den Dampf oder Tee von Kamille möglich
Erwartete Wirkungen	Entzündungshemmung, Spasmolyse, Sekretolyse
Hauptwirkstoffe	ätherische Öle, warmer Wasserdampf
Wirkungsmechanismus	a-Bisabolol und Chamazulen hemmen die Cyclooxygenase und Lipoxygenase im Arachidonsäurestoffwechsel. Das führt zu einer verminderten Synthese von Prostaglandinen, Thromboxanen und Leukotrienen
Nachweis der Wirksamkeit	Entzündungshemmung (Schilcher, 2016; Sticher, 2016)
Kombinationen, Ergänzungen	Der Kamillendampf kann mit Salz ergänzt werden

K. Buchart, A. Kerckhoff, Nutrazeutika für die Hausarztpraxis,
DOI 10.1007/978-3-662-71151-4 © Springer-Verlag Berlin Heidelberg 2025

Patient:innen Informationen

Hilft bei	Nasennebenhöhlenentzündung
Hausmittel	**Kamillen-Inhalation**
ACHTUNG	In Einzelfällen kann Kamillendampf und Kamillentee allergische Reaktionen bei Pollenallergiker:innen auslösen
Zubereiten	1 Esslöffel getrocknete Kamillenblüten mit 1/4 Liter heißem Wasser übergießen.
Kombinieren oder ergänzen	Der Kamillendampf kann mit 1 Teelöffel Steinsalz oder Meersalz ergänzt werden
Anwenden	Den heißen Kamillentee leicht überkühlen lassen, bis die Temperatur für eine Inhalation angenehm ist. Mit dem Kopf über den Topf beugen und mit einem Handtuch den Kamillendampf zu Nase und Mund lenken. Bei kleinen Kindern mit einem Handtuch einen Inhalationsraum schaffen: den Dampf einfangen oder mit dem Handtuch bewegen.
wer kann es anwenden	alle Altersgruppen ab 6 Monaten
Dosierungsempfehlung für Erwachsene	1 bis 3 Inhalationen pro Tag
wie lange anwenden	nach Bedarf mehrere Tage
warum hilft es	Die ätherischen Öle aus den Kamillenblüten beruhigen, hemmen Entzündungen und lösen den Schleim
spannend zu wissen	Inhalationen sind traditionelle Anwendungen, die von vielen Menschen als besonders angenehm empfunden werden. Alte Menschen erinnern sich an den wohltuenden und stimmungsaufhellenden Duft der Kamille aus ihrer Kindheit. Bitte achten Sie darauf, dass gerade bei Kindern das Wasser nicht kochend und auch nicht zu heiß ist und die Inhalation überwacht wird. Denkbar ist auch die Idee, ein Inhalationszelt zu bauen: Dafür einen Regenschirm aufspannen, eine Decke darüberlegen und mit dem Kind darunter sitzen.

K. Buchart, A. Kerckhoff, Nutrazeutika für die Hausarztpraxis,
DOI 10.1007/978-3-662-71151-4 © Springer-Verlag Berlin Heidelberg 2025

7.4.4   Zwiebelsocken

Nutrazeutika Fachinformationen für Ärzt:innen und Therapeut:innen

Indikation	**Akute Sinusitis** **Fieber**
Nutrazeutikum	**Zwiebelsocken - Fußsohlenwickel** *Allium cepa*
Altersgruppe	alle Altersgruppen ab 1 Jahr
Dosierungsempfehlung für Erwachsene	1 Gelbe Zwiebel, Anwendung 2x pro Tag
Anwendungsdauer	30 Minuten
Kontraindikationen	Wenn es unangenehm ist
Erwartete Wirkungen	antiphlogistisch und antipyretisch
Hauptwirkstoffe	Lauchöle der Gelben Zwiebel
Wirkungsmechanismus	beim Schneiden der Zwiebel wird die Alliinase aktiviert und diese befreit die Lauchöle (Sulfide) aus ihren glykosidischen Bindungen. Lauchöle hemmen die Prostaglandinsynthese aus Arachidonsäure und wirken dadurch antiphlogistisch
Nachweis der Wirksamkeit	Allium cepa wird vom Bundesamt für Verbraucherschutz als Funktionsarzneimittel angeführt, das eine pharmakologische Wirkung erzeugen kann (Bundesamt für Verbraucherschutz, 2014).
Kombinationen, Ergänzungen	

K. Buchart, A. Kerckhoff, Nutrazeutika für die Hausarztpraxis,
   DOI 10.1007/978-3-662-71151-4 © Springer-Verlag Berlin Heidelberg 2025

Patient:innen Informationen

Hilft bei	Nasennebenhöhenentzündung Fieber
Hausmittel	Zwiebelsocken - Fußsohlenwickel
ACHTUNG	Patient:in muss sich auf die Zwiebel einlassen können. Ist das nicht der Fall kann ein lang gekochter Zwiebeltee gegeben werden.
Zubereiten	1 Gelbe Zwiebel schälen und in Scheiben schneiden.
Kombinieren oder ergänzen	
Anwenden	Die Zwiebelscheiben auf ein Stofftaschentuch oder einem Stück Baumwollstoff in der Größe der Fußsohlen legen, zuschlagen und etwas quetschen, damit der Zwiebelsaft austritt. Jetzt Socken darüber ziehen. Zudecken und ruhig liegen bleiben.
wer kann es anwenden	alle Altersgruppen ab 1 Jahr
Dosierungsempfehlung für Erwachsene	zweimal pro Tag für 30 Minuten
wie lange anwenden	mehrere Tage
warum hilft es	die Lauchöle der Zwiebel wirken über die Haut entzündungshemmend und fiebersenkend
spannend zu wissen	Die Lauchöle kommen schnell über Haut in den Körper und zur Wirkung. Zudem ist der Zwiebelduft auf den Fußsohlen weit weg von der Nase, das wird von den Patient:innen als angenehm empfunden. Aus der Volksmedizin: Die Anwendung von Heilmitteln über die Füße ist in der Volksmedizin weit verbreitet, ob es sich um Fußbäder handelt, z.B. mit Salz oder Zusätzen, um Einreibungen, z.B. mit Lavendelöl oder auch um Auflagen auf den Füßen. Zu denken ist z.B. an die Auflagen mit Kartoffelscheiben unter den Fußsohlen bei Fieber oder eben die Zwiebelauflage, wie sie hier beschrieben ist. Wie beschrieben werden die Wirkstoffe über die Haut aufgenommen und die Anwendung ist nicht so aufdringlich, der Reiz nicht so stark wie z.B. bei einer Zwiebelauflage direkt vor Ort (gibt es auch in der Volksmedizin, selbst mit Meerrettich). In der Selbsthilfe sind die eher sanften Reize sinnvoll.

K. Buchart, A. Kerckhoff, Nutrazeutika für die Hausarztpraxis,
DOI 10.1007/978-3-662-71151-4 © Springer-Verlag Berlin Heidelberg 2025

7.4.5　Solespülung

siehe 7.1.3

7.5 Allergische Rhinitis

7.5.1 Zwiebeltee

Nutrazeutika Fachinformationen für Ärzt:innen und Therapeut:innen

Indikation	Allergische Rhinitis Sinusitis Produktiver Husten
Nutrazeutikum	**Zwiebel Tee** *Allium cepa*
Altersgruppe	alle Altersgruppen ab 1 Jahr
Dosierungsempfehlung für Erwachsene	1 bis 2 Tassen pro Tag
Anwendungsdauer	Nach Bedarf 1 bis 3 Tage
Kontraindikationen	
Erwartete Wirkungen	antiphlogistisch, sekretolytisch, antiallergisch
Hauptwirkstoffe	das Flavonoid Quercetin aus der Schale der gelben Zwiebel und das Präbiotikum Inulin
Wirkungsmechanismus	Quercetin wirkt stark antioxidativ, antiphlogistisch und hemmt die Histaminausschüttung. Das Präbiotikum Inulin stärkt das Mikrobiom
Nachweis der Wirksamkeit	Gelbe Zwiebel ist in unserer Esskultur das Lebensmittel mit dem höchsten Gehalt an Quercetin im Frischgewicht (347 mg/kg; Watzl, 2005). Beim langen Kochen der frischen Zwiebel wird das wasserlösliche Quercetin gelöst und bioverfügbar, der Zwiebeltee färbt sich dadurch braun. Inulin quillt beim Kochen der Zwiebel auf, dadurch wird seine präbiotische Wirkung optimiert.
Kombinationen, Ergänzungen	Erst das lange Köcheln der Gelben Zwiebel mitsamt der Schale bringt die erwünschten Wirkstoffe in einegute Form: Inulin quillt auf und Quercetin wird ads der Zwiebelschale gelöst. Honig erhöht die Aufnahme von Quercetin

K. Buchart, A. Kerckhoff, Nutrazeutika für die Hausarztpraxis,
DOI 10.1007/978-3-662-71151-4 © Springer-Verlag Berlin Heidelberg 2025

Patient:innen Informationen

Hilft bei	Heuschnupfen Nebenhöhlenentzündung Verschleimtem Husten
Hausmittel	**Zwiebel Tee**
ACHTUNG	
Zubereiten	2 Gelbe Zwiebeln mit der Schale in Stücke schneiden und mit einem Liter Wasser 45 Minuten köcheln. Dann abseihen und mit etwas Honig süßen.
Kombinieren oder ergänzen	
Anwenden	Den Zwiebeltee über den Tag verteilt trinken
wer kann es anwenden	alle Altersgruppen ab 1 Jahr
Dosierungsempfehlung für Erwachsene	1 bis 2 Tassen pro Tag
wie lange anwenden	Nach Bedarf 1 bis 3 Tage
warum hilft es	der hellbraune Farbstoff aus der Zwiebelschale wirkt entzündungshemmend und das Inulin aus der Zwiebel nährt das Mikrobiom. Um diese Wirkstoffe verfügbar zu machen muss der Zwiebeltee eine ¾ bis 1 Stunde geköchelt werden.
spannend zu wissen	Eine gute Gemüsesuppe mit viel Zwiebel und Zwiebelschale hat eine ähnliche Wirkung. Aus der Volksmedizin: Die Gelbe Zwiebel ist nicht nur aus unseren Speisen nicht wegzudenken, sie ist auch eines der wichtigsten Heilmittel der Europäischen Volksmedizin. Wir kennen die rohe Zwiebel mit ihren Scharfstoffen, die in die Nase stechen oder über die Fußsohlen wirken, das Zwiebelschmalz, das die Lauchöle über die Haut in den Körper schleust, die Gemüsesuppe oder den Zwiebeltee.

K. Buchart, A. Kerckhoff, Nutrazeutika für die Hausarztpraxis,
DOI 10.1007/978-3-662-71151-4 © Springer-Verlag Berlin Heidelberg 2025

7.5.2   Solespülung

Nutrazeutika Fachinformationen für Ärzt:innen und Therapeut:innen

Indikation	Allergische Rhinitis akute und chronische Sinusitis
Nutrazeutikum	**Solespülung - Salzspülung** *0,9%ige Natriumchloridlösung*
Altersgruppe	alle Altersgruppen ab 1 Jahr
Dosierungsempfehlung für Erwachsene	zweimal täglich eine Nasenspülung oder einen Sprühstoß
Anwendungsdauer	nach Bedarf; als Daueranwendung geeignet
Kontraindikationen	Salzspülungen mit Zusatz von ätherischen Ölen sind erst ab 6 Jahren geeignet
Erwartete Wirkungen	Befeuchtung der Nasenschleimhaut, Expektoration
Hauptwirkstoffe	gelöstes Natriumchlorid
Wirkungsmechanismus	die isotone Salzlösung befeuchtet die Nasenschleimhaut durch die hygroskopischen Eigenschaften von Natriumchlorid
Nachweis der Wirksamkeit	Adjuvant (King, 2015)
Kombinationen, Ergänzungen	

K. Buchart, A. Kerckhoff, Nutrazeutika für die Hausarztpraxis,
DOI 10.1007/978-3-662-71151-4 © Springer-Verlag Berlin Heidelberg 2025

Patient:innen Informationen

Hilft bei	Allergischer Schnupfen Entzündung der Nebenhöhlen
Hausmittel	Solespülung-Salzspülung
ACHTUNG	die Salzkonzentration von 0,9 Prozent ist isotonnd gut geeignet. Stärkere Salzkonzentrationen entziehen der Nasenschleimhaut Salz und sind nicht geeignet.
Zubereiten	9 g Stein- oder Meersalz ohne Zusätzen (Jod, Flour, Trennmittel) mit einem Liter Wasser zwei Minuten kochen und abkühlen.
Kombinieren oder ergänzen	
Anwenden	die Nase mit der Salzlösung spülen oder die Salzlösung mit einer Sprühflasche in die Nase sprühen
wer kann es anwenden	alle Altersgruppen ab 1 Jahr
Dosierungsempfehlung für Erwachsene	zweimal täglich in beiden Nasenlöchern
wie lange anwenden	nach Bedarf anwenden
warum hilft es	das Salzwasser befeuchtet die Nasenschleimhaut, löst den Schleim und macht die Nase wieder frei
spannend zu wissen	reine Salzlösungen, die nur aus Wasser und Salz bestehen, zeigen keine Gewöhnungseffekte und sind deshalb für eine dauerhafte Anwendung geeignet. Die Salzspülung bei Heuschnupfen zeigt sehr deutlich die Strategien der Selbsthilfe: Wie unschwer zu erkennen ist, ist die Salzspülung keine Maßnahme, die die Allergie verhindert oder effektiv beseitigt. Vielmehr stellt sie eine unterstützende Maßnahme dar, die in gewissem Umfang Allergene durch die mechanische Reinigung der Nasengänge eliminiert und gleichzeitig die Schleimhäute pflegt und befeuchtet. Dieser Gedanke der Pflege von Organen ist in der traditionellen Medizin weit verbreitet. So gehört es im Ayurveda zur täglichen Routine, dass die Nasengänge mit Sesamöl eingerieben und dadurch etwas gesünder und stabiler werden.

K. Buchart, A. Kerckhoff, Nutrazeutika für die Hausarztpraxis,
DOI 10.1007/978-3-662-71151-4 © Springer-Verlag Berlin Heidelberg 2025

7.6   Laryngopharyngitis

7.6.1   Essigspülung

Nutrazeutika Fachinformationen für Ärzt:innen und Therapeut:innen

Indikation	Laryngo-Pharyngitis Tonsilitis
Nutrazeutikum	**Essigspülung** *Acetum sanum*
Altersgruppe	alle Altersgruppen ab 12 Jahre
Dosierungsempfehlung für Erwachsene	mehrmals täglich gurgeln nicht vor dem Zähneputzen
Anwendungsdauer	nach Bedarf
Kontraindikationen	Die Essigspülung wird nicht direkt vor dem Zähneputzen angewendet, weil das ungünstig für den Zahnschmelz sein kann
Erwartete Wirkungen	Entzündungshemmung, Expektoration
Hauptwirkstoffe	Essigsäure
Wirkungsmechanismus	Der saure pH Wert der Essigsäure schafft ein gutes Millieu für die Lactobacillen auf der Schleimhaut und stärkt das gesunde Mikrobiom von Rachen und Hals
Nachweis der Wirksamkeit	Entzündungshemmende Wirkung (Asaad, 2022)
Kombinationen, Ergänzungen	

K. Buchart, A. Kerckhoff, Nutrazeutika für die Hausarztpraxis,
DOI 10.1007/978-3-662-71151-4 © Springer-Verlag Berlin Heidelberg 2025

Patient:innen Informationen

Hilft bei	Rachen- und Kehlkopfentzündungen
Hausmittel	**Essigspülung**
ACHTUNG	Direkt nach der Essigspülung dürfen die Zähne nicht geputzt werden. Das würde die Wirkung vermindern und den Zahnschmelz schädigen
Zubereiten	Naturbelassenen Apfelessig mit 10 Teilen Wasser verdünnen. Die Mischung jeden Tag neu zubereiten.
Kombinieren oder ergänzen	Essig und Salz können kombiniert werden damit sich ihre Wirkungen ergänzen: siehe Sole-Essigspülung
Anwenden	mit dem verdünnten Apfelessig spülen
wer kann es anwenden	alle Altersgruppen ab 12 Jahre
Dosierungsempfehlung für Erwachsene	mehrmals täglich gurgeln nicht vor dem Zähneputzen
wie lange anwenden	nach Bedarf anwenden
warum hilft es	Der Apfelessig säuert die Schleimhaut an und schafft dadurch gute Lebensbedingungen für physiologisch günstige Milchsäurebakterien
spannend zu wissen	Einen qualitativ hochwertigen, guten Apfelessig finden wir unter den Bezeichnungen „ungefiltert/naturtrüb" und „unerhitzt/unpasteurisiert/kalt abgefüllt". Auf der Zutatenliste steht nur „Apfelessig". Aus der Volksmedizin: Volksmedizinisch finden sich zwei wichtige Strategien: Zum einen wird leicht gesäuert so wie hier beim Apfelessig. Die zweite Strategie ist ein beruhigender Effekt, z.B. durch Anwendungen mit Schleimen (Kartoffel, Leinsamen, unter den Heilpflanzen z.B. Eibisch oder Malve) oder durch Öl. Apfelessig ist eine Zutat, die sich immer wieder in der Heilkunde des Volkes findet: So wird sie – äußerlich – für Waschungen bei Fieber, zum Gurgeln bei Zahnfleischentzündungen, Zahnfleischbluten, Halsschmerzen eingesetzt, des weiteren zur Haarpflege. Apfelessig enthält eine Vielzahl von Mineralstoffen und Vitaminen (vor allem Kalium, aber auch Natrium, Kalzium, Fluor, Magnesium, Phosphor und Silicium, Vitamin C, Beta-Carotin, Vitamin A und B-Vitamine.

K. Buchart, A. Kerckhoff, Nutrazeutika für die Hausarztpraxis,
DOI 10.1007/978-3-662-71151-4 © Springer-Verlag Berlin Heidelberg 2025

7.6.2   Sole-Essig-Spülung

Nutrazeutika Fachinformationen für Ärzt:innen und Therapeut:innen

Indikation	Laryngo-Pharyngitis Tonsilitis
Nutrazeutikum	Sole - Essigspülung *0,9%ige Natriumchloridlösung mit 0,5% Apfelessig*
Altersgruppe	alle Altersgruppen ab 12 Jahren
Dosierungsempfehlung für Erwachsene	mehrmals täglich gurgeln nicht vor dem Zähneputzen
Anwendungsdauer	nach Bedarf
Kontraindikationen	Die Sole - Essigspülung wird nicht direkt vor dem Zähneputzen angewendet, weil das ungünstig für den Zahnschmelz sein kann
Erwartete Wirkungen	Entzündungshemmung, Expektoration
Hauptwirkstoffe	gelöstes Natriumchlorid und Essigsäure
Wirkungsmechanismus	die isotone Salzlösung befeuchtet Rachen und Kehlkopf durch die hygroskopischen Eigenschaften von Natriumchlorid, Apfelessig schafft ein saures Millieu
Nachweis der Wirksamkeit	Entzündungshemmende Wirkung von Essig (Asaad, 2022); Wissenschaftliche Hinweise (King, 2015)
Kombinationen, Ergänzungen	

K. Buchart, A. Kerckhoff, Nutrazeutika für die Hausarztpraxis,
  DOI 10.1007/978-3-662-71151-4 © Springer-Verlag Berlin Heidelberg 2025

Patient:innen Informationen

Hilft bei	Rachen- und Kehlkopfentzündungen
Hausmittel	Sole-Essigspülung
ACHTUNG	die Salzkonzentration von 0,9 Prozent und die Essigkonzentration von etwa 0,5 Prozent stärken das Mikrobiom von Rachen und Kehlkopf. Höhere Konzentrationen würden desinfizieren.
Zubereiten	9 g Stein- oder Meersalz ohne Zusätzen (Jod, Flour, Trennmittel) in einem Liter warmen Wasser auflösen, abkühlen und 100 g naturbelassenen Apfelessig dazu mischen. Die Mischung jeden Tag neu zubereiten.
Kombinieren oder ergänzen	statt Wasser kann auch Salbeitee verwendet werden: 4 Teelöffel getrocknete Salbeiblätter mit einem Liter kochendem Wasser aufgießen und 10 Minuten ziehen lassen. Dann abseihen und Salz und Essig wie oben dazu mischen. Die Mischung jeden Tag neu zubereiten.
Anwenden	Mit der Salz-Essigspülung gurgeln
wer kann es anwenden	alle Altersgruppen ab 12 Jahren
Dosierungsempfehlung für Erwachsene	mehrmals täglich nach Bedarf nicht vor dem Zähneputzen
wie lange anwenden	nach Bedarf anwenden
warum hilft es	das Salz-Essigwasser befeuchtet die Schleimhaut in Rachen und Kehlkopf, löst den Schleim und fördert das gesunde Schleimhautmikrobiom
spannend zu wissen	reine Salz-Essiglösungen, die ausschließlich aus Wasser, Salz und Essig bestehen, zeigen keine Gewöhnungseffekte und sind deshalb für eine dauerhafte Anwendung geeignet Aus der Volksmedizin: Diese Variante der Essig- bzw. der Solespülung zeigt das pragmatische Vorgehen in der alten „Küchenapotheke" sehr deutlich: Man verwendete, was zuhause vorhanden war – und das waren eigentlich immer Essig und Salz. Die Kombination zeigt aber auch, dass die alten Hausmittel durchaus ein gewisses Geheimwissen darstellten, denn auch auf diese Kombination würde man nicht ohne weiteres kommen. Gleiches gilt z.B. für ungesalzene Kartoffelsuppen zur Entwässerung, lange und in sehr viel Wasser gequollenen gekochten Reis bei Verstopfung, sehr lange gekochte Karottensuppe gegen Durchfall etc. Typisch ist auch der Mix aus Vorbeugung und Pflege. So ist das gelegentliche Gurgeln mit Essigwasser eine sinnvolle Prävention, im Krankheitsfall wird dann die Frequenz erhöht.

K. Buchart, A. Kerckhoff, Nutrazeutika für die Hausarztpraxis,
DOI 10.1007/978-3-662-71151-4 © Springer-Verlag Berlin Heidelberg 2025

7.7 Otitis media

7.7.1 Zwiebelwickel

Nutrazeutika Fachinformationen für Ärzt:innen und Therapeut:innen

Indikation	Otitis media
Nutrazeutikum	**Zwiebelwickel** *Allium cepa*
Altersgruppe	alle Altersgruppen ab 3 Jahren
Dosierungsempfehlung für Erwachsene	je eine halbe Zwiebel für jedes Ohr, Anwendung nach Konsultation mehrere Tage hintereinander
Anwendungsdauer	20 Minuten bis 30 Minuten zur Überbrückung bis zur Konsultation des Arztes
Kontraindikationen	
Erwartete Wirkungen	antiphlogistische Wirkung
Hauptwirkstoffe	Lauchöle der Gelben Zwiebel
Wirkungsmechanismus	beim Schneiden der Zwiebel wird die Alliinase aktiviert und diese befreit die Lauchöle (Sulfide) aus ihren glykosidischen Bindungen. Lauchöle hemmen die Prostaglandinsynthese aus Arachidonsäure und wirken dadurch antiphlogistisch
Nachweis der Wirksamkeit	Allium cepa wird vom Bundesamt für Verbraucherschutz als Funktionsarzneimittel angeführt, das eine pharmakologische Wirkung erzeugen kann (Bundesamt für Verbraucherschutz, 2014).
Kombinationen, Ergänzungen	

K. Buchart, A. Kerckhoff, Nutrazeutika für die Hausarztpraxis,
DOI 10.1007/978-3-662-71151-4 © Springer-Verlag Berlin Heidelberg 2025

Patient:innen Informationen

Hilft bei	Mittelohrentzündung
Hausmittel	**Zwiebelwickel**
ACHTUNG	die Mittelohrentzündung muss vom Arzt abgeklärt werden. Als Überbrückung bis zum Arztbesuch empfiehlt sich der Zwiebelwickel.
Zubereiten	Eine Gelbe Zwiebel schälen und in Würfel schneiden. Die Zwiebelwürfel in einen Baumwollbeutel geben oder auf ein Stofftaschentuch legen und zusammenbinden oder in ein Blatt Küchenrolle einschlagen.
Kombinieren oder ergänzen	
Anwenden	Den Baumwollbeutel oder die Küchenrolle mit der Zwiebel auf die Ohren legen und mit einem Stirnband oder einer Mütze befestigen. Hinlegen und die Zwiebel ungefähr eine halbe Stunde wirken lassen.
wer kann es anwenden	alle Altersgruppen ab 3 Jahren
Dosierungsempfehlung für Erwachsene	mehrere Tage hintereinander, nach Konsultation beim Arzt
wie lange anwenden	20 bis 30 Minuten, 1 bis 2mal pro Tag
warum hilft es	die Schwefelverbindungen der Zwiebel wirken entzündungshemmend
spannend zu wissen	die Gelbe Küchenzwiebel hat von den Zwiebel-, bzw. Zwiebelgewächsen den höchsten Gehalt an Lauchölen. Zu den Lauchgewächsen gehören z.B. Bärlauch, Knoblauch, Schalotten, Schnittlauch, Frühlingszwiebel und eben auch die Zwiebel. Das Interessante hier ist, dass diese flüchtigen Verbindungen erst entstehen, wenn die Zwiebel oder der Knoblauch angeschnitten sind – im unversehrten Zustand haben sie den typischen Geruch nicht. Zur Zwiebelauflage bei Ohrenschmerzen gibt es sehr viele unterschiedliche Rezepte, die im Internet kursieren. Manche von ihnen erwärmen die Zwiebel. Wir haben davon abgesehen, da Hitze immer gefährlich ist, gerade im Kopf und gerade bei den Sinnesorganen. Zu viel Hitze am Ohr kann im schlimmsten Fall auch dazu führen, dass das Trommelfell platzt.

K. Buchart, A. Kerckhoff, Nutrazeutika für die Hausarztpraxis,
DOI 10.1007/978-3-662-71151-4 © Springer-Verlag Berlin Heidelberg 2025

Untere Atemwege

8

8.1 Prävention und Gesundheitsförderung

8.1.1 Ingwertee

Nutrazeutika Fachinformationen für Ärzt:innen und Therapeut:innen

Indikation	Prävention Atemwegserkrankungen
Nutrazeutikum	**Ingwertee** *Zingiber officinale*
Altersgruppe	alle Altersgruppen ab 6 Jahren
Dosierungsempfehlung für Erwachsene	1 bis 2 Tassen
Anwendungsdauer	kurmäßig bis zu 4 Wochen
Kontraindikationen	Empfindlicher Magen, Ulcus, Abneigung gegen Schärfe. Ingwer kann zu Magenreizungen bis hin zu Magenblutungen führen. Vorsicht im 2. und 3. Trimenon der Schwangerschaft
Erwartete Wirkungen	sekretionsfördernd, antiphlogistisch
Hauptwirkstoffe	Scharfstoffe Gingerole und Shogaole, ätherische Öle, Bitterstoffe, Curcuminoide
Wirkungsmechanismus	Ingwer-Scharfstoffe reizen reflektorisch die Wärmerezeptoren der Mundschleimhaut und erzeugen das Gefühl einer Temperatur von 40 bis 50°C. Die Durchblutung der Mucosa und die Speichel- und Magensaftausschüttung steigt. Die Darmperistaltik wird angeregt und die Transitzeit verkürzt. Honig und Zitronensaft verstärken die Ingwer-Wirkung.
Nachweis der Wirksamkeit	Wirkungen der Ingwer-Scharfstoffe (Sticher, 2015); Monografien (WHO, 1999; EU, 2012; ESCOP, 2003)
Kombinationen, Ergänzungen	

K. Buchart, A. Kerckhoff, Nutrazeutika für die Hausarztpraxis,
DOI 10.1007/978-3-662-71151-4 © Springer-Verlag Berlin Heidelberg 2025

© Der/die Herausgeber bzw. der/die Autor(en), exklusiv lizenziert an
Springer-Verlag GmbH, DE, ein Teil von Springer Nature 2025
K. Buchart, A. Kerckhoff, *Nutrazeutika für die Hausarztpraxis*,
https://doi.org/10.1007/978-3-662-71151-4_8

Patient:innen Informationen

Hilft bei	Vorsorge Atemwegserkrankungen
Hausmittel	**Ingwertee**
ACHTUNG	Vorsicht im 2. und 3. Trimenon der Schwangerschaft
Zubereiten	2 Teelöffel frischer Ingwer mit heißem Wasser übergießen und zugedeckt 15 Minuten ziehen lassen. Dann abseihen und 1 Teelöffel Honig und 1 Esslöffel Zitronensaft dazu geben
Kombinieren oder ergänzen	Der Ingwer-Tee kann mit Kurkuma oder Galgant ergänzt werden
Anwenden	Den Ingwer-Tee über den Tag verteilt trinken
wer kann es anwenden	alle Altersgruppen ab 6 Jahren
Dosierungsempfehlung für Erwachsene	1 bis 2 Tassen pro Tag
wie lange anwenden	kurmäßig bis zu 4 Wochen
warum hilft es	Scharfstoffe, Bitterstoffe und ätherische Öle aus Ingwer stärken die Durchblutung der Schleimhaut und die Verdauungssäfte
spannend zu wissen	Aus der Volksmedizin: Ingwer ist eine Heilpflanze, die durchwärmt, den Stoffwechsel anregt und dessen Anwendung insbesondere dann angezeigt ist – aus volksmedizinischer Sicht – wenn dieses wärmende Gefühl guttut, also bei innerer Kälte oder Kältegefühl, bei Erkältungen, Unterkühlung, generell um etwas mehr „Hitze" in den Stoffwechsel zu bringen und die Verdauung anzuregen. Die Dosierung kann und soll dabei gerne individuell angepasst werden. Dabei gelten folgende Wirkprinzipien: Der Ingwertee wird schärfer - je kleiner der Ingwer geschnitten, gepresst, zerdrückt oder gerieben wird - je länger die Ziehzeit ist - je höher die Temperatur des Wassers ist bzw. ob er gekocht wird oder nur zieht. Möchte man den Ingwertee daher etwas variieren, so kann man ihn zur Vorbeugung etwas schwächer zubereiten, im akuten Erkältungsfall dann etwas stärker (individuelle Verträglichkeit berücksichtigen). Möchte man eher eine scharfe Variante, so werden die Ingwerstückchen noch einmal mit dem Messer oder der Gabel zerquetscht und man köchelt den Ingwertee.

K. Buchart, A. Kerckhoff, Nutrazeutika für die Hausarztpraxis,
DOI 10.1007/978-3-662-71151-4 © Springer-Verlag Berlin Heidelberg 2025

8.1.2 Ingwertinktur

Nutrazeutika Fachinformationen für Ärzt:innen und Therapeut:innen

Indikation	Prävention Atemwegserkrankungen
Nutrazeutikum	**Ingwertinktur**
	Zingiber officinale
Altersgruppe	alle Altersgruppen ab 16 Jahren
Dosierungsempfehlung für Erwachsene	20 Tropfen Ingwer Tinktur vor dem Essen
Anwendungsdauer	kurmäßig bis zu 4 Wochen
Kontraindikationen Nebenwirkungen	Empfindlicher Magen, Ulcus, Abneigung gegen Schärfe. Ingwer kann zu Magenreizungen bis hin zu Magenblutungen führen.
Erwartete Wirkungen	sekretionsfördernd, antiphlogistisch
Hauptwirkstoffe	Scharfstoffe, Ätherische Öle und Bitterstoffe aus Ingwer
Wirkungsmechanismus	Ingwer-Scharfstoffe reizen reflektorisch die Wärmerezeptoren der Mundschleimhaut und erzeugen das Gefühl einer Temperatur von 40 bis 50°C. Die Durchblutung der Mucosa und die Speichel- und Magensaftausschüttung steigt. Die Darmperistaltik wird angeregt und die Transitzeit verkürzt. Der Alkohol macht die Schleimhaut permeabler und verstärkt dadurch die Ingwer-Wirkungen
Nachweis der Wirksamkeit	Wirkungen der Ingwer-Scharfstoffe (Sticher, 2015); Monografien (WHO, 1999; EU, 2012; ESCOP, 2003)
Kombinationen, Ergänzungen	Ingwer kann mit Kurkuma oder Galgant – ebenfalls Ingwergewächse – kombiniert werden

K. Buchart, A. Kerckhoff, Nutrazeutika für die Hausarztpraxis,
DOI 10.1007/978-3-662-71151-4 © Springer-Verlag Berlin Heidelberg 2025

Patient:innen Informationen

Hilft bei	Vorsorge Atemwegserkrankungen
Hausmittel	Ingwertinktur
ACHTUNG	Tinkturen werden erst ab 16 Jahren eingesetzt.
Zubereiten	2 Esslöffel frischen Ingwer gehackt mit 0,1 Liter Korn, Vodka oder Schnaps übergießen (rund 40 Volumenprozent Alkohol), verschließen und zwei bis vier Wochen ziehen lassen. Dann abseihen und in eine Tropfflasche füllen.
Kombinieren oder ergänzen	Ingwer kann mit Kurkuma oder Galgant kombiniert werden
Anwenden	Tropfenweise vor dem Essen einnehmen
wer kann es anwenden	ab 16 Jahren
Dosierungsempfehlung für Erwachsene	20 Tropfen Ingwer-Tinktur vor dem Essen einnehmen
wie lange anwenden	kurmäßig bis zu 4 Wochen
warum hilft es	Scharfstoffe, ätherischen Öle und Bitterstoffe aus Ingwer stärken die Durchblutung der Schleimhaut und die Verdauungssäfte. Der Alkohol verstärkt die Ingwer-Wirkung
spannend zu wissen	Aus der Volksmedizin: Alkoholische Auszüge – Tinkturen oder auch Heilschnäpse – sind in der Volksmedizin sehr verbreitet. Der „Aufgesetzte" ist genau das, was hier mit dem Ingwer gemacht wird: Gewürze oder Lebensmittel werden mit Schnaps oder Wodka übergossen, verschlossen und ziehen gelassen. Im Vergleich zu einem Tee, der vor allem die wasserlöslichen Bestandteile auszieht, werden hier vor allem die fettlöslichen Bestandteile ausgezogen. Ganz praktisch betrachtet hat die Tinktur den Vorteil, dass sie in kleinen Fläschchen sehr mobil ist, wenn frischer Ingwer nicht zur Hand ist. Damit ist die Ingwertinktur auch ein sehr schönes Geschenk für kälteempfindliche Freundinnen!

K. Buchart, A. Kerckhoff, Nutrazeutika für die Hausarztpraxis,
DOI 10.1007/978-3-662-71151-4 © Springer-Verlag Berlin Heidelberg 2025

8.1.3   Kapuzinerkresse-Meerrettich-Tinktur

siehe Abschn. 7.2.5.

8.1.4   SSalbeisole

siehe Abschn. 6.1.3.

8.2   Bronchitis

8.2.1   Anishonig

siehe Abschn. 8.3.1.

8.2.2   Zwiebelhonig

Nutrazeutika Fachinformationen für Ärzt:innen und Therapeut:innen

Indikation	Bronchitis Husten Reizhusten
Nutrazeutikum	**Zwiebelhonig** *Allii cepae bulbus in Mel*
Altersgruppe	alle Altersgruppen ab 1 Jahr
Dosierungsempfehlung für Erwachsene	nach Bedarf mehrmals am Tag löffelspitzenweise
Anwendungsdauer	mehrere Tage
Kontraindikationen Nebenwirkungen	nicht verwenden bei Babys im ersten Lebensjahr. Vorsicht bei Pollenallergie.
Erwartete Wirkungen	nachlassen des Hustens und des Hustenreizes
Hauptwirkstoffe	Honigwirkstoffe: hoher Gehalt an Invertzucker (freie Glucose und freie Fructose), Enzyme (Glucoseoxidase, Invertase, Diastase), organische Säuren und Polyphenole. Zwiebelwirkstoffe: scharfe Lauchöle (Sulfide), Fructooligosaccharide FOS
Wirkungsmechanismus	Honig wirkt antioxidativ, antiinflammatorisch, immunmodulierend, sektretionsfördernd und synbiotisch: Invertzucker reizt osmotisch die Mucosa und es kommt reflektorisch zu erhöhter Bronchialsekretion. Konzentrationsabhängig wirkt er antimikrobiell. Glucoseoxidase, die nur in unerhitztem Honig intakt ist, spaltet Glucose in Glucuronsäure und antimikrobielles Wasserstoffperoxid und sie setzt Polyphenole frei (spaltet die glykosidische Bindung). Honig fördert selektiv das Wachstum von Lactobacillen und Bifidobakterien bei gleichzeitiger Hemmung pathogener Mikroben. Fructomaltose aus Honig wirkt präbiotisch. Organische Säuren aus Honig säuern die Mucosa. Zwiebel wirkt antiphlogistisch (Sulfide), präbiotisch (FOS) und immunmodulierend (die Kombination).
Nachweis der Wirksamkeit	präbiotische Wirkung von Honig (Shin, 2005) und von Zwiebel (Williamson, 2017; Sabater-Molina, 2009); Wirkungen von Zwiebel (Watzl, 2005; Schilcher, 2016)
Kombinationen, Ergänzungen	Meerrettich frisch gerieben; gelbe Zwiebel hat einen höheren Gehalt an Sulfiden als rote Zwiebel

K. Buchart, A. Kerckhoff, Nutrazeutika für die Hausarztpraxis,
DOI 10.1007/978-3-662-71151-4 © Springer-Verlag Berlin Heidelberg 2025

Patient:innen Informationen

Hilft bei	Bronchitis Husten Reizhusten
Hausmittel	Zwiebelhonig
ACHTUNG	Nicht verwenden bei Babys im ersten Lebensjahr. Vorsicht bei Pollenallergie.
Zubereiten	eine halbe gelbe Zwiebel schälen und hacken und sofort mit 3 Esslöffel Honig mischen, damit die scharfen Lauchöle gleich eingefangen werden
Kombinieren oder ergänzen	der Zwiebelhonig kann mit frisch geraspeltem Meerrettich ergänzt und in der Wirkung verstärkt werden
Anwenden	eine Löffelspitze Zwiebelhonig nach Bedarf essen
wer kann es anwenden	alle Altersgruppen ab 1 Jahr
Dosierungsempfehlung für Erwachsene	mehrmals pro Tag eine Löffelspitze
wie lange anwenden	über mehrere Tage
warum hilft es	Honig und Lauchöle aus der Zwiebel hemmen die Entzündung und wirken auf die Schleimhaut in Mund und Hals beruhigend
spannend zu wissen	Gelbe Küchenzwiebel enthält mehr Lauchöle als andere Zwiebelarten. Honig schützt die Lauchöle vor Reaktionen an der Luft, deshalb können sie ihre Wirkung auf der Mund- und Rachenschleimhaut voll entfalten

K. Buchart, A. Kerckhoff, Nutrazeutika für die Hausarztpraxis,
   DOI 10.1007/978-3-662-71151-4 © Springer-Verlag Berlin Heidelberg 2025

8.2.3   Gelbe-Zwiebel-Tee

siehe Abschn. 4.2.2.

8.2.4   Ingwertee

siehe Abschn. 8.1.1.

8.2.5   Ingwertinktur

siehe Abschn. 8.1.2.

8.2.6 Schwarzer-Rettich-Honig

Nutrazeutika Fachinformationen für Ärzt:innen und Therapeut:innen

Indikation	Bronchitis
	Husten
Nutrazeutikum	Schwarzer-Rettich-Honig
	Raphanus sativus & Mel
Altersgruppe	alle Altersgruppen ab 1 Jahr
Dosierungsempfehlung für Erwachsene	mehrere Löffelspitzen pro Tag
Anwendungsdauer	nach Bedarf bis zu 2 Wochen
Kontraindikationen	Vorsicht bei Pollenallergie.
Erwartete Wirkungen	Entzündungshemmung, Sekretionsförderung
Hauptwirkstoffe	Senföle aus Schwarzem Rettich
Wirkungsmechanismus	Beim Zerkleinern des Schwarzen Rettichs wird eine Myrosinase frei, die Senföle aus der glykosidischen Bindung befreit. Die freien Senföle werden sofort durch den Honig aufgefangen. In Rachen und Hals wirken die Senföle zusammen mit dem Honig antimikrobiell.
Nachweis der Wirksamkeit	Antimikrobielle Wirkung von Schwarzem Rettich (Schilcher, 2016); Antimikrobielle Wirkung von Honig (Kwakman, 2012); Erhöhung der Bioverfügbarkeit durch Honig (Ranneh, 2021)
Kombinationen, Ergänzungen	

K. Buchart, A. Kerckhoff, Nutrazeutika für die Hausarztpraxis,
DOI 10.1007/978-3-662-71151-4 © Springer-Verlag Berlin Heidelberg 2025

Patient:innen Informationen

Hilft bei	**Bronchitis** **Husten**
Hausmittel	Schwarzer-Rettich-Honig
ACHTUNG	**Nicht anwenden im ersten Lebensjahr.** **Vorsicht bei Pollenallergie.**
Zubereiten	1 Esslöffel vom frischen Schwarzen Rettich raspeln und mit 2 Esslöffel Honig mischen. Einige Zeit stehen lassen (3 Stunden).
Kombinieren oder ergänzen	
Anwenden	pur löffelspitzenweise nach Bedarf einnehmen; Der Honig hat die Senföle aufgenommen, daher reicht es, den Honig ohne Fruchtfleisch anzuwenden.
wer kann es anwenden	alle Altersgruppen ab 1 Jahr
Dosierungsempfehlung für Erwachsene	mehrmals täglich eine Löffelspitze
wie lange anwenden	nach Bedarf bis zu 2 Wochen
warum hilft es	Die scharfen Senföle aus Schwarzem Rettich wirken antimikrobiell und lösen den Schleim
spannend zu wissen	Wer keinen Honig zur Hand hat kann den Rettich auch mit Rohrohrzucker oder Kandiszucker mischen

Der Schwarze Rettich-Honig verdeutlicht das Prinzip der Voksmedizin ausgezeichnet: Zutaten, die zuhause vorrätig sind, werden gemischt, dies ist alltagstauglich und in der Umsetzung unkompliziert. Tatsächlich kursieren in der traditionellen Medizin auch Rezepte, die einen ganzen schwarzen Rettich verwenden, aus diesem Rettich einen Trichter ausschneiden. Mit einer Stricknadel wird unten am Trichter noch ein Loch gebohrt und der Rettich auf ein Glas gestellt. Der Trichter wurde dann mit Zucker gefüllt, nach und nach löste sich der Zucker auf und ein Hustensirup tropfte durch das Loch in das darunter befindliche Glas. In anderen Rezepten wurde der Rettich ausgehöhlt und mit Honig gefüllt. Der Hustensaft wurde löffelweise entnommen. |

K. Buchart, A. Kerckhoff, Nutrazeutika für die Hausarztpraxis,
DOI 10.1007/978-3-662-71151-4 © Springer-Verlag Berlin Heidelberg 2025

8.2.7 Thymianbalsam

Nutrazeutika Fachinformationen für Ärzt:innen und Therapeut:innen

Indikation	**Bronchitis** **Infektion des oberen Respirationstrakts IORT** **Upper Respiratory Infection URI**
Nutrazeutikum	**Thymianbalsam** *Thymi herba, Oleum olivarum*
Altersgruppe	ab 3 Jahren
Dosierungsempfehlung für Erwachsene	mehrmals täglich nach Bedarf anwenden
Anwendungsdauer	über mehrere Tage geeignet
Kontraindikationen	Vorsicht mit Thymiansalben (Thymus vulgaris) in der Schwangerschaft, bei Schilddrüsenerkrankungen und bei Kleinkindern; Für Kinder unter 3 Jahren ist Quendel, Thymus serpyllum, der wesentlich weniger Thymol enthält, besser geeignet
Erwartete Wirkungen	Abklingen der Infektion
Hauptwirkstoffe	ätherische Öle des Thymians mit den Hauptbestandteilen Thymol, Carvacrol, g-Terpinen, p-Cymol
Wirkungsmechanismus	Das ätherische Öl von Thymian hat einen Phenolfaktor 20 und wirkt dadurch stark antimikrobiell bis zu einer Verdünnung von 1:3000
Nachweis der Wirksamkeit	Die Wirkung von Thymian auf den Respirationstrakt ist in der pharmazeutischen Literatur umfangreich beschrieben (Hager, 2007; Sticher, 2015)
Kombinationen, Ergänzungen	Anis, Fenchel, Salbei

K. Buchart, A. Kerckhoff, Nutrazeutika für die Hausarztpraxis,
    DOI 10.1007/978-3-662-71151-4 © Springer-Verlag Berlin Heidelberg 2025

Patient:innen Informationen

Hilft bei	Bronchitis
	Infektionen der oberen Atemwege:
	Nasennebenhöhlen, Rachen und bei Schnupfen
Hausmittel	Thymianbalsam
ACHTUNG	Vorsicht mit Thymiansalben in der Schwangerschaft, bei Schilddrüsenerkrankungen und bei Kleinkindern
Zubereiten	200 g Butterschmalz erwärmen und 4 EL frischen oder getrockneten Thymian darin eine halbe bis eine Stunde warm ziehen lassen bei 70 bis 80°C. Dann abseihen und in ein Schraubglas füllen, auskühlen lassen und verschließen.
Kombinieren oder ergänzen	Anis, Fenchel, Salbei, Quendel (wilder Thymian)
Anwenden	die Brust damit einreiben
wer kann es anwenden	alle Altersgruppen ab 3 Jahren
Dosierungsempfehlung für Erwachsene	nach Bedarf mehrmals pro Tag einreiben
wie lange anwenden	als Anwendung über mehrere Tage geeignet
warum hilft es	die ätherischen Öle von Thymian lassen die Infektion abklingen und der Schnupfen wird gemildert
spannend zu wissen	Für Kleinkinder unter 3 Jahren eignet sich der mildere Quendel. Statt Butterschmalz kann Olivenöl und 30 g Bienenwachs (oder 30 g Jojobaöl) verwendet werden.
	Thymian ist ein sehr gutes „Hustenkraut" und kommt in zahlreichen volksmedizinischen Anwendungen vor, z.B. auch als Tee. Der Tee hat einen etwas strengen Geschmack und schmeckt sehr gut mit Zitronensaft und Honig. Man kann ihn auch etwas kürzer ziehen lassen. Wenn man jedoch bereit ist, den Aufwand zu betreiben, den Thymianbalsam herzustellen, so ist dies hervorragend geeignet, damit die ätherischen Öle durch die Haut in die Atemwege gelangen. Generell finden sich in der Volksmedizin oft eine Kombination aus innerlicher und äußerlicher Anwendung, was für eine Kombination von z.B. Tee und äußerlicherlicher Einreibung spricht.

K. Buchart, A. Kerckhoff, Nutrazeutika für die Hausarztpraxis,
DOI 10.1007/978-3-662-71151-4 © Springer-Verlag Berlin Heidelberg 2025

8.2.8 Inhalationssalz mit Thymian

Nutrazeutika Fachinformationen für Ärzt:innen und Therapeut:innen

Indikation	Bronchitis Infektion des oberen Respirationstrakts IORT Upper Respiratory Infection URI
Nutrazeutikum	**Inhalationssalz mit Thymian** *Natrium chloratum, Thymi herba*
Altersgruppe	alle Altersgruppen ab 1 Jahr
Dosierungsempfehlung für Erwachsene	1 bis 2mal täglich anwenden
Anwendungsdauer	Inhalationen über mehrere Tage
Kontraindikationen	Vorsicht mit Thymian, Thymus vulgaris, in der Schwangerschaft, bei Schilddrüsenerkrankungen und bei Kleinkindern
Erwartete Wirkungen	das Durchatmen wird ermöglicht bzw. erleichtert
Hauptwirkstoffe	Natriumchlorid NaCl; ätherische Öle des Thymians mit den Hauptbestandteilen Thymol, Carvacrol, g-Terpinen, p-Cymol; ätherische Öle von Kamille u.a. Kräutern; die Wärme des Wasserdampfes
Wirkungsmechanismus	Soledampf befeuchtet die Muccosa buccalis und Mucosa pharyngis und erhöht deren Permeabilität; das ätherische Öl von Thymian hat einen Phenolfaktor 20 und wirkt dadurch stark antimikrobiell bis zu einer Verdünnung von 1:3000, seine Wirkung wird durch die Kombination von Wasser und Salz optimiert
Nachweis der Wirksamkeit	Die Wirkung von Thymian auf den Respirationstrakt ist in der pharmazeutischen Literatur umfangreich beschrieben (Hager, 2007; Sticher, 2015); In der Halotherapie wurde die therapeutische Wirkung von feinen Salzpartikeln in der Luft untersucht. Für Soledampf ist die Studienlage noch schwach, die Patienten empfinden die Anwendung durchwegs als sehr erleichternd.
Kombinationen, Ergänzungen	für Kinder unter 3 Jahren ist Sand-Thymian (Quendel), Thymus serpyllum, der wesentlich weniger Thymol enthält, besser geeignet; Thymian kann mit Kamille, Anis, Zitronenmelisse und Salbei ergänzt werden

K. Buchart, A. Kerckhoff, Nutrazeutika für die Hausarztpraxis,
DOI 10.1007/978-3-662-71151-4 © Springer-Verlag Berlin Heidelberg 2025

Patient:innen Informationen

Hilft bei	**Bronchitis**
	Schnupfen
	Entzündungen von Rachen
	Entzündungen von Nasennebenhöhlen
Hausmittel	**Inhalationssalz mit Thymian**
ACHTUNG	**der Dampf darf nicht zu heiß sein!**
Zubereiten	100 g Steinsalz oder Meersalz mit 5 g getrocknetem und gemahlenem Thymian mischen und in einem Schraubglas dunkel aufbewahren
Kombinieren oder ergänzen	Anis, Fenchel, Salbei, Quendel (wilder Thymian)
Anwenden	1 Teelöffel Inhalationssalz in ein Viertelliter heißes Wasser geben und so heiß wie angenehm inhalieren. Dafür den Thymian-Salz-Dampf mit einem Handtuch zu Mund und Nase leiten
wer kann es anwenden	alle Altersgruppen ab 1 Jahr; für Kleinkinder eine „Dampfraum" bauen: den Dampf mit einem Handtuch verteilen
Dosierungsempfehlung für Erwachsene	1 bis 2mal pro Tag
wie lange anwenden	nach Bedarf über mehrere Tage
warum hilft es	der warme Dampf und das Salz verstärken die Wirkung der ätherischen Öle aus Thymian auf den Schleimhäuten
spannend zu wissen	der milde Quendel, wilder Thymian, ist für Kleinkinder unter 3 Jahren besser geeignet als der echte Thymian, Thymus vulgaris. Thymian ist ein besonders wirksames Husten- und Erkältungskraut, das in verschiedenen Formen zur Anwendung kommt: als Tee, als Balsam oder wie hier als Inhalationssalz. Dabei muss die Intensität nicht groß sein, in der Naturheilkunde reichen vielfach auch schwache Reize. Beim Thymiansalz ist dies eher gewährleistet, als wenn man beispielsweise das sehr intensive ätherische Öle verwenden würde. Für kleine Kinder lässt sich eine solche Inhalation besonders gestalten: Mit einem Regenschirm, über den eine Decke gehängt wird. Gemeinsam setzt man sich unter den Schirm.

K. Buchart, A. Kerckhoff, Nutrazeutika für die Hausarztpraxis,
DOI 10.1007/978-3-662-71151-4 © Springer-Verlag Berlin Heidelberg 2025

8.3   Produktiver Husten

8.3.1   Anishonig

Nutrazeutika Fachinformationen für Ärzt:innen und Therapeut:innen

Indikation	Produktiver Husten
Nutrazeutikum	**Anis Honig** *Anisi fructus & Mel*
Altersgruppe	alle Altersgruppen ab 1 Jahr
Dosierungsempfehlung für Erwachsene	mehrere Löffelspitzen pro Tag
Anwendungsdauer	nach Bedarf
Kontraindikationen	Vorsicht bei Pollenallergie.
Erwartete Wirkungen	Sekretolyse
Hauptwirkstoffe	Anis: Ätherische Öle; Honigwirkstoffe: hoher Gehalt an Invertzucker (freie Glucose und freie Fructose), Enzyme (Glucoseoxidase, Invertase, Diastase), organische Säuren und Polyphenole.
Wirkungsmechanismus	Die ätherischen Öle aus Anis wirken sekretolytisch. Honig wirkt antioxidativ, antiinflammatorisch, immunmodulierend, sektretionsfördernd und synbiotisch: Invertzucker reizt osmotisch die Mucosa und es kommt reflektorisch zu erhöhter Bronchialsekretion. Konzentrationsabhängig wirkt er antimikrobiell. Glucoseoxidase, die nur in unerhitztem Honig intakt ist, spaltet Glucose in Glucuronsäure und antimikrobielles Wasserstoffperoxid und sie setzt Polyphenole frei (spaltet die glykosidische Bindung). Honig fördert selektiv das Wachstum von Lactobacillen und Bifidobakterien bei gleichzeitiger Hemmung pathogener Mikroben. Fructomaltose aus Honig wirkt präbiotisch. Organische Säuren aus Honig säuern die Mucosa.
Nachweis der Wirksamkeit	Sekretolyse durch Anis (Sticher, 2015) präbiotische Wirkung von Honig (Shin, 2005); Antimikrobielle Wirkung von Honig (Kwakman, 2012); Honig erhöht die Bioverfügbarkeit von Pflanzenwirkstoffen und wirkt antiinflammatorisch (Ranneh, 2021)
Kombinationen, Ergänzungen	Fenchel kann ergänzend verwendet werden

K. Buchart, A. Kerckhoff, Nutrazeutika für die Hausarztpraxis,
DOI 10.1007/978-3-662-71151-4 © Springer-Verlag Berlin Heidelberg 2025

Patient:innen Informationen

Hilft bei	Verschleimter Husten
Hausmittel	**Anis Honig**
ACHTUNG	Nicht anwenden im ersten Lebensjahr. Vorsicht bei Pollenallergie.
Zubereiten	1 Esslöffel Aniskörner fein mahlen und mit 100 g Honig mischen. Der Honig kann ganz leicht bis 30°C erwärmt werden, damit er sich mit dem Pulver leichter mischt.
Kombinieren oder ergänzen	Anis kann mit Fenchel (Süßfenchel, Gewürzfenchel) gemischt werden
Anwenden	Pur löffelspitzenweise nach Bedarf
wer kann es anwenden	alle Altersgruppen ab 1 Jahr
Dosierungsempfehlung für Erwachsene	mehrmals täglich eine Löffelspitze
wie lange anwenden	nach Bedarf bis zu 2 Wochen
warum hilft es	Die ätherischen Öle aus Anis lösen den zähen Schleim
spannend zu wissen	Der Geschmack von Anishonig ist überraschend anders als erwartet: Honig moduliert das Aroma des Gewürzes Anis ist leider hierzulande als Gewürz etwas in Vergessenheit geraten. In anderen Kulturen ist dies anders: So gibt es in Frankreich den Pernod oder Pastis, in Griechenland den Ouzo. Beides wird im Rahmen eines Essens gereich. In Indien werden Anis, Kümmel und Fenchel auf den Tisch gestellt – immer als Verdauungshilfe. Doch auch der Milchbildungstee enthält Anis – er bringt, so die traditionelle Vorstellung „die Säfte zum Fließen". Wichtig bei den Haupteinsatzgebieten des Anis ist, dass sich das ätherische Öl in den Früchten (Samen) befindet und freigesetzt werden muss. Dies kann gut durch Kauen erfolgen bei der ganzen Frucht – wenn man Anis beispielsweise im Brot als ganzen Samen verbackt – oder er muss gerieben oder angestoßen werden. Da sich die ätherischen Öle schnell verflüchtigen ist es sinnvoll, die Samen erst kurz vor der Zubereitung entsprechen aufzubrechen oder zu mahlen.

K. Buchart, A. Kerckhoff, Nutrazeutika für die Hausarztpraxis,
DOI 10.1007/978-3-662-71151-4 © Springer-Verlag Berlin Heidelberg 2025

8.3.2　Gelbe-Zwiebel-Tee

siehe Abschn. 4.2.2.

8.3.3   Fencheltee

Nutrazeutika Fachinformationen für Ärzt:innen und Therapeut:innen

Indikation	Produktiver Husten
Nutrazeutikum	**Fencheltee** *Foeniculum vulgare var. dulce*
Altersgruppe	alle Altersgruppen ab 6 Monaten
Dosierungsempfehlung für Erwachsene	1 bis 3 Tassen pro Tag
Anwendungsdauer	Nach Bedarf bis zu 4 Wochen
Kontraindikationen Nebenwirkungen Wechselwirkungen	Bei Verwendung der Früchte (Körner) von Süßfenchel/Gewürzfenchel, der als Lebensmittel zugelassen ist, besteht kaum Gefahr der Überdosierung wie bei Arznei-Fenchel, auch als Bitterfenchel bezeichnet *(Foeniculum vulgare Mill)*, der viel Fenchon enthält In seltenen Fälle können allergische Reaktionen bei Pollenallergikern auftreten.
Erwartete Wirkungen	Sekretolyse, Spasmolyse
Hauptwirkstoffe	ätherische Öle, Cumarine, Flavonoide
Wirkungsmechanismus	Das ätherische Öl von Fenchel erhöht die Schlagfrequenz der Flimmerepithelien, das wirkt sekretolytisch
Nachweis der Wirksamkeit	Positive Arzneimittelmonografien für Bitterfenchel (WHO, 1999; ESCOP, 2003)
Kombinationen, Ergänzungen	Die sekretolytische Wirkung von Fenchel kann durch Anis verstärkt werden. In Einzelfällen wird Fenchel bei allergischem Sellerie-Karotten-Beifuß-Gewürz-Syndrom oder bei Birkenpollenallergie nicht vertragen (Medizinische Universität Wien, 2021).

K. Buchart, A. Kerckhoff, Nutrazeutika für die Hausarztpraxis,
DOI 10.1007/978-3-662-71151-4 © Springer-Verlag Berlin Heidelberg 2025

Patient:innen Informationen

Hilft bei	Verschleimter Husten
Hausmittel	Fencheltee
ACHTUNG	In Einzelfällen kann Fencheltee allergische Reaktionen bei Pollenallergiker:innen auslösen
Zubereiten	2 Teelöffel Fenchelkörner mit 1 Liter heißem Wasser übergießen und zugedeckt 10 Minuten ziehen lassen. Dann abseihen.
Kombinieren oder ergänzen	Fenchel kann mit Anis gemischt verwendet werden.
Anwenden	Fencheltee warm trinken
wer kann es anwenden	alle Altersgruppen ab 6 Monaten
Dosierungsempfehlung für Erwachsene	1 bis 3 Tassen Fencheltee pro Tag
wie lange anwenden	nach Bedarf bis zu 4 Wochen
warum hilft es	Die ätherischen Öle von Fenchel bringen das Flimmerepithel in Bewegung und dadurch wird der zähe Schleim gelöst.
spannend zu wissen	Die Körner von Fenchel, die für den Tee verwendet werden, sind botanisch gesehen die Früchte von Fenchel. Landläufig werden sie als *Samen* oder als *Körner* bezeichnet. *Florentiner Fenchel* ist eine einjährige Pflanze, die einen bauchigen Stängel bildet, der als Gemüse gegessen wird.

K. Buchart, A. Kerckhoff, Nutrazeutika für die Hausarztpraxis,
DOI 10.1007/978-3-662-71151-4 © Springer-Verlag Berlin Heidelberg 2025

8.3.4 Warme Kartoffelauflage

Nutrazeutika Fachinformationen für Ärzt:innen und Therapeut:innen

Indikation	**Bronchitis**
	Nackenschmerzen - Zervikalgie
Nutrazeutikum	**Warme Kartoffelauflage**
	Solanum tuberosum
Altersgruppe	alle Altersgruppen ab 6 Jahren
Dosierungsempfehlung für Erwachsene	einmal täglich
Anwendungsdauer	solange angenehm, bei Bedarf
Kontraindikationen	Bei unklaren Rückenschmerzen, Bauchschmerzen oder Nervenschmerzen, Husten, Fieber, Entzündungen, akuten Herz- und Kreislauferkrankungen, akuten Verletzungen, Durchblutungsstörungen, Menschen mit Demenz, Säuglingen und Kleinkindern nicht anwenden, hochakute Entzündungen, wenn Wärme unangenehm ist.
Erwartete Wirkungen	Befeuchtung, gerade bei trockenem Husten
Hauptwirkstoffe	Wasserdampf
Wirkungsmechanismus	Kartoffeln sind ein guter Wärmeträger für feuchte Wärme.
Nachweis der Wirksamkeit	Beschreibung der physikalischen Wirkung von warmen Kartoffelauflagen (Bühring, 2024)
Kombinationen, Ergänzungen	

K. Buchart, A. Kerckhoff, Nutrazeutika für die Hausarztpraxis,
DOI 10.1007/978-3-662-71151-4 © Springer-Verlag Berlin Heidelberg 2025

Patient:innen Informationen

Hilft bei	Bronchitis, Nackenschmerzen
Hausmittel	**Warme Kartoffelauflage**
ACHTUNG	Nicht anwenden bei Säuglingen und Kleinkindern, Menschen mit Demenz, unklaren Rücken-, Bauch oder Nervenschmerzen, Husten, Fieber, Herz-Kreislauferkrankungen, akuten Verletzungen oder Durchblutungsstörungen
Zubereiten	Küchenkrepp auf ein Geschirrtuch legen. 3 mittelgroße (mehlige) Kartoffeln mit der Schale kochen und heiß in die Mitte darauf legen. Das Tuch so zuschlagen, dass ein Paket entsteht, mit Klebeband befestigen und die Kartoffeln zerdrücken. Dann nochmal in ein Frottetuch einschlagen.
Kombinieren oder ergänzen	
Anwenden	Wenn das Kartoffelpaket etwas abgekühlt ist und eine erträgliche Temperatur erreicht hat noch 2 Minuten warten. Der Kartoffelwickel soll zwar sehr warm sein, darf aber nicht zu heiß sein. Dann das Kartoffelpaket mit der einlagigen Stoffseite auf die Brust legen und mit einem Handtuch abdecken. Nicht fixieren – die Wärme dringt erst langsam durch die Auflage und die Haut und es muss stets die Möglichkeit geben, die Auflage abnehmen zu können. Dies gilt insbesondere auch für alte Menschen, die nicht immer ein gutes Wärmeempfinden haben. Hier muss die Haut kontrolliert werden.
wer kann es anwenden	Alle Altersgruppen ab 6
Dosierungsempfehlung für Erwachsene	Bei Bedarf
wie lange anwenden	Der Kartoffelwickel kann solange aufgelegt werden, solang er als sehr angenehm empfunden wird. Als Orientierung gilt eine Anwendungsdauer von 1 Stunde. Nach der Anwendung wird der Nacken mit Olivenöl oder mit Weihrauchsalbe (siehe Weihrauchsalbe) nachbehandelt.
warum hilft es	Der Kartoffelwickel wirkt nachhaltig feucht-warm auf die Bronchien und kann den Husten etwas lösen
spannend zu wissen	Die Kartoffelauflage wirkt wärmend, entspannend, befeuchtend, krampflösend und entsäuernd über die Haut. Bei festsitzendem Schleim ist sie angenehm und trägt dazu bei, den Schleim zu lösen. Kartoffeln sind Wärmespeicher von feuchter Wärme. Diese feuchte Wärme dringt sehr viel tiefer in das Gewebe als trockene Wärme (Wärmflasche, Heizkissen) und ist sehr lang anhaltend. Kartoffeln sind alltagstaugliche Heilmittel, der Aufwand der Zubereitung ist gering, wenn ohnehin Kartoffeln gegessen werden – dann kocht man einfach einige Kartoffeln mehr und lässt sie während des Essens abkühlen. Danach gibt es dann eine Ruhepause mit Auflage!

K. Buchart, A. Kerckhoff, Nutrazeutika für die Hausarztpraxis,
DOI 10.1007/978-3-662-71151-4 © Springer-Verlag Berlin Heidelberg 2025

Blut, Gefäße und Kreislauf

9

9.1 Prävention und Gesundheitsförderung

9.1.1 Zitronen-Knoblauch-Mix

Nutrazeutika Fachinformationen für Ärzt:innen und Therapeut:innen

Indikation	Prävention Arteriosklerose
Nutrazeutikum	**Zitronen-Knoblauch-Mix** *Mix aus Alium sativum var. sativum und Citrus limon*
Altersgruppe	ab 16 Jahren
Dosierungsempfehlung für Erwachsene	20 bis 40 ml pro Tag
Anwendungsdauer	kurmäßige Anwendung über 3 Wochen, ein- bis zweimal pro Jahr
Kontraindikationen	Bypass, Hypotonie, Antikoagulanzien
Erwartete Wirkungen	Auflösen von Ablagerungen in den Gefäßen, Blutgerinnungshemmung, Senkung Blutfettwerte, Senkung Blutdruck
Hauptwirkstoffe	Sulfide (Lauchöle) Alliin und Ajoen sowie Saponine aus dem Knoblauch und ätherische Öle, Bitterstoffe und organische Säuren aus der Zitrone
Wirkungsmechanismus	Beim Mixen entsteht der Wirkstoff Allicin aus Alliin, der später zu Ajoen abgebaut wird. Alliin hemmt die Cholesterinsynthese, Alliin und Ajoen wirken antioxidativ durch Beeinflussung der Glutathion- und Superoxiddismutase-Systems. Ajoen stört die Kommunikation der Bakterien (Quroum Quenching). Knoblauch-Saponine hemmen die Bildung von arteriellen Plaques.
Nachweis der Wirksamkeit	Arzneimittelmonografien ESCOP (ESCOP Monographs, 2003) und Monografien der WHO (WHO monographs, 1999)
Kombinationen, Ergänzungen	

K. Buchart, A. Kerckhoff, Nutrazeutika für die Hausarztpraxis,
DOI 10.1007/978-3-662-71151-4 © Springer-Verlag Berlin Heidelberg 2025

Patient:innen Informationen

Hilft bei	Ablagerungen in den Gefäßen Vorsorge Arteriosklerose
Hausmittel	Knoblauch-Zitronen-Mix
ACHTUNG	nicht anwenden bei Bypässen, niedrigem Blutdruck und blutverdünnenden Medikamenten
Zubereiten	30 Knoblauchzehen schälen und 5 Biozitronen entkernen. Knoblauch und Zitronen mit der Schale mit 1 Liter Wasser mixen, kurz aufkochen und abseihen. In eine Flasche füllen, auskühlen lassen und im Kühlschrank lagern.
Kombinieren oder ergänzen	
Anwenden	einmal pro Tag trinken
wer kann es anwenden	alle ab 16 Jahren
Dosierungsempfehlung für Erwachsene	20 bis 40 ml – 2 bis 4 cl - trinken
wie lange anwenden	kurmäßige Anwendung über 3 Wochen, eine bis zwei Kuren pro Jahr
warum hilft es	die Schwefelverbindungen und die Saponine (schäumende Pflanzenwirkstoffe) aus dem Knoblauch lösen Ablagerungen und senken ablagerungsbedingten hohen Blutdruck; ätherische Öle aus der gelben Schicht, Bitterstoffe aus der weißen Schicht und organische Säuren aus dem Fruchtfleisch der Zitrone verstärken die Wirkung
spannend zu wissen	Die Kur mit dem Knoblauch-Zitronen-Mix ist ein traditionelles Rezept, dessen Wirkung heute wissenschaftlich erklärbar ist. Der unerwünschte Knoblauchduft ist bei dieser Anwendung kaum wahrnehmbar. Knoblauch gehört, wie Zwiebeln, Schalotten, Lauch, Schnittlauch oder Bärlauch, zu den Lauchgewächsen, die alle – in geringen Mengen – antibiotisch wirken. Der typische Knoblauchgeruch entsteht übrigens erst, wenn die Zehe angeschnitten wird. So gibt es in Frankreich ein Rezept, bei dem Hühnchen mit Knoblauchknollen angerichtet werden, die nach dem Schmoren fast süßlich schmecken.

K. Buchart, A. Kerckhoff, Nutrazeutika für die Hausarztpraxis,
DOI 10.1007/978-3-662-71151-4 © Springer-Verlag Berlin Heidelberg 2025

9.1.2   Knoblauchölmazerat

Nutrazeutika Fachinformationen für Ärzt:innen und Therapeut:innen

Indikation	**Prävention Arteriosklerose**
	Prävention Thrombozytenaggregation
	Prävention Hypertonie
Nutrazeutikum	**Knoblauch Ölmazerat**
	Alium sativum var. sativum
Altersgruppe	ab 16 Jahren
Dosierungsempfehlung für Erwachsene	1 Zehe pro Tag
Anwendungsdauer	kurmäßige Anwendung über 3 Wochen, ein- bis zweimal pro Jahr
Kontraindikationen	Bypass, Hypotonie, Antikoagulanzien
Erwartete Wirkungen	Blutgerinnungshemmung, Senkung Blutdruck, auflösen von Ablagerungen in den Gefäßen
Hauptwirkstoffe	Das fettlösliche Ajoen aus Knoblauch entfaltet Quorum Quenching Wirkung
Wirkungsmechanismus	Beim Mixen entsteht der Wirkstoff Allicin aus Alliin, der später zu fettlöslichem Ajoen abgebaut wird. Ajoen wirkt antioxidativ durch Beeinflussung der Glutathion- und Superoxiddismutase-Systems. Ajoen stört die Kommunikation der Bakterien (Quroum Quenching). Knoblauch-Saponine hemmen die Bildung von arteriellen Plaques.
Nachweis der Wirksamkeit	Arzneimittelmonografien ESCOP (ESCOP Monographs, 2003) und Monografien der WHO (WHO monographs, 1999) Quorum Quenching Wirkung (Estrela, 2010; Jakobsen, 2017)
Kombinationen, Ergänzungen	

K. Buchart, A. Kerckhoff, Nutrazeutika für die Hausarztpraxis,
DOI 10.1007/978-3-662-71151-4 © Springer-Verlag Berlin Heidelberg 2025

Patient:innen Informationen

Hilft bei	Vorsorge Ablagerungen in den Gefäßen Vorsorge hoher Blutdruck Vorsorge Verklumpung von Blutplättchen
Hausmittel	Knoblauch in Öl
ACHTUNG	nicht anwenden bei niedrigem Blutdruck oder bei gleichzeitiger Einnahme von gerinnungshemmenden Medikamenten
Zubereiten	Knoblauchzehen schälen, in ein Glas geben und mit Olivenöl extra vergine gut bedecken. Vor der Verwendung 1 Woche oder länger ziehen lassen.
Kombinieren oder ergänzen	
Anwenden	Knoblauchzehen pur oder in den Speisen essen
wer kann es anwenden	alle Altersgruppen ab 16 Jahren
Dosierungsempfehlung für Erwachsene	1 Knoblauchzehe pro Tag
wie lange anwenden	kurmäßige Anwendung über 3 Wochen, ein- bis zweimal pro Jahr
warum hilft es	Der fettlösliche Knoblauchwirkstoff Ajoen löst Ablagerungen in den Blutgefäßen und verhindert, dass sich ungünstige Biofilme von Bakterien bilden
spannend zu wissen	Das in der ganzen, unversehrten Knoblauchzehe liegende, geruchlose Alliin, eine schwefelhaltige Aminosäure, wandelt sich bei Kontakt mit der Luft in die für den typischen Knoblauchgeruch verantwortliche Substanz Allicin um. Allicin ist für den typischen Geruch und Geschmack des Knoblauchs und der anderen Lauchgewächse verantwortlich. In der Natur schützt es die Knoblauchknolle vor Fraßfeinden, Parasiten und Pilzen. Von dieser Funktion können wir Menschen profitieren, wenn wir Knoblauch in der Ernährung, als innerliches oder äußerliches Heilmittel einsetzen. Allicin verhindert einen Biofilm aus pathogenen Bakterien wie Klebsiellen, Clostridien, Salmonellen und Staphylococcus aureus, ohne die natürliche Darmflora zu schädigen. Resistenzbildungen sind durch die komplexen Wirkmechanismen kaum möglich.

K. Buchart, A. Kerckhoff, Nutrazeutika für die Hausarztpraxis,
DOI 10.1007/978-3-662-71151-4 © Springer-Verlag Berlin Heidelberg 2025

9.2   Hypotonie und orthostatische Dysregulation

9.2.1 Rosmarinduft

Nutrazeutika Fachinformationen für Ärzt:innen und Therapeut:innen

Indikation	Hypotonie Kreislaufschwankungen Schwindel durch Hypotonie
Nutrazeutikum	**Rosmarinduft** *Duft von getrocknetem Salvia rosmarinus*
Altersgruppe	alle Altersgruppen ab 6 Jahren
Dosierungsempfehlung für Erwachsene	mehrere Duftepisoden pro Tag
Anwendungsdauer	Anwendung nach Bedarf über mehrere Wochen möglich
Kontraindikationen	Hypertonie
Erwartete Wirkungen	Stabilisierung des Kreislaufs und des Blutdruckes
Hauptwirkstoffe	ätherische Öle von Rosmarin: 1,8-Cineol, Campher, Borneol, a-Pinen, ß-Pinen, Limonen, ß-Myrcen, Terpinen, Hauptbitterstoff Carnosolsäure;
Wirkungsmechanismus	ätherische Öle aus Rosmarin tonisieren Kreislauf und Nervensystem und steigern den Koronardurchfluss.
Nachweis der Wirksamkeit	Wirksamkeit des ätherischen Rosmarinöls als blutdrucksenkendes Mittel bei primär hypotensiven Patienten (Fernández, 2014); Rosmarin gilt als Funktionsarzneimittel;
Kombinationen, Ergänzungen	Düfte wirken in kurzen Duft-Episoden angewendet besser als im Dauerduft

K. Buchart, A. Kerckhoff, Nutrazeutika für die Hausarztpraxis,
DOI 10.1007/978-3-662-71151-4 © Springer-Verlag Berlin Heidelberg 2025

Patient:innen Informationen

Hilft bei	**niedriger Blutdruck** **Kreislaufschwankungen** **Durchblutungsstörungen** **Schwindel**
Hausmittel	**Rosmarin Duftsäckchen**
ACHTUNG	dauerndes Beduften mit Rosmarinduft kann eine Überreizung auslösen und damit eine unerwünschte Wirkung
Zubereiten	die nadelförmigen Blätter vom frischen Rosmarin bei 30 bis 40°C trocknen und in ein Baumwoll- oder Leinensäckchen geben
Kombinieren oder ergänzen	
Anwenden	mehrmals am Tag in kurzen Episoden am Rosmarinduft riechen
wer kann es anwenden	alle Altersgruppen ab 6 Jahren
Dosierungsempfehlung für Erwachsene	mehrmals am Tag kurz daran riechen
wie lange anwenden	als Daueranwendung geeignet
warum hilft es	die ätherischen Öle und Bitterstoffe aus Rosmarin bewirken eine Aktivierung des Kreislaufes und eine Stabilisierung des Blutdrucks
spannend zu wissen	Die kreislaufanregende und blutdrucksteigernde Wirkung des Rosmarins wird in der Volksmedizin vielfach genutzt, auch z.B. als Tee, hier gerne auch als Teemischung für die Nerven. So gibt es eine überlieferte Teerezeptur mit Zimt, Rosmarin und Ingwer für Nerven und Kreislauf, die zeigt, dass Gewürze auch ganz ungewöhnlich gemischt und angewendet werden. Wir haben es hier, aus traditionellem Verständnis mit drei „wärmenden" Pflanzen zu tun. In der Volksmedizin wird Rosmarin als *gedächtnisstärkend* eingestuft. Es gibt noch heute Bräuche, wo kleine Büschel von Rosmarin das Erinnerungsvermögen stärken sollen wie etwa bei der Hochzeit, wo Rosmarin dem Bräutigam angesteckt wird. Auch Shakespeare hat geschrieben: *Rosmarin hilft beim Erinnern!*

K. Buchart, A. Kerckhoff, Nutrazeutika für die Hausarztpraxis,
DOI 10.1007/978-3-662-71151-4 © Springer-Verlag Berlin Heidelberg 2025

9.2.2   Rosmarinsole

Nutrazeutika Fachinformationen für Ärzt:innen und Therapeut:innen

Indikation	Hypotonie Kreislaufschwankungen
Nutrazeutikum	**Rosmarin Sole** *Auszug aus Salvia rosmarinus mit gesättigter Sole*
Altersgruppe	alle Altersgruppen ab 6 Jahren
Dosierungsempfehlung für Erwachsene	Sprühstöße in den Mund mehrmals täglich nach Bedarf; mit 15 Teilen Wasser verdünnt für Waschungen
Anwendungsdauer	Anwendung nach Bedarf über mehrere Wochen möglich
Kontraindikationen	Hypertonie
Erwartete Wirkungen	Stabilisierung des Kreislaufs und des Blutdruckes
Hauptwirkstoffe	ätherische Öle von Rosmarin: 1,8-Cineol, Campher, Borneol, a-Pinen, ß-Pinen, Limonen, ß-Myrcen, Terpinen, Hauptbitterstoff Carnosolsäure, Laminaceengerbstoffe und Saponine; gelöste Natriumionen
Wirkungsmechanismus	Natriumionen aus der Sole fungieren als Transporter durch die orale Mucosa
Nachweis der Wirksamkeit	ätherische Öle aus Rosmarin fördern die Durchblutung und unterdrücken die Schmerzweiterleitung, steigern den Koronardurchfluss und entwässern mild (Bäumler, 2012); Rosmarin gilt als Funktionsarzneimittel
Kombinationen, Ergänzungen	

K. Buchart, A. Kerckhoff, Nutrazeutika für die Hausarztpraxis,
DOI 10.1007/978-3-662-71151-4 © Springer-Verlag Berlin Heidelberg 2025

Patient:innen Informationen

Hilft bei	niedriger Blutdruck Kreislaufschwankungen
Hausmittel	**Rosmarin Sole**
ACHTUNG	**Nicht anwenden bei hohem Blutdruck**
Zubereiten	eine gesättigte Sole herstellen: 70 g Steinsalz in einem ¼ Liter lauwarmen Wasser auflösen. frische Rosmarinzweige hacken und in der gesättigten Sole eine Woche ausziehen. Danach abseihen und in eine Sprühflasche füllen.
Kombinieren oder ergänzen	
Anwenden	die Rosmarin-Sole kulinarisch zum Salzen verwenden oder mit 15 Teilen Wasser verdünnen und für Waschungen anwenden
wer kann es anwenden	alle Altersgruppen ab 6 Jahren
Dosierungsempfehlung für Erwachsene	die gesättigte Sole zum Salzen verwenden 1 bis 2 Anwendungen pro Tag als Waschung 1 bis 2 Sprühstöße in den Mund pro Tag
wie lange anwenden	als Daueranwendung geeignet
warum hilft es	die ätherischen Öle und Bitterstoffe aus Rosmarin bewirken eine Aktivierung des Kreislaufes und eine Stabilisierung des Blutdrucks
spannend zu wissen	Das in Wasser gelöste Salz schmecken wir viel intensiver als Salz in Kristallform. Wenn sich Salz, Natriumchlorid, in Wasser auflöst, dann schwimmen Natriumionen und Chloridionen frei herum und geben das Signal des salzigen Geschmacks schneller und nachdrücklicher weiter. Auch dieses Rezept zeigt, wie die alltäglichen Lebensmittel aus der Küche verwendet wurden und werden, um Rezepturen herzustellen, die sich an der Schnittstelle von Küche, Vorsorge, Körperpflege, Gesundheitsförderung finden und sogar innerlich wie äußerlich eingesetzt werden können. Die Sole ist ein gutes Beispiel dafür. Sie zeigt zudem, dass auch in der Küche ganz ungewohnte Empfehlungen existieren, hier das Würzen mit einer Salzlösung.

K. Buchart, A. Kerckhoff, Nutrazeutika für die Hausarztpraxis,
DOI 10.1007/978-3-662-71151-4 © Springer-Verlag Berlin Heidelberg 2025

9.3 Hypertonie

9.3.1 Knoblauchölmazerat

siehe Abschn. 9.1.2.

9.3.2 Zitronen-Knoblauch-Mix

siehe Abschn. 9.1.1.

9.4   Fettstoffwechselstörungen

9.4.1   Porridge

siehe Abschn. 4.4.2.

9.4.2   Overnight Oats

siehe Abschn. 4.4.3.

9.4.3   Geschroteter, gequollener Leinsamen

siehe Abschn. 10.6.1.

9.4.4   Getrockneter Apfel

Nutrazeutika Fachinformationen für Ärzt:innen und Therapeut:innen

Indikation	**Prävention Magen-Darm-Gesundheit** **Prävention Hyperlipidämie** **Prävention Glucosetoleranz** **akute, unspezifische Diarrhö**
Nutrazeutikum	**Getrockneter Apfel** *Malus domestica*
Altersgruppe	alle Altersgruppen ab 1 Jahr
Dosierungsempfehlung für Erwachsene	präventive Daueranwendung: 1 bis 3 Esslöffel pro Tag Diahrrö: 25 g pro Tag (max. 40 g pro Tag)
Anwendungsdauer	Diahrrö: 3 Tage präventiv: als Daueranwendung geeignet
Kontraindikationen	orales Allergiesyndrom bei Kreuzreaktionen auf unerhitzte Äpfel ist bei Birkenpollenallergikern bekannt, das Allergen Bet v 1 aus Birkenpollen ist sehr ähnlich dem Allergen Mal d 1 in Äpfeln. Nicht geeignet bei Fruktosemalabsorption oder hereditärer Fructoseintoleranz wegen des hohen Fruktose- und Sorbitgehaltes.
Erwartete Wirkungen	verzögerter Blutzuckeranstieg Normalisierung der Stuhlkonsistenz
Hauptwirkstoffe	Ballaststoffe: Pektin, Zellulose, Hemizellulose Flavonoide: Quercetin, Phloridizin, Catechin, Epicatechin vielfältige Mikroben
Wirkungsmechanismus	Pektin wirkt präbiotisch und fördert Bifidobakterien; Pektin bindet Wasser und pathogene Mikroorganismen; unbehandelte, getrocknete Äpfel haben probiotisches und präbiotisches Potential;
Nachweis der Wirksamkeit	präbiotische Wirkung und Mikrobiomwirkung (Xu, 2015) probiotisches Potential von Äpfeln (Wassermann, 2019) Erhöhung Stuhlvolumen (Stange, 2018) 1 g reines Pektin bindet 60 g Wasser (Stange, 2018)
Kombinationen, Ergänzungen	Varianten getrockneter Äpfel: Apfelringe oder Apfelspalten getrocknet, Apfelpulver, Apfeltrester getrocknet, Apfelschalen getrocknet

K. Buchart, A. Kerckhoff, Nutrazeutika für die Hausarztpraxis,
DOI 10.1007/978-3-662-71151-4 © Springer-Verlag Berlin Heidelberg 2025

Patient:innen Informationen

Hilft bei	Vorsorge Magen-Darm-Gesundheit Vorsorge Hyperlipidämie Normalisierung Blutzuckerspiegel unspezifischem Durchfall
Hausmittel	Getrockneter Apfel
ACHTUNG	Birkenpollenallergiker können in Einzelfällen Schwellungen in Mund und Rachen bekommen, weil Eiweißbruchstücke der Birkenpollen den Allergenen im rohen Apfel ähnlich sind. Bei Fruktosemalabsorption sind getrocknete Äpfel wegen des hohen Fruktose- und Sorbitgehaltes nicht geeignet.
Zubereiten	unbehandelte Äpfel in Scheiben schneiden, Kerngehäuse ausstechen und bei 35 bis 40°C trocknen. Es können auch Apfelschalen getrocknet werden. Im Lebensmittelhandel sind getrocknete Apfelringe, Apfelschalen oder Apfeltrester erhältlich.
Kombinieren oder ergänzen	
Anwenden	getrocknete Äpfel mit Wasser, Tee, Joghurt, Buttermilch, Sauermilch, Kefir oder verdünntem Fruchtsaft essen oder die getrockneten Äpfel etwas Wasser, Zimt und Nelken aufkochen und als Kompott essen
wer kann es anwenden	alle Altersgruppen ab 1 Jahr
Dosierungsempfehlung für Erwachsene	Vorsorge-Anwendung: 1 bis 3 Esslöffel pro Tag Durchfall: 25 g pro Tag (max. 40 g pro Tag)
wie lange anwenden	akuter Durchfall: 1 bis 3 Tage in kleinen Mengen als Daueranwendung
warum hilft es	das Pektin aus den Äpfeln ist ein löslicher Ballaststoff, es quillt auf, bindet Wasser und stoppt den Durchfall. Es ist zudem gutes Futter für die Darmbakterien, bremst den Blutzuckeranstieg und bindet Fette.
spannend zu wissen	Das Trocknen oder Dörren von Lebensmitteln, z.B. von Äpfeln, Pflaumen, Aprikosen, Feigen, aber auch Pilzen ist eine alte Methode der Haltbarmachung. Wichtig dabei ist, immer daran zu denken, dass dem Obst Flüssigkeit entzogen wurde und man es mit reichlich Flüssigkeit einnimmt. Es ist interessant, dass getrocknete Äpfel in den letzten Jahren in ihrem gesundheitsfördernden Effekt mehr und mehr auch wissenschaftlich untersucht werden. Dies vielleicht auch vor dem Hintergrund, dass Apfelchips ab und zu eine Alternative zu Kartoffelchips vor dem Fernseher sein können, gut selber hergestellt werden können und Kinder immer großen Spaß daran haben, Apfelringe zu trocknen.

K. Buchart, A. Kerckhoff, Nutrazeutika für die Hausarztpraxis,
DOI 10.1007/978-3-662-71151-4 © Springer-Verlag Berlin Heidelberg 2025

9.4.5 Zwiebeltinktur

Nutrazeutika Fachinformationen für Ärzt:innen und Therapeut:innen

Indikation	**Prävention Gefäßerkrankungen** **Prävention Hyperlipidämie** **Prävention Hypertonie**
Nutrazeutikum	**Zwiebel Tinktur** *Allii cepae bulbus*
Altersgruppe	alle Altersgruppen ab 16 Jahren
Dosierungsempfehlung für Erwachsene	½ bis 1 Teelöffel pro Tag, pur oder mit Tee verdünnt einnehmen
Anwendungsdauer	kurmäßig bis zu 4 Wochen
Kontraindikationen	Alkoholkrankheit
Erwartete Wirkungen	Entzündungshemmung in den Blutgefäßen, Antimikrobielle Wirkung, Verbesserung der Plasmaviskosität
Hauptwirkstoffe	Sulfide, Flavonoide (Quercetin)
Wirkungsmechanismus	Beim Zerkleinern der Zwiebel werden Lauchöle frei, die vom Alkohol gebunden werden. Aus der Zwiebelschale wird Quercetin in Lösung gebracht. Beides zusammen wirkt antiphlogistisch, antibakteriell, lipidsenkend und mild blutdrucksenkend.
Nachweis der Wirksamkeit	Antiphlogistische Wirkung (Watzl, 2005); Schutz vor altersbedingten Gefäßveränderungen (WHO, 1999)
Kombinationen, Ergänzungen	

K. Buchart, A. Kerckhoff, Nutrazeutika für die Hausarztpraxis,
DOI 10.1007/978-3-662-71151-4 © Springer-Verlag Berlin Heidelberg 2025

Patient:innen Informationen

Hilft bei	Vorsorge Gefäßerkrankungen Vorsorge Blutfettwerte Vorsorge Hoher Blutdruck
Hausmittel	**Zwiebel Tinktur**
ACHTUNG	**Nicht anwenden unter 16 Jahren und bei Alkoholkrankheit**
Zubereiten	2 Esslöffel frische, gelbe Zwiebel mit Schale mit 0,1 Liter Korn (ca. 40 Volumenprozent Alkohol) übergießen, fest verschließen und 2 bis 4 Wochen ziehen lassen. Danach abseihen und in eine dunkle Flasche füllen.
Kombinieren oder ergänzen	
Anwenden	½ bis 1 Teelöffel Tinktur pur oder mit Tee verdünnt einnehmen
wer kann es anwenden	alle Altersgruppen ab 16 Jahren
Dosierungsempfehlung für Erwachsene	1/2 bis 1 TL pro Tag
wie lange anwenden	kurmäßig bis zu 4 Wochen
warum hilft es	Die scharfen Lauchöle aus dem Zwiebelfleisch und die hellbraunen Farbstoffe aus der Schale halten die Blutgefäße sauber
spannend zu wissen	Die Gelbe Zwiebel wird mit samt der Schale ausgezogen, weil der bräunliche Farbstoff *Quercetin* stark entzündungshemmend wirkt. Alkoholische Zubereitungen sind in der Volksmedizin sehr verbreitet, es gibt eine große Zahl an Heilschnäpsen, „Aufgesetzten", Likören etc. Die entstandenen Lösungen sind lange haltbar und schneller verfügbar als ein Tee. Neben getrockneten Substanzen können auch frische Ausgangsdrogen verwendet werden, wie hier die Zwiebel. Auch bekannte Mixturen wie der Schwedenbitter oder der Melissengeist verwenden Alkohol als Lösungsmittel. Alle Aperitifs oder Verdauungsschnäpse bieten verdauungsfördernde „Tinkturen" an. Das zeigt auch hier: „Allein die Dosis macht, dass ein Ding kein Gift sei" (Paracelsus) Das „Allein" stimmt sicherlich nicht, aber die Dosis ist – gerade bei häuslichen Heilschnäpsen sicherllich von großer Bedeutung. Worauf auch das Zitat von Wilhelm Busch aus der „frommen Helene" hinweist „Wer Sorgen hat, hat auch Likör."

K. Buchart, A. Kerckhoff, Nutrazeutika für die Hausarztpraxis,
DOI 10.1007/978-3-662-71151-4 © Springer-Verlag Berlin Heidelberg 2025

Gastrointestinaltrakt

10

10.1 Prävention und Gesundheitsförderung

10.1.1 Apfelkompott und Apfelmus

Nutrazeutika Fachinformationen für Ärzt:innen und Therapeut:innen

Indikation	Prävention Dyspepsie Rekonvaleszenz
Nutrazeutikum	**Apfelkompott und Apfelmus** *Malus domestica*
Altersgruppe	alle Altersgruppen ab 6 Monaten
Dosierungsempfehlung für Erwachsene	100 bis 250 g pro Tag
Anwendungsdauer	kurmäßig oder als Daueranwendung
Kontraindikationen	Nicht geeignet bei Fruktosemalabsorption oder hereditärer Fruktoseintoleranz wegen des hohen Fruktose- und Sorbitgehaltes
Erwartete Wirkungen	Verbesserung Darm-Mikrobiom optimierte Rekonvaleszenz
Hauptwirkstoffe	wasserlösliche Ballaststoffe: Pektin wasserunlösliche Ballaststoffe: Zellulose, Hemizellulose Flavonoide: Quercetin, Phloridzin, Catechin, Epicatechin organische Säuren: Kaffee-, Cumar-, Zitronen-, Ascorbin-, Ferula-, Oxal-, Apfel-, Salicyl-, Chlorogensäure
Wirkungsmechanismus	gequollenes Pektin gutes Kalium-Natrium-Verhältnis: 60 : 1 entzündungshemmendes Quercetin gute Bekömmlichkeit von gekochtem Apfel
Nachweis der Wirksamkeit	Chemie von Apfelpektin (Thakur, 1997) Quellfähigkeit und Speisebrei-Konsistenz (Schulze-Lohmann, 2012) Kalium-Natrium-Verhältnis BLS (German Nutrition Database, 2014) Quercetin (Watzl, 2005)
Kombinationen, Ergänzungen	Zimt, Nelken, Sternanis, Ingwer, Vanille, Kardamom, Zitronensaft, Honig

K. Buchart, A. Kerckhoff, Nutrazeutika für die Hausarztpraxis,
DOI 10.1007/978-3-662-71151-4 © Springer-Verlag Berlin Heidelberg 2025

Patient:innen Informationen

Hilft bei	**Vorsorge Verdauungsstörungen** **Erholung nach Krankheit**
Hausmittel	**Apfelkompott oder Apfelmus**
ACHTUNG	**Nicht geeignet bei Fruktosemalabsorption wegen des hohen Fruktose- und Sorbitgehaltes**
Zubereiten	frische Äpfel in Spalten schneiden, Kerngehäuse entfernen und in Wasser etwa 10 bis 15 Minuten weichkochen
Kombinieren oder ergänzen	Gewürze: Zimt, Nelken, Sternanis, Ingwer, Vanille, Kardamom, Zitronensaft; 1 Teelöffel Honig pro 0,5 Liter Apfelkompott
Anwenden	Apfelkompott/Apfelmus pur oder mit Joghurt, Buttermilch, Sauermilch, vegetarischen Joghurts essen
wer kann es anwenden	alle Altersgruppen ab 6 Monaten
Dosierungsempfehlung für Erwachsene	100 bis 250 g pro Tag
wie lange anwenden	kurmäßig oder als Daueranwendung
warum hilft es	Apfelkompott verbessert das Mikrobiom im Darm, weil das Pektin gutes Futter für die Darmbakterien ist und es verhilft damit zu schnellerer Genesung. Bei Verdauungsstörungen beruhigt es den Magen-Darm-Trakt
spannend zu wissen	Apfelkompott wurde früher wegen der guten Bekömmlichkeit und dem hohen Pektingehalt als *Heilnahrung* bezeichnet. Traditionelle wurde Apfelkompott im Herbst aus frischen Äpfeln und später im Jahreskreis aus getrockneten Äpfeln gekocht. Apfelkompott ist im Vergleich zu rohen Äpfeln verdaulich und wertet Reis oder Kartoffeln geschmacklich auf, so dass es sehr gut für Entlastungstage und Aufbaukost verwendet werden kann. Apfelkompott und Apfelmus sind ein wunderbarer Nachtisch. Es kann gut mit Schale gekocht werden (nicht gespritzt, gewaschen) und dann auch mal als Apfelmus durch die „Flotte Lotte" gedreht werden. Gerade die mitgekochten Schalen machen es sehr aromatisch. In der Volksmedizin existieren diverse Rezepte mit Schonkost oder auch Abnehmkuren mit Apfelkompott, so z.B. der Vorschlag einer Kur mit Schwarzbrot und Apfelkompott, oder auch ein Apfel-Reis-Tag.

K. Buchart, A. Kerckhoff, Nutrazeutika für die Hausarztpraxis,
DOI 10.1007/978-3-662-71151-4 © Springer-Verlag Berlin Heidelberg 2025

10.1.2 Sauerkraut

Nutrazeutika Fachinformationen für Ärzt:innen und Therapeut:innen

Indikation	**Digestivum** **Stärkung Darm-Mikrobiom**
Nutrazeutikum	**Sauerkraut** *Brassica oleracea var. capitata*
Altersgruppe	alle Altersgruppen ab 1 Jahr, besonders empfehlenswert ab 12 Jahren
Dosierungsempfehlung für Erwachsene	1 Esslöffel rohes Sauerkraut pro Tag
Anwendungsdauer	als Daueranwendung geeignet
Kontraindikationen	Gastritis, Refluxösophagistis; keine Anwendung im ersten Lebensjahr
Erwartete Wirkungen	Stärkung Darm Mikrobiom
Hauptwirkstoffe	Präbiotika und Probiotika aus Sauerkraut
Wirkungsmechanismus	Ballaststoffe aus Weißkohl haben eine effiziente präbiotische Wirkung und stärken somit das Mikrobiom der Darmschleimhaut. Probiotische Mikroben aus dem Sauerkraut stärken die Diversität des Mikrobioms.
Nachweis der Wirksamkeit	Potentielle Probiotika aus Sauerkraut (Huligere, 2024); Mikroben-Diversität (Palmnäs-Bédard, 2023); Gesundheitsförderung LAB Fermente (Castellone, 2021)
Kombinationen, Ergänzungen	Sauerkraut kann mit Karotten, Rettich und weiteren Gewürzen (Kurkuma, Ingwer, Knoblauch u.ä. ergänzt werden

K. Buchart, A. Kerckhoff, Nutrazeutika für die Hausarztpraxis,
DOI 10.1007/978-3-662-71151-4 © Springer-Verlag Berlin Heidelberg 2025

Patient:innen Informationen

Hilft bei	Verdauungsförderung Stärkung Darm-Mikrobiom
Hausmittel	Sauerkraut
ACHTUNG	Nicht geeignet für Babys und Kleinkinder im ersten Lebensjahr und bei Gastritis oder Refluxösophagistis
Zubereiten	1 kg Weißkohl hobeln, mit 2 Prozent Salz (20 g) kneten und 1 Stunde ziehen lassen. Dann 1 Teelöffel bis Esslöffel Kümmel und einige Wacholderbeeren untermischen. Den Weißkohl in Gläser füllen, oben 3 cm Luftraum lassen und festdrücken, bis die Lake über dem Weißkohl steht. Mit einem Weißkohlblatt bedecken und zuschrauben. Die Gläser 1 Woche in der Küche und weitere 3 Wochen etwas kühler fermentieren.
Kombinieren oder ergänzen	Der Weißkohl kann mit Karotten, Weißem oder Schwarzem Rettich, Rüben u.a. und weiteren Gewürzen (zB Kurkuma, Ingwer, Fenchel, Anis, Koriander) ergänzt werden
Anwenden	1 Esslöffel rohes Sauerkraut pro Tag essen
wer kann es anwenden	alle Altersgruppen ab 1 Jahr,
Dosierungsempfehlung für Erwachsene	1 Esslöffel pro Tag besonders empfehlenswert ab 12 Jahren
wie lange anwenden	Je nach Bekömmlichkeit als Daueranwendung geeignet; Das Sauerkraut kann mit anderen Fermenten wie etwa Kimchi abgewechselt werden
warum hilft es	rohes Sauerkraut ist ballaststoffreich (präbiotisch) und enthält lebende Mikroben (Probiotika). Beides zusammen erhöht die Vielfalt der Mikroben im Darm und damit die Verwertung von Nährstoffen und Pflanzenwirkstoffen
spannend zu wissen	In jeder Esskultur finden wir fermentierte Speisen. Die bekanntesten sind Sauerkraut in Europa, Kimchi in Korea und viele gesäuerte Milchprodukte (Jogurt, Milchkefir, Sauermilch, Buttermilch, Käse). Speisen, die sowohl Präbiotika (Futter für die Mikroben) als auch Probiotika (lebende Mikroben) enthalten nennen wir Synbiotika. Sie werden als besonders gesundheitsfördernd eingestuft. Mehr fermentierte Lebensmittel in den Alltag zu integrieren oder auch einmal selber zu fermentieren ist eine Empfehlung, die sich positiv auf die Darmgesundheit auswirkt und damit auf den ganzen Menschen. Eine spezielle Serviervariante: Sauerkraut ist Bestandteil des in Amerika sehr beliebten Reuben-Sandwich aus Roggenbrot, Sauerkraut, Schweizer Käse, der – zumindest einer Version nach - von dem Deutschen Arnold Reuben stammen soll, der Anfang des 20. Jahrhunderts in New York einen Delikatessenladen hatte.

K. Buchart, A. Kerckhoff, Nutrazeutika für die Hausarztpraxis, DOI 10.1007/978-3-662-71151-4 © Springer-Verlag Berlin Heidelberg 2025

10.1.3 Sauerhonig aus Apfelessig und Honig

Nutrazeutika Fachinformationen für Ärzt:innen und Therapeut:innen

Indikation	Digestivum Stärkung Darm-Mikrobiom
Nutrazeutikum	**Sauerhonig – Oxymel: Mischung aus Apfelessig und Honig** *Oxymel*
Altersgruppe	alle Altersgruppen ab 3 Jahren
Dosierungsempfehlung für Erwachsene	1 TL bis 1 EL in einem Glas Wasser pro Tag
Anwendungsdauer	kurmäßig
Kontraindikationen	Gastroösophageale Refluxerkrankung, Gastritis, Stomatitis, Pharyngitis; keine Anwendung direkt vor dem Zähneputzen
Erwartete Wirkungen	Verdauungsförderung, Aktivierung des Stoffwechsels, immunstärkende Wirkung
Hauptwirkstoffe	Essigsäure aus Apfelessig, Polyphenole, freie Glucose und Enzyme aus Honig, (Glucoseoxidase, Invertase)
Wirkungsmechanismus	Sauerhonig ist ein Synbiotikum: Glucose und Flavonoide aus Honig wirken präbiotisch, Essig und Honig enthalten lebende Mikroben; Essig und Honig senken den pH-Wert auf der Mukosa und erschaffen ein gutes Millieu für Lactobazillen; Honig fördert das Wachstum von Laktobazillen und Bifidobakterien; die Kombination von Essig und Honig wirkt antioxidativ und antiphlogistisch
Nachweis der Wirksamkeit	antioxidative und antiphlogistische Wirkung (Darani, 2023) antimikrobielle Effekte und Antibiofilm-Wirkung sowie synergistische Wirkung von Essig und Honig (Harrison, 2023)
Kombinationen, Ergänzungen	unerhitzte Mischung aus kaltgeschleudertem Honig und unerhitztem Apfelessig im Verhältnis 1:1 bis 2:1

K. Buchart, A. Kerckhoff, Nutrazeutika für die Hausarztpraxis,
DOI 10.1007/978-3-662-71151-4 © Springer-Verlag Berlin Heidelberg 2025

Patient:innen Informationen

Hilft bei	Verdauungsförderung Stärkung Darm-Mikrobiom
Hausmittel	Sauerhonig – Oxymel: Mischung aus Essig und Honig
ACHTUNG	nicht anwenden bei Sodbrennen, Gastritis, Ösophagusreflux, Entzündungen in Mund und Rachen; keine Anwendung direkt vor dem Zähneputzen
Zubereiten	100 g Apfelessig mit 100 bis 200 g Honig mischen, dabei eventuell bis 30°C erwärmen, damit sich der Honig löst
Kombinieren oder ergänzen	bittere, scharfe, rote und orange Kräuter, Gewürze und Früchte
Anwenden	1 Teelöffel bis 1 Esslöffel Sauerhonig in einem Glas Wasser oder einer Tasse Tee trinken
wer kann es anwenden	alle Altersgruppen ab 3 Jahren
Dosierungsemp-fehlung für Erwachsene	1 TL bis 1 EL in einem Glas pro Tag
wie lange anwenden	kurmäßig mehrmals pro Jahr; bei guter Verträglichkeit auch als Daueranwendung
warum hilft es	die Essigsäure aus den Apfelessig säuert die Schleimhaut an und fördert damit das Wachstum der erwünschten Lactobazillen (Milchsäurebakterien); Farbstoffe, freie Glucose und Enzyme aus Honig unterstützen die Wirkung des Apfelessigs und schaffen einen guten Lebensraum für das Mikrobiom
spannend zu wissen	Mischung aus kaltgeschleudertem Honig und unerhitztem Apfelessig im Verhältnis 1:1 bis 2:1 ergibt ein angenehm schmeckendes, süßsaures Getränk, das die Verdauung harmonisiert.

K. Buchart, A. Kerckhoff, Nutrazeutika für die Hausarztpraxis,
DOI 10.1007/978-3-662-71151-4 © Springer-Verlag Berlin Heidelberg 2025

10.1.4 Rote-Trauben-Sauerhonig

Nutrazeutika Fachinformationen für Ärzt:innen und Therapeut:innen

Indikation	Digestivum **Stärkung Darm-Mikrobiom** **antiphlogistische Wirkung**
Nutrazeutikum	**Rote Trauben Sauerhonig - Oxymel** *Oxymel*
Altersgruppe	alle Altersgruppen ab 3 Jahren
Dosierungsempfehlung für Erwachsene	1 TL bis 1 EL in einem Glas Wasser pro Tag
Anwendungsdauer	kurmäßig
Kontraindikationen	Gastroösophageale Refluxerkrankung, Gastritis, Stomatitis, Pharyngitis, Unverträglichkeit von Perubalsam; keine Anwendung direkt vor dem Zähneputzen
Erwartete Wirkungen	Regulierung der Verdauung, Verbesserung des Darm-Mikrobioms, antioxidative, antiphlogistische und immunmodulierende Wirkung
Hauptwirkstoffe	Essigsäure aus Apfelessig, Polyphenole, freie Glucose und Enzyme aus Honig, (Glucoseoxidase, Invertase), Flavonoide aus den roten Trauben, ätherische Öle, Cumarine aus Zimt
Wirkungsmechanismus	Sauerhonig ist ein Synbiotikum: Glucose und Flavonoide aus Honig wirken präbiotisch, Essig und Honig enthalten lebende Mikroben; Essig und Honig senken den pH-Wert auf der Mukosa und erschaffen ein gutes Millieu für Lactobazillen; Honig fördert das Wachstum von Laktobazillen und Bifidobakterien Flavonoide aus Trauben wirken antioxidativ und antiphlogistisch Zimt wirkt verdauungsfördernd, spasmolytisch auf die Darmmuskulatur und stimmungsaufhellend
Nachweis der Wirksamkeit	Antioxidative, antiphlogistische Wirkung (Watzl, 2005; Darani, 2023); antimikrobielle Effekte und Antibiofilm-Wirkung sowie synergistische Wirkung von Essig und Honig (Harrison, 2023); Zimt gilt als Funktionsarzneimittel mit Mengenbegrenzung (BVL, 2020) und als gastrointestinales Spasmolytikum (WHO, 1999; ESCOP, 2003);
Kombinationen, Ergänzungen	Der Rote Trauben Sauerhonig ist ein Essigauszug aus Roten Trauben mit anschließendem Zusatz von 1 bis 2 Teilen Honig. Flavonoide aus roten Trauben sind als Essigauszug wesentlich besser bioverfügbar als in roher Form.

K. Buchart, A. Kerckhoff, Nutrazeutika für die Hausarztpraxis,
DOI 10.1007/978-3-662-71151-4 © Springer-Verlag Berlin Heidelberg 2025

Patient:innen Informationen

Hilft bei	Verdauungsförderung Stärkung Darm-Mikrobiom Entzündungshemmung
Hausmittel	**Rote Trauben Sauerhonig - Oxymel**
ACHTUNG	**nicht geeignet bei Sodbrennen und Reflux, Gastritis, Entzündungen in Mund und Rachen, Unverträglichkeit von Perubalsam;** **keine Anwendung direkt vor dem Zähneputzen**
Zubereiten	500 g Rote Weintrauben quetschen und mit 500 g Apfelessig und 8 cm Zimtrinde mischen, verschließen, 1 Woche ziehen lassen, abseihen und mit der gleichen Menge Honig mischen. Wenn sich der Honig nicht von selbst löst, leicht bis etwa 30°C erwärmen.
Kombinieren oder ergänzen	weitere Gewürze: Nelken, Sternanis, Ingwer, Anis, Ananas
Anwenden	1 . 1 TL bis 1 EL Trauben-Sauerhonig in einem Glas Wasser verdünnen und trinken
wer kann es anwenden	alle Altersgruppen ab 3 Jahren
Dosierungsempfehlung für Erwachsene	1 TL bis 1 EL in einem Glas Wasser pro Tag
wie lange anwenden	kurmäßig
warum hilft es	die Essigsäure aus den Apfelessig säuert die Schleimhaut an und fördert damit das Wachstum der erwünschten Lactobazillen (Milchsäurebakterien); Farbstoffe, freie Glucose und Enzyme aus Honig unterstützen die Wirkung des Apfelessigs und schaffen einen guten Lebensraum für das Mikrobiom. Die roten Farbstoffe aus den Trauben wirken entzündungshemmend und ausgleichend auf das Immunsystem.
spannend zu wissen	die roten Farbstoffe aus den sind für den Körper schwer zu verwerten. Im Essigauszug werden sie besser bioverfügbar.

K. Buchart, A. Kerckhoff, Nutrazeutika für die Hausarztpraxis,
DOI 10.1007/978-3-662-71151-4 © Springer-Verlag Berlin Heidelberg 2025

10.1.5 Kurkuma-Sauerhonig

Nutrazeutika Fachinformationen für Ärzt:innen und Therapeut:innen

Indikation	Digestivum **Stärkung Darm-Mikrobiom** **antiphlogistische Wirkung**
Nutrazeutikum	**Kurkuma Sauerhonig** *Oxymel*
Altersgruppe	alle Altersgruppen ab 12 Jahren
Dosierungsempfehlung für Erwachsene	1 Esslöffel in einem Glas Wasser pro Tag
Anwendungsdauer	kurmäßig
Kontraindikationen	Gastroösophageale Refluxerkrankung, Gastritis, Stomatitis, Pharyngitis; keine Anwendung direkt vor dem Zähneputzen
Erwartete Wirkungen	Regulierung und Aktivierung der Verdauung, Verbesserung des Darm-Mikrobioms, antioxidative, antiphlogistische, immunstärkende Wirkung
Hauptwirkstoffe	Essigsäure aus Apfelessig, Polyphenole, freie Glucose und Enzyme aus Honig, (Glucoseoxidase, Invertase), Curcumin und ätherische Öle aus Kurkuma, Piperin aus Pfeffer
Wirkungsmechanismus	Sauerhonig ist ein Synbiotikum: Glucose und Flavonoide aus Honig wirken präbiotisch, Essig und Honig enthalten lebende Mikroben; Essig und Honig senken den pH-Wert auf der Mukosa und erschaffen ein gutes Millieu für Lactobazillen; Honig fördert das Wachstum von Laktobazillen und Bifidobakterien Curcumin wirkt bei Anwesenheit von Piperin stark antiphlogistisch durch die Hemmung von mehreren Enzymen
Nachweis der Wirksamkeit	antioxidative und antiphlogistische Wirkung (Watzl, 2005; Darani, 2023); antimikrobielle Effekte und Antibiofilm-Wirkung sowie synergistische Wirkung von Essig und Honig (Harrison, 2023); Enzymhemmung von Curcumin (Chrubarik-Hausmann, 2015; Kotha, 2019; Sahebkar, 2016); Aktivierung der Galle durch Curcumin (Oppenheimer, 1937; Kalk, 1939); Kurkuma gilt als Funktionsarzneimittel (BVL, 2014) und die Monografien der WHO, EMA und ESCOP empfehlen Kurkuma bei Verdauungsstörungen (WHO, 1999; EMA, 23.04.2024; ESCOP, 2003)
Kombinationen, Ergänzungen	unerhitzte Mischung aus kaltgeschleudertem Honig und unerhitztem Apfelessig im Verhältnis 1:1 bis 2:1 mit einem Auszug aus Kurkuma und schwarzem Pfeffer

K. Buchart, A. Kerckhoff, Nutrazeutika für die Hausarztpraxis,
   DOI 10.1007/978-3-662-71151-4 © Springer-Verlag Berlin Heidelberg 2025

Patient:innen Informationen

Hilft bei	Verdauungsförderung Stärkung Darm-Mikrobiom Entzündungshemmung
Hausmittel	**Kurkuma Oxymel - Sauerhonig**
ACHTUNG	**nicht anwenden bei Sodbrennen und Reflux, Gastritis, Entzündungen in Mund und Rachen;** **keine Anwendung direkt vor dem Zähneputzen**
Zubereiten	2 Esslöffel frische Kurkumawurzel in Scheiben, 1 Teelöffel angequetschte Schwarze Pfefferkörner und 250 g Apfelessig mischen, verschließen, 1 Woche ziehen lassen, abseihen und mit der doppelten Menge Honig mischen. Wenn sich der Honig nicht von selbst löst, leicht erwärmen.
Kombinieren oder ergänzen	weitere Gewürze: Chili, Fenchel, Galgant, Nelken, Kardamom, Langer Pfeffer
Anwenden	1 Esslöffel Kurkuma-Sauerhonig in einem Glas Wasser verdünnen und trinken
wer kann es anwenden	alle Altersgruppen ab 12 Jahren
Dosierungsempfehlung für Erwachsene	1 Esslöffel in einem Glas Wasser pro Tag
wie lange anwenden	kurmäßig
warum hilft es	die Essigsäure aus den Apfelessig säuert die Schleimhaut an und fördert damit das Wachstum der erwünschten Lactobazillen (Milchsäurebakterien); Farbstoffe, freie Glucose und Enzyme aus Honig unterstützen die Wirkung des Apfelessigs und schaffen einen guten Lebensraum für das Mikrobiom. Kurkuma und Pfeffer verstärken sich und wirken antioxidativ und entzündungshemmend
spannend zu wissen	Kurkuma Oxymel wird als angenehm wärmend empfunden, obwohl die meisten Oxymele als kühlend gelten.

K. Buchart, A. Kerckhoff, Nutrazeutika für die Hausarztpraxis,
    DOI 10.1007/978-3-662-71151-4 © Springer-Verlag Berlin Heidelberg 2025

10.1.6 Ingwer-Wacholder-Fenchel-Sauerhonig

Nutrazeutika Fachinformationen für Ärzt:innen und Therapeut:innen

Indikation	**Digestivum** **Stärkung Darm-Mikrobiom** **antiphlogistische Wirkung**
Nutrazeutikum	**Ingwer-Wacholder-Fenchel Sauerhonig** *Oxymel Zingiberis rhizome-Juniperi fructus-Foeniculi fructus*
Altersgruppe	alle Altersgruppen ab 12 Jahren
Dosierungsempfehlung für Erwachsene	1 Esslöffel in einem Glas Wasser pro Tag
Anwendungsdauer	kurmäßig mehrmals im Jahr
Kontraindikationen	Gastroösophageale Refluxerkrankung, Gastritis, Stomatitis, Pharyngitis; keine Anwendung direkt vor dem Zähneputzen
Erwartete Wirkungen	Aktivierung der Verdauungssäfte, der Peristaltik, Spasmolyse des Darms, Entwässerung, Verbesserung des Darm-Mikrobioms, antioxidative, antiphlogistische und immunstärkende Wirkung
Hauptwirkstoffe	Essigsäure aus Apfelessig, Polyphenole, freie Glucose und Enzyme aus Honig, (Glucoseoxidase, Invertase), Bitterstoffe, Scharfstoffe, Gerbstoffen, ätherische Öle
Wirkungsmechanismus	Sauerhonig ist ein Synbiotikum: Glucose und Flavonoide aus Honig wirken präbiotisch, Essig und Honig enthalten lebende Mikroben; Essig und Honig senken den pH-Wert auf der Mukosa und erschaffen ein gutes Millieu für Lactobazillen; Honig fördert das Wachstum von Laktobazillen und Bifidobakterien; Ingwer, Wacholder und Fenchel aktivieren Stoffwechsel und Kreislauf über ihre Pflanzenwirkstoffe und ihre harmonierenden Aromen; Spasmolyse von Fenchel durch Hemmung des Kalziumeinstroms in die Zellen (Schilcher, 2016)
Nachweis der Wirksamkeit	antioxidative und antiphlogistische Wirkung (Watzl, 2005; Darani, 2023); antimikrobielle Effekte und Antibiofilm-Wirkung sowie synergistische Wirkung von Essig und Honig (Harrison, 2023); Fenchel als Spasmolytikum (ESCOP, 2003; Schilcher, 2016; WHO, 1999); Ingwer fördert die Mukosadurchblutung, die Speichel- und Magensaftausschüttung und die Darmperistaltik sowie verkürzt die Transitzeit (Sticher, 2015); Wacholderbeeren reizen das Nierenparenchym, fördern die Durchblutung und die Wasserausscheidung (Schilcher, 2016)

K. Buchart, A. Kerckhoff, Nutrazeutika für die Hausarztpraxis,
DOI 10.1007/978-3-662-71151-4 © Springer-Verlag Berlin Heidelberg 2025

Patient:innen Informationen

Hilft bei	Verdauungsförderung Stärkung Darm-Mikrobiom Entzündungshemmung
Hausmittel	Ingwer-Wacholder-Fenchel-Sauerhonig
ACHTUNG	nicht anwenden bei Sodbrennen und Reflux, Gastritis, Entzündungen in Mund und Rachen; keine Anwendung direkt vor dem Zähneputzen
Zubereiten	1 EL gehackte, frische Ingwerwurzel, 1 TL angequetschte Wacholderbeeren und 1 TL angequetschte Fenchelkörner mit 250 g Apfelessig mischen, verschließen, 1 Woche ziehen lassen, abseihen und mit der doppelten Menge Honig mischen. Wenn sich der Honig nicht von selbst löst, leicht bis höchstens 30°C erwärmen.
Kombinieren oder ergänzen	¼ einer frischen Zitrone, 1 EL frische oder 1 TL getrocknete Zitronenschale
Anwenden	1 Esslöffel Ingwer-Wacholder-Fenchel-Sauerhonig mit einem Glas Wasser verdünnen und trinken
wer kann es anwenden	alle Altersgruppen ab 12 Jahren
Dosierungsempfehlung für Erwachsene	1 Esslöffel in einem Glas Wasser pro Tag
wie lange anwenden	kurmäßig über 2 bis 4 Wochen, mehrmals im Jahr
warum hilft es	Darmbewegungen und Verdauungssäfte werden aktiviert, der Darm wird entkrampft, eine sanfte Entwässerung wird eingeleitet, das Mikrobiom im Dickdarm verbessert sich und eine antioxidative, entzündungshemmende und immunstärkende Wirkung entsteht
spannend zu wissen	unerhitzte Mischung aus kaltgeschleudertem Honig und unerhitztem Apfelessig im Verhältnis 1:1 bis 2:1 mit einem Auszug von Ingwer, Wacholderbeeren und Fenchel. Der Auszug kann mit frischer Zitrone oder frischer/getrockneter Zitronenschale ergänzt werden

K. Buchart, A. Kerckhoff, Nutrazeutika für die Hausarztpraxis,
DOI 10.1007/978-3-662-71151-4 © Springer-Verlag Berlin Heidelberg 2025

10.1.7 Overnight Oat

siehe Abschn. 4.4.3.

10.1.8 Honigjogurt

siehe Abschn. 5.2.2.

10.2 Appetitlosigkeit

10.2.1 Anis-Fenchel-Kümmel

siehe Abschn. 10.3.1.

10.2.2 Bitterpulver

Nutrazeutika Fachinformationen für Ärzt:innen und Therapeut:innen

Indikation	Appetitanregung Digestivstimulation
Nutrazeutikum	**Bitterpulver**
Altersgruppe	alle Altersgruppen ab 16 Jahren
Dosierungsempfehlung für Erwachsene	¼ bis ½ Teelöffel pro Tag
Anwendungsdauer	als Daueranwendung geeignet mit wechselnden Bitterpflanzen
Kontraindikationen	Sodbrennen und Refluxösophygistis
Erwartete Wirkungen	Anregung der Verdauungssäfte, Digestivstimulation
Hauptwirkstoffe	Bitterstoffe, Scharfstoffe, ätherische Öle
Wirkungsmechanismus	Bitterstoffe doken an den Bitterrezeptoren im Mund an und erhöhen reflektorisch die Sekretion von Speichel, Magensaft, Galle, Pankreas und die Motorik von Magen und Intestium. Scharfstoffe reizen den Trigeminusnerv und regen dadurch die Durchblutung der Mukosa an. Die ätherischen Öle von Kümmel, Fenchel und Anis wirken spasmolytisch im Intestinum.
Nachweis der Wirksamkeit	Arzneimittelmonografien (WHO, 1999; ESCOP, 2003) Wirkungen der Bitterstoffe (Sticher, 2015)
Kombinationen, Ergänzungen	

K. Buchart, A. Kerckhoff, Nutrazeutika für die Hausarztpraxis,
DOI 10.1007/978-3-662-71151-4 © Springer-Verlag Berlin Heidelberg 2025

Patient:innen Informationen

Hilft bei	Appetitanregung Verdauungsförderung
Hausmittel	Bitterpulver
ACHTUNG	nicht anwenden bei Sodbrennen oder saurem Aufstoßen
Zubereiten	Pulver aus Gewürzen und Kräutern mischen. Bittere Zutaten: Ingwer, Kurkuma, Galgant, Wacholder, Zitronenschale, Orangenschale; Verdauungsfördernde Zutaten: Kümmel, Fenchel, Koriander; Scharfe Zutaten: Ingwer, Galgant, Kurkuma.
Kombinieren oder ergänzen	
Anwenden	das bittere Pulver in ganz kleinen Mengen pur oder als Würze in den Speisen
wer kann es anwenden	alle Altersgruppen ab 16 Jahren
Dosierungsempfehlung für Erwachsene	1 Löffelspitze vor den Hauptmahlzeiten
wie lange anwenden	je nach Bekömmlichkeit als Daueranwendung geeignet
warum hilft es	Die Bitterstoffe aktivieren die Bitterrezeptoren im Mund und dadurch wird der Kreislauf und der Stoffwechsel angeregt
spannend zu wissen	Wir haben Bitterrezeptoren nicht nur im Mund: sie sind auch auf der Haut, in der Lunge und im Gehirn. Bitterstoffe wirken demnach auch über äußerliche Einreibungen. Setzen Sie gerne auch mehr bittere Gemüse auf den Speiseplan. Dazu gehören: die Artischocke, der Chicoree, Endivien- und Radicchiosalat, unter den Wildkräutern auch der Löwenzahn. Sie lösen eine Anregung der Verdauungstätigkeit aus, indem sie die Produktion von Verdauungssäften ankurbeln, insbesondere von Speichel, Magensaft und Galle. In der Medizin werden Bittermittel vor allem bei Verdauungsstörungen und Appetitlosigkeit eingesetzt. Da früher die Heilkunde weit mehr als heute von der Überzeugung geprägt war, dass eine gute Verdauungstätigkeit Grundlage der Gesundheit ist, wurden bittere Pflanzen viel mehr und vor allem bei viel mehr Erkrankungen in der Therapie mit eingesetzt, so z.B. auch, um über eine Anregung der Verdauungstätigkeit den Gesamtorganismus zu stärken (sog. Amara).

K. Buchart, A. Kerckhoff, Nutrazeutika für die Hausarztpraxis,
DOI 10.1007/978-3-662-71151-4 © Springer-Verlag Berlin Heidelberg 2025

10.3 Dyspeptische Beschwerden

10.3.1 Anis-Fenchel-Kümmel

Nutrazeutika Fachinformationen für Ärzt:innen und Therapeut:innen

Indikation	Dyspepsie Appetitlosigkeit
Nutrazeutikum	**Anis-Fenchel-Kümmel** *Pimpinella anisum - Foeniculum vulgare var. Dulce - Carvum carvi*
Altersgruppe	alle Altersgruppen ab 12 Jahren
Dosierungsempfehlung für Erwachsene	1/4 TL vor oder nach den Hauptmahlzeiten
Anwendungsdauer	kurmäßig
Kontraindikationen	Unverträglichkeiten oder Allergien gegenüber einem der Bestandteile
Erwartete Wirkungen	Appetitanregung
Hauptwirkstoffe	Ätherische Öle aus Anis, Fenchel und Kümmel
Wirkungsmechanismus	Die Aromatika Anis, Fenchel und Kümmel wirken spasmolytisch und karminativ im Gastrointestinaltrakt
Nachweis der Wirksamkeit	Karminative und spasmolytische Wirkung (Schilcher, 2016; Sticher; 2015); Arzneimittelmonografien (ESCOP, 2003; BfArM, 2025)
Kombinationen, Ergänzungen	Für Nutrazeutika verwenden wir den Süßfenchel (Gewürzfenchel), um Überdosierungen wie beim Bitterfenchel auszuschließen

K. Buchart, A. Kerckhoff, Nutrazeutika für die Hausarztpraxis,
   DOI 10.1007/978-3-662-71151-4 © Springer-Verlag Berlin Heidelberg 2025

Patient:innen Informationen

Hilft bei	Verdauungsstörungen Appetitlosigkeit
Hausmittel	**Anis-Fenchel-Kümmel**
ACHTUNG	Für Nutrazeutika verwenden wir Gewürzfenchel, Süßfenchel, nicht den in der Pharmazie eingesetzten Bitterfenchel
Zubereiten	Die Mischung wird aus den ganzen Körnern von Anis, Fenchel und Kümmel zu gleichen Teilen hergestellt.
Kombinieren oder ergänzen	
Anwenden	einige ganze Körner werden gekaut
wer kann es anwenden	alle Altersgruppen ab 12 Jahren
Dosierungsempfehlung für Erwachsene	1/4 TL vor oder nach den Hauptmahlzeiten
wie lange anwenden	Bei guter Bekömmlichkeit wiederholt kurmäßig
warum hilft es	Die ätherischen Öle aus Anis, Fenchel und Kümmel regen den Appetit an und entspannen den Magen-Darm-Trakt
spannend zu wissen	Aus botanischer Sicht sind die Körner von Anis, Fenchel und Kümmel deren *Früchte*, landläufig werden sie als *Samen* bezeichnet. In asiatischen Esskulturen werden Anis-Fenchel-Kümmel sogar in Restaurants sozusagen als Digestif nach dem Essen serviert. Die Mischung unterstützt die Verdauung, man kann sie kauen, in Brot verbacken, als Tee trinken, in Milch oder Pflanzenmilch kochen – immer geht es um eine Harmonisierung der Verdauung und – traditionell gesprochen eine Anregung der „Drüsentätigkeit" im weitesten Sinne. Anis, Fenchel und Kümmel werden auch in den Milchbildungstee für Wöchnerinnen gegeben.

K. Buchart, A. Kerckhoff, Nutrazeutika für die Hausarztpraxis,
DOI 10.1007/978-3-662-71151-4 © Springer-Verlag Berlin Heidelberg 2025

10.3.2 Anis-Fenchel-Kümmel-Tee

Nutrazeutika Fachinformationen für Ärzt:innen und Therapeut:innen

Indikation	**Dyspepsie** **Appetitlosigkeit**
Nutrazeutikum	**Anis-Fenchel-Kümmel Tee** *Pimpinella anisum - Foeniculum vulgare var. Dulce - Carvum carvi*
Altersgruppe	alle Altersgruppen ab 6 Monaten
Dosierungsempfehlung für Erwachsene	1 Tasse vor den Hauptmahlzeiten
Anwendungsdauer	kurmäßig über 4 Wochen
Kontraindikationen Nebenwirkungen	Unverträglichkeiten oder Allergien gegenüber einem der Bestandteile
Erwartete Wirkungen	Appetitanregung
Hauptwirkstoffe	Ätherische Öle aus Anis, Fenchel und Kümmel
Wirkungsmechanismus	Die Aromatika Anis, Fenchel und Kümmel wirken spasmolytisch und karminativ im Gastrointestinaltrakt
Nachweis der Wirksamkeit	Karminative und spasmolytische Wirkung (Schilcher, 2016; Sticher; 2015); Arzneimittelmonografien (ESCOP, 2003; BfArM, 2025)
Kombinationen, Ergänzungen	Für Nutrazeutika verwenden wir den Süßfenchel (Gewürzfenchel), um Überdosierungen wie beim Bitterfenchel auszuschließen

K. Buchart, A. Kerckhoff, Nutrazeutika für die Hausarztpraxis,
DOI 10.1007/978-3-662-71151-4 © Springer-Verlag Berlin Heidelberg 2025

Patient:innen Informationen

Hilft bei	Verdauungsstörungen Appetitlosigkeit
Hausmittel	**Anis-Fenchel-Kümmel Tee**
ACHTUNG	**Für Nutrazeutika verwenden wir Gewürzfenchel, Süßfenchel, nicht den in der Pharmazie eingesetzten Bitterfenchel**
Zubereiten	Anis, Fenchel und Kümmel zu gleichen Teilen mischen. 1 Teelöffel dieser Mischung leicht mörsern, mit ½ Liter heißem Wasser übergießen und zugedeckt 10 Minuten ziehen lassen.
Kombinieren oder ergänzen	
Anwenden	Anis-Fenchel-Kümmel-Tee vor den Mahlzeiten trinken
wer kann es anwenden	alle Altersgruppen ab 6 Monaten
Dosierungsempfehlung für Erwachsene	1 Tasse vor den Hauptmahlzeiten
wie lange anwenden	kurmäßig über 4 Wochen
warum hilft es	Die ätherischen Öle aus Anis, Fenchel und Kümmel entspannen den Magen-Darm-Trakt und regen den Appetit an
spannend zu wissen	Fenchel kennt man vom Tee für Säuglinge, Kümmel hilft gegen Blähungen, Anissamen schmecken süß und aromatisch, man kennt sie vor allem aus der Weihnachtsbäckerei – eine sinnvolle Tradition, helfen Anissamen doch bei der Verdauung, die in diesen Tagen besonders gefordert ist. Daneben werden sie eingesetzt gegen Husten, der sich ebenfalls gerne in der kalten Jahreszeit einstellt. In der mittelalterlichen Medizin galt der Anis als „wärmend", stärkend, verdauungsfördernd und allgemein öffnend. Im Orient isst man gerne mal einige Körner gerösteten Anis, da er den Atem erfrischt. Für den Tee sollten die Samen möglichst angestoßen werden, um die ätherischen Öle freizusetzen. Auch wird der Tee beim Ziehen zugedeckt, da sich anderenfalls die ätherischen Öle verflüchtigen.

K. Buchart, A. Kerckhoff, Nutrazeutika für die Hausarztpraxis,
DOI 10.1007/978-3-662-71151-4 © Springer-Verlag Berlin Heidelberg 2025

10.3.3 Anis-Fenchel-Kümmel-Tinktur

Nutrazeutika Fachinformationen für Ärzt:innen und Therapeut:innen

Indikation	Dyspepsie Appetitlosigkeit
Nutrazeutikum	**Anis-Fenchel-Kümmel Tinktur** *Pimpinella anisum - Foeniculum vulgare var. Dulce - Carvum carvi*
Altersgruppe	alle Altersgruppen ab 16 Jahren
Dosierungsempfehlung für Erwachsene	10 bis 30 Tropfen vor dem Essen
Anwendungsdauer	kurmäßig über 4 Wochen
Kontraindikationen	Alkoholkrankheit, Unverträglichkeiten oder Allergien gegenüber einem der Bestandteile
Erwartete Wirkungen	Appetitanregung
Hauptwirkstoffe	Ätherische Öle aus Anis, Fenchel und Kümmel
Wirkungsmechanismus	Die Aromatika Anis, Fenchel und Kümmel wirken spasmolytisch und karminativ im Gastrointestinaltrakt
Nachweis der Wirksamkeit	Karminative und spasmolytische Wirkung (Schilcher, 2016; Sticher; 2015); Arzneimittelmonografien (ESCOP, 2003; BfArM, 2025)
Kombinationen, Ergänzungen	Für Nutrazeutika verwenden wir den Süßfenchel (Gewürzfenchel), um Überdosierungen wie beim Bitterfenchel auszuschließen

K. Buchart, A. Kerckhoff, Nutrazeutika für die Hausarztpraxis,
DOI 10.1007/978-3-662-71151-4 © Springer-Verlag Berlin Heidelberg 2025

Patient:innen Informationen

Hilft bei	Verdauungsstörungen
	Appetitlosigkeit
Hausmittel	Anis-Fenchel-Kümmel Tinktur
ACHTUNG	Nicht anwenden unter 16 Jahren und bei Alkoholkrankheit
	Für Nutrazeutika verwenden wir Gewürzfenchel, Süßfenchel, nicht den in der
	Pharmazie eingesetzten Bitterfenchel
Zubereiten	1 Teelöffel Anis, 1 Teelöffel Fenchel und 1 Teelöffel Kümmel anquetschen oder mörsern, mit 0,1 Liter Korn, Vodka oder Schnaps übergießen (rund 40 Volumenprozent Alkohol), verschließen und zwei bis vier Wochen ziehen lassen. Dann abseihen und in eine Tropfflasche füllen.
Kombinieren oder ergänzen	
Anwenden	Tropfenweise vor dem Essen einnehmen
wer kann es anwenden	Ab 16 Jahren
Dosierungsempfehlung für Erwachsene	10 bis 30 Tropfen vor dem Essen
wie lange anwenden	kurmäßig über 4 Wochen
warum hilft es	Die ätherischen Öle aus Anis, Fenchel und Kümmel entspannen den Magen-Darm-Trakt, das regt den Appetit an
spannend zu wissen	Viele Verdauungsschnäpse enthalten auch Anis, Fenchel oder Kümmel: Kümmelschnäpse in Skandinavien (Aquavit) oder in Norddeutschland (Köm), Spirituosen mit Anis wie Anisee, Arak, Ouzo, Pastis, Sambuco oder Raki.

K. Buchart, A. Kerckhoff, Nutrazeutika für die Hausarztpraxis,
   DOI 10.1007/978-3-662-71151-4 © Springer-Verlag Berlin Heidelberg 2025

10.3.4 Pfefferminztee

siehe Abschn. 5.4.1.

10.3.5 Bitterpulver

siehe Abschn. 10.2.2.

10.3.6 Kurkumapulver

Nutrazeutika Fachinformationen für Ärzt:innen und Therapeut:innen

Indikation	Prävention funktionelle Störungen Leber und Galle
Nutrazeutikum	**Kurkumapulver** *Curcuma longa*
Altersgruppe	alle Altersgruppen ab 12 Jahren
Dosierungsempfehlung für Erwachsene	¼ Teelöffel pro Tag
Anwendungsdauer	kurmäßig über einen Monat
Kontraindikationen	Cholelithiasis, Gallengangsstenose
Erwartete Wirkungen	choleretisch, cholekinetisch, antioxidativ und antiphlogistisch
Hauptwirkstoffe	Curcumin als wichtigster Farbstoff, ätherische Öle
Wirkungsmechanismus	Curcumin bildet ein resonanzstabilisierendes Phenoxyradikal, das eine antioxidative Wirkung auslöst. Curcumin hemmt Enzyme, die bei entzündlichen Prozessen eine Rolle spielen ((Phospholipase, Lipooxygenase, Cyclooxigenase 2, Kollagenase, Elastase, Hyaluronidase), Piperin verstärkt diesen Effekt
Nachweis der Wirksamkeit	Antioxidative Wirkung (Kotha, 2019; Schilcher, 2016); Antiphlogistische Wirkung (Derosa, 2016); Gallensekretion (Oppenheimer, 1937; Funktionsarzneimittel); Arzneimittelmonografien (WHO, 1999; ESCOP, 2003; BfArM, 2021)
Kombinationen, Ergänzungen	Piperin aus Schwarzem Pfeffer oder Langem Pfeffer verstärkt die Wirkung von Kurkuma

K. Buchart, A. Kerckhoff, Nutrazeutika für die Hausarztpraxis,
DOI 10.1007/978-3-662-71151-4 © Springer-Verlag Berlin Heidelberg 2025

Patient:innen Informationen

Hilft bei	Vorsorge Leber- und Gallenfunktion
Hausmittel	Kurkumapulver
ACHTUNG	Nicht geeignet Gallensteinen und bei Verengungen der Gallenwege
Zubereiten	Kurkumapulver aus ökologischen Anbau aus dem Handel
Kombinieren oder ergänzen	Kurkumapulver kann zur Verstärkung der Wirkung mit wenig Schwarzem Pfeffer oder Langem Pfeffer gemischt werden
Anwenden	¼ Teelöffel Kurkumapulver pro Tag als Gewürz in Speisen oder Getränken
wer kann es anwenden	alle Altersgruppen ab 12 Jahren
Dosierungsempfehlung für Erwachsene	¼ Teelöffel pro Tag
wie lange anwenden	kurmäßig über einen Monat
warum hilft es	Curcumin hat eine starke antioxidative, entzündungshemmende, gallenflussanregende und verdauungsfördernde Wirkung
spannend zu wissen	Kurkuma ist Teil von vielen Gewürzmischungen in Asien und Südostafrika. Interessant ist, dass in der Traditionellen Europäischen Heilkunde die Farbe einer Heilpflanze oder eines Gewürzes in Zusammenhang mit dem Körperteil, für das es eingesetzt werden sollte, gestellt wurde. So wurden rote Pflanzenteile dem Blut zugeordnet und gelbe Pflanzenteile Leber und Galle. Besonders deutlich ist das – neben Kurkuma – bei Löwenzahn.

K. Buchart, A. Kerckhoff, Nutrazeutika für die Hausarztpraxis,
DOI 10.1007/978-3-662-71151-4 © Springer-Verlag Berlin Heidelberg 2025

10.4   Übelkeit, Erbrechen, krampfartige Schmerzen

10.4.1 Pfefferminztee

Nutrazeutika Fachinformationen für Ärzt:innen und Therapeut:innen

Indikation	Dyspepsie
Nutrazeutikum	**Pfefferminz Tee** *Mentha x piperita*
Altersgruppe	alle Altersgruppen ab 16 Jahren
Dosierungsempfehlung für Erwachsene	1 bis 4 Tassen nach Bedarf
Anwendungsdauer	kurmäßig über 4 Wochen
Kontraindikationen	nicht anwenden bei Refluxösophagitis
Erwartete Wirkungen	spasmolytisch, dyspeptisch, choleretisch, kühlend, antiphlogistisch, analgetisch
Hauptwirkstoffe	Ätherische Öle, vor allem Menthol, Menthylacetat und Menthon
Wirkungsmechanismus	Menthol aktiviert den Kälterezeptor CMR1 und erzeugt das Gefühl einer Umgebungstemperatur von unter minus 26°C. Menthol blockiert zudem die Kalziumkanäle im Gastrointestinaltrakt, was einen direkten spasmolytischen Effekt auf die glatte Muskulatur auslöst.
Nachweis der Wirksamkeit	Kältegefühl (Bautista, 2007) Spasmolyse (Sticher, 2015; Grigoleit, 2005)
Kombinationen, Ergänzungen	Die spasmolytische Wirkung der Pfefferminze senkt auch den Tonus des unteren Ösophagussphinkters und erleichtert somit den Abgang von Gasen aus dem Magen. Dieser Effekt ist ungünstig bei Neigung zu Ösophagusreflux.

K. Buchart, A. Kerckhoff, Nutrazeutika für die Hausarztpraxis,
DOI 10.1007/978-3-662-71151-4 © Springer-Verlag Berlin Heidelberg 2025

Patient:innen Informationen

Hilft bei	Verdauungsstörungen
Hausmittel	Pfefferminz Tee
ACHTUNG	nicht anwenden bei Refluxösophagitis oder Sodbrennen
Zubereiten	2 Teelöffel getrocknete oder 2 Esslöffel frische Pfefferminze mit ½ Liter heißem Wasser übergießen und zugedeckt 10 Minuten ziehen lassen. Dann abseihen.
Kombinieren oder ergänzen	
Anwenden	Den Pfefferminztee warm oder lauwarm trinken
wer kann es anwenden	alle Altersgruppen ab 16 Jahren
Dosierungsempfehlung für Erwachsene	1 bis 4 Tasse nach Bedarf
wie lange anwenden	kurmäßig über 4 Wochen
warum hilft es	Die ätherischen Öle aus Pfefferminze wirken entspannend im Magen-Darm-Trakt
spannend zu wissen	Pfefferminztee reizt die Thermorezeptoren im Mund und erzeugt ein kühlendes Gefühl - unabhängig von der Temperatur des Tees In der Traditionellen Europäischen Pflanzenheilkunde wurden Heilpflanzen als kühlend oder wärmend, befeuchtend oder trocknend beschrieben. Die Pfefferminze gilt hier als „kühlende" Pflanze und wird „wärmenden" Pflanzen wie Rosmarin, Thymian, Majoran etc. gegenübergestellt. Pfefferminztee wurde traditionell z.B. auch bei Hitzewallungen in den Wechseljahren eingesetzt oder im Hochsommer. An Pfefferminztee ist auch bei Übelkeit und zur Förderung der Fettverdauung zu denken, an die Frühjahrskur, aber auch unterstützend bei Kopfschmerzen

K. Buchart, A. Kerckhoff, Nutrazeutika für die Hausarztpraxis,
DOI 10.1007/978-3-662-71151-4 © Springer-Verlag Berlin Heidelberg 2025

10.4.2 Ingwertee

siehe Abschn. 10.7.1.

10.4.3 Kamillentee

Nutrazeutika Fachinformationen für Ärzt:innen und Therapeut:innen

Indikation	Erbrechen
	Krampfartige Schmerzen
Nutrazeutikum	**Kamillen Tee**
	Matricaria chamomilla, Matricaria recutita
Altersgruppe	alle Altersgruppen ab 6 Monaten
Dosierungsempfehlung für Erwachsene	1 bis 3 Tassen pro Tag
Anwendungsdauer	Nach Bedarf oder kurmäßig über 4 Wochen
Kontraindikationen	Bei Pollenallergien (Sellerie-Karotten-Beifuß-Gewürz-Syndrom) sind Kreuzreaktionen auf den Dampf oder Tee von Kamille möglich
Erwartete Wirkungen	Sedierung, Entzündungshemmung, Spasmolyse
Hauptwirkstoffe	Cumarine, ätherische Öle, Flavonoide
Wirkungsmechanismus	a-Bisabolol und Chamazulen hemmen die Cyclooxygenase und Lipoxygenase im Arachidonsäurestoffwechsel. Das führt zu einer verminderten Synthese von Prostaglandinen, Thromboxanen und Leukotrienen
Nachweis der Wirksamkeit	Unruhe und Schlaflosigkeit (Monografie der WHO, 1999) Entzündungshemmung (Schilcher, 2016)
Kombinationen, Ergänzungen	Sensibilisierungsprävalenz für deutsche Kamille wird als niedrig eingestuft. Europäische Kamille enthält nur Spuren des allergenen Anthecotulids. Allerdings wird der Großteil der Kamille in die EU importiert.

K. Buchart, A. Kerckhoff, Nutrazeutika für die Hausarztpraxis,
DOI 10.1007/978-3-662-71151-4 © Springer-Verlag Berlin Heidelberg 2025

Patient:innen Informationen

Hilft bei	Erbrechen **Krampfartige Schmerzen**
Hausmittel	**Kamillen Tee**
ACHTUNG	**In Einzelfällen kann Kamillendampf und Kamillentee allergische Reaktionen bei Pollenallergiker:innen auslösen**
Zubereiten	1 TL getrocknete Kamillenblüten mit ½ Liter heißem Wasser übergießen und zugedeckt 10 Minuten ziehen lassen. Dann abseihen.
Kombinieren oder ergänzen	
Anwenden	Kamillentee warm, lauwarm oder kalt trinken
wer kann es anwenden	alle Altersgruppen ab 6 Monaten
Dosierungsempfehlung für Erwachsene	1 bis 3 Tassen Kamillentee pro Tag
wie lange anwenden	Nach Bedarf oder kurmäßig bis zu 4 Wochen
warum hilft es	Die ätherischen Öle und das Cumarin aus den Kamillenblüten beruhigen und entspannen
spannend zu wissen	Allergische Reaktionen werden hauptsächlich bei in die EU importierten Kamillenblüten beobachten. Sie enthalten mehr vom allergenen Bestandteil. Die Produktion von Kamillenblüten ist sehr zeitaufwendig. Bei Biokamille steht auf der Verpackung, ob sie aus EU Landwirtschaft stammt. Kamillentee wird traditionell immer bei krampfartigen und entzündlichen Beschwerden eingesetzt, daher auch bei Reizmagen, nervösen Magenbeschwerden, aber auch bei Blasenentzündungen oder Menstruationskrämpfen. Ein interessanter anderer Anwendungsbereich sind Schlafstörungen. Neu untersucht wird auch der Effekt von Kamillenextrakt bei Angstsymptomen. Kamillentee polarisiert etwas: Manche mögen ihn sehr, andere gar nicht. Hier sollte man einen Versuch machen. Kamillentee lässt sich auch, um den intensiven und besonderen Geschmack zu mildern, mit anderen Teedrogen mischen, z.B. mit Melisse, Fenchel oder Pfefferminze. Achten Sie bitte besonders auf die Bio-Qualität.

K. Buchart, A. Kerckhoff, Nutrazeutika für die Hausarztpraxis,
DOI 10.1007/978-3-662-71151-4 © Springer-Verlag Berlin Heidelberg 2025

10.5   Akute Diarrhö

10.5.1 Geschabter Apfel

Nutrazeutika Fachinformationen für Ärzt:innen und Therapeut:innen

Indikation	akute, unspezifische Diarrhö
Nutrazeutikum	geschabter Apfel *Malus domestica*
Altersgruppe	alle Altersgruppen ab 6 Monaten
Dosierungsempfehlung für Erwachsene	nur: 1 geschabter Apfel pro Tag
Anwendungsdauer	1 bis 3 Tage bei akutem Durchfall
Kontraindikationen	Kreuzreaktionen auf rohe Äpfel sind bei Birkenpollenallergikern bekannt, das Allergen Bet v 1 aus Birkenpollen ist sehr ähnlich dem Allergen Mal d 1 in rohen Äpfeln. Nicht geeignet bei Fruktosemalabsorption oder hereditärer Fructoseintoleranz wegen des hohen Fruktose- und Sorbitgehaltes.
Erwartete Wirkungen	Verbesserung der Konsistenz des Stuhlganges; Diversifizierung des Mikrobioms und damit Verdrängung pathogener Erreger Regeneration des Darmmikrobioms
Hauptwirkstoffe	wasserlösliche Ballaststoffe: Pektin wasserunlösliche Ballaststoffe: Zellulose, Hemizellulose Flavonoide: Quercetin, Phloridizin, Catechin, Epicatechin
Wirkungsmechanismus	ausgelöst durch den niedrigen pH Wert im Magen bildet Apfelpektin ein Gel, nimmt dabei viel Flüssigkeit auf und verändert die Konsistenz des Speisebreis. Pektin ist ein Präbiotikum, es regeneriert das Mikrobiom
Nachweis der Wirksamkeit	Chemie von Apfelpektin (Thakur, 1997) Quellfähigkeit und Speisebrei-Konsistenz (Schulze-Lohmann, 2012) Apfelpektin in Verbindung mit Kamillenextrakt verkürzte die Dauer von Diarrhö signifikant (Becker, 2006) Die mit Pektin behandelten Patienten waren kürzer im Krankenhaus (Potievskiĭ, 1994; Rabbani, 2001) Präbiotische Wirkung
Kombinationen, Ergänzungen	geriebener Apfel und Kamillentee

K. Buchart, A. Kerckhoff, Nutrazeutika für die Hausarztpraxis,
DOI 10.1007/978-3-662-71151-4 © Springer-Verlag Berlin Heidelberg 2025

Patient:innen Informationen

Hilft bei	akutem, unspezifischem Durchfall
Hausmittel	geschabter Apfel
ACHTUNG	bei Birkenpollenallergie sind Kreuzreaktionen mit rohem Apfel in Einzelfällen möglich. Nicht geeignet bei Fruktosemalabsorption wegen des hohen Fruktose- und Sorbitgehaltes.
Zubereiten	Den frischen Apfel mit der Schale auf einem Reibeisen oder einer Keramikreibe fein reiben oder schaben und einige Minuten quellen lassen. Das Apfelfruchtfleisch verfärbt sich bräunlich und das Pektin quillt auf.
Kombinieren oder ergänzen	geschabter Apfel und Kamillentee
Anwenden	Bei akutem Durchfall einige Esslöffel vom geriebenen, gequollenen Apfel essen
wer kann es anwenden	ab einem Alter von 6 Monaten
Dosierungsempfehlung für Erwachsene	nur: 1 geschabter Apfel pro Tag
wie lange anwenden	1 bis 3 Tage bei akutem Durchfall
warum hilft es	die Pektine aus dem Apfel quellen und binden Wasser im Darm
spannend zu wissen	Pektine müssen quellen, um genutzt zu können. Dies geschieht durch das Reiben. So wird die Oberfläche extrem vergrößert, damit auch die Bindungsfläche – und der stuhlfestigende Effekt bei Durchfall oder dünnem Stuhl tritt ein. Volksmedizinisch bekannt ist auch die der geriebene Apfel nach Darm-OP als Aufbaukost und zur „Darmpflege".

K. Buchart, A. Kerckhoff, Nutrazeutika für die Hausarztpraxis,
DOI 10.1007/978-3-662-71151-4 © Springer-Verlag Berlin Heidelberg 2025

10.5.2 Karottensuppe nach Moro

Nutrazeutika Fachinformationen für Ärzt:innen und Therapeut:innen

Indikation	Unspezifische Diarrhoe
Nutrazeutikum	**Lang gekochte Karottensuppe nach Moro** *Daucus carota*
Altersgruppe	alle Altersgruppen ab 6 Monaten
Dosierungsempfehlung für Erwachsene	1 Teller Karottensuppe nach Bedarf
Anwendungsdauer	1 bis 3 Tage
Kontraindikationen	
Erwartete Wirkungen	Abklingen der Diarrhoe
Hauptwirkstoffe	Galacturonide
Wirkungsmechanismus	Pektine aus den Karotten werden bei langem Kochen von 45 bis 60 Minuten in Oligogalacturonide umgebaut. Galacturonide sind den Rezeptoren des Darmepithels ähnlich, binden pathogene Mikroben und scheiden sie aus. Hydroxyzimtsäuren aus der Karotte sind hitzestabil und überdauern das lange Kochen. Sie haben ein Quorum Quenching Potential. ß-Carotin ist aus lang gekochten Karotten signifikant besser verfügbar als aus rohen. Die lang gekochte Karottensuppe ersetzt die Kalium- und Natriumverluste und liefert ausreichend resorptionsfördernde Glucose. Galacturonide haben zudem eine präbiotische Wirkung und stärken das Mikrobiom.
Nachweis der Wirksamkeit	Wirkung der lang gekochten Karottensuppe (Haschke, 1980; Weirich, 2005); Bioverfügbarkeit von ß-Carotin (Livny, 2003) Präbiotische Wirkung von Galacturoniden (Davani-Davari, 2019)
Kombinationen, Ergänzungen	Kartoffeln und Haferflocken ergänzen die lang gekochte Karottensuppe, wenn sie einige Male hintereinander gegessen wird

K. Buchart, A. Kerckhoff, Nutrazeutika für die Hausarztpraxis,
   DOI 10.1007/978-3-662-71151-4 © Springer-Verlag Berlin Heidelberg 2025

Patient:innen Informationen

Hilft bei	Unspezifischer Durchfall
Hausmittel	**Lang gekochte Karottensuppe nach Moro**
ACHTUNG	**Wenn der Durchfall länger als 3 Tage andauert muss die Ursache abgeklärt werden**
Zubereiten	½ kg Karotten waschen und in Stücke schneiden. In einem Liter Wasser eine Stunde lang köcheln. Die Suppe pürieren und mit Wasser wieder etwas auffüllen. ½ Teelöffel Salz, 1 Teelöffel Butter und 1 Esslöffel Honig zugeben.
Kombinieren oder ergänzen	
Anwenden	1 Teller Karottensuppe bei Bedarf essen
wer kann es anwenden	Alle Altersgruppen ab 6 Monaten
Dosierungsempfehlung für Erwachsene	nach Bedarf 1 Teller pro Tag
wie lange anwenden	1 bis 3 Tage
warum hilft es	Die Pektine der Karotten werden beim Kochen verändert und sind dann in der Lage, krankmachende Keime zu binden und den Durchfall zu hemmen
spannend zu wissen	Der Österreicher Ernst Moro (1874–1951), Professor und später der erste Ordinarius der Heidelberger Universitäts-Kinderklinik, suchte zu Beginn des 20. Jahrhunderts nach einem Mittel gegen Durchfall für Kinder und Säuglinge. 1905 griff er auf ein altes Hausmittel zurück: lange gekochte, leicht gesalzene Möhrensuppe. Er konnte beobachten, dass sich die Komplikationsrate nach Diarrhoe reduzierte. In China werden gegen Durchfall Karotten zusammen mit Reis in viel Wasser gekocht.

K. Buchart, A. Kerckhoff, Nutrazeutika für die Hausarztpraxis,
DOI 10.1007/978-3-662-71151-4 © Springer-Verlag Berlin Heidelberg 2025

10.5.3 Schwarzer Tee

Nutrazeutika Fachinformationen für Ärzt:innen und Therapeut:innen

Indikation	Unspezifische Diarrhoe
Nutrazeutikum	**Schwarzer Tee** *Camellia sinensis*
Altersgruppe	alle Altersgruppen ab 16 Jahren
Dosierungsempfehlung für Erwachsene	1 bis 3 Tassen pro Tag
Anwendungsdauer	nach Bedarf bis zu 2 Wochen
Kontraindikationen	
Erwartete Wirkungen	Abklingen der Diarrhoe
Hauptwirkstoffe	Gerbstoffe aus dem lang gezogenen Schwarzen Tee
Wirkungsmechanismus	Gerbstoffe gehen in heißem Wasser bei langer Ziehzeit ab etwa 10 bis 12 Minuten in Lösung. Gleichzeitig binden sie das Coffein. Gerbstoffe wirken antimikrobiell, weil sie den Mikroben das Wasser entziehen und die Permeabilität der Schleimhaut reduzieren.
Nachweis der Wirksamkeit	Gerbstoffgehalt von Schwarzem Tee (Gerbstoffe bei Diarhoe (Sticher, 2015)
Kombinationen, Ergänzungen	

K. Buchart, A. Kerckhoff, Nutrazeutika für die Hausarztpraxis,
   DOI 10.1007/978-3-662-71151-4 © Springer-Verlag Berlin Heidelberg 2025

Patient:innen Informationen

Hilft bei	Unspezifischer Durchfall
Hausmittel	**Schwarzer Tee**
ACHTUNG	**Der sehr langgezogene Schwarze Tee ist sehr gerbstoffreich und deshalb nicht als Daueranwendung geeignet.**
Zubereiten	2 Teelöffel Schwarzen Tee mit ½ Liter kochendem Wasser übergießen und zugedeckt 10 bis 15 Minuten ziehen lassen. Dann abseihen.
Kombinieren oder ergänzen	
Anwenden	Schwarzen Tee warm oder lauwarm trinken
wer kann es anwenden	alle Altersgruppen ab 16 Jahren
Dosierungsempfehlung für Erwachsene	1 bis 3 Tassen Schwarzen Tee pro Tag
wie lange anwenden	Nach Bedarf bis zu 2 Wochen trinken
warum hilft es	Gerbstoffe wirken auf die Oberfläche der Haut oder Schleimhaut, mit der sie in Berührung kommen. Gerbstoffe verbinden sich mit Eiweißen der Oberfläche, sie „dichten ab", vernetzen Eiweißketten miteinander und wirken deshalb auf Haut- und Schleimhautoberflächen zusammenziehend (adstringierend), dadurch auch entzündungshemmend, blutstillend, reizmildernd und schwach antibakteriell sowie hemmend auf starke Schleimhautsekretion
spannend zu wissen	Gerbstoffe kommen nicht nur in schwarzem Tee vor, sondern auch in grünem Tee und z.B. auch in getrockneten Heidelbeerfrüchten. Gerbstoffe werden immer dann medizinisch eingesetzt, wenn es etwas „abzudichten" gibt, also dann, wenn zu viel Flüssigkeit abgegeben wird, innerlich wie hier bei Durchfall, äußerlich bei nässenden Ekzemen.

K. Buchart, A. Kerckhoff, Nutrazeutika für die Hausarztpraxis,
DOI 10.1007/978-3-662-71151-4 © Springer-Verlag Berlin Heidelberg 2025

10.5.4 Elektrolytgetränk

Nutrazeutika Fachinformationen für Ärzt:innen und Therapeut:innen

Indikation	Unspezifische Diarrhoe
Nutrazeutikum	**Elektrolytgetränk**
Altersgruppe	alle Altersgruppen ab 3 Jahren
Dosierungsempfehlung für Erwachsene	40 ml pro kg Körpergewicht, 3 Liter bei einem KG von 75 kg
Anwendungsdauer	24 Stunden
Kontraindikationen	
Erwartete Wirkungen	Orale Rehydrierung
Hauptwirkstoffe	Wasser, Salz, Kalium, Glucose
Wirkungsmechanismus	Ausgleich des Verlustes von Wasser, Kalium, Natriumchlorid und Glucose während der Diarrhoe.
Nachweis der Wirksamkeit	Rehydrierung nach den Empfehlungen der WHO
Kombinationen, Ergänzungen	

K. Buchart, A. Kerckhoff, Nutrazeutika für die Hausarztpraxis,
DOI 10.1007/978-3-662-71151-4 © Springer-Verlag Berlin Heidelberg 2025

Patient:innen Informationen

Hilft bei	Unspezifischer Durchfall
Hausmittel	Elektrolytgetränk
ACHTUNG	**Keine kausale Therapie** **Nach 24 Stunden sollte der Wasserhaushalt wieder hergestellt sein**
Zubereiten	1 Liter Wasser, 1/4 Liter Orangensaft (oder 2 Bananen), 1 gestrichener Teelöffel Salz und 4 gestrichene Teelöffel Zucker, alles gut mischen
Kombinieren oder ergänzen	Die Säfte können durch pürierte, kaliumreiche Früchte wie Banane oder Aprikose ersetzt werden
Anwenden	Das Elektrolytgetränk über den Tag verteilt trinken
wer kann es anwenden	alle Altersgruppen ab 3 Jahren
Dosierungsempfehlung für Erwachsene	40 ml pro Kilogramm Körpergewicht in 24 Stunden, das sind 2 Liter bei einem Körpergewicht von 50 kg und 3 Liter bei einem Gewicht von 75 kg
wie lange anwenden	Akut einen Tag lang
warum hilft es	Während des Durchfalls sind viel Wasser, Salze und Glucose verloren gegangen. Das Elektrolytgetränk gleicht das wieder aus.
spannend zu wissen	Das Rezept dieses Elektrolytgetränkes ist eine Empfehlung der Weltgesundheitsorganisation WHO, um Flüssigkeit und Elektrolyte schnell zu ersetzen, wenn keine fertigen Präparate zur Verfügung stehen.

K. Buchart, A. Kerckhoff, Nutrazeutika für die Hausarztpraxis,
DOI 10.1007/978-3-662-71151-4 © Springer-Verlag Berlin Heidelberg 2025

10.5.5   Getrockneter Apfel

siehe Abschn. 9.4.4.

10.6   Obstipation

10.6.1 Geschroteter, gequollener Leinsamen

Nutrazeutika Fachinformationen für Ärzt:innen und Therapeut:innen

Indikation	Obstipation
Nutrazeutikum	**Geschroteter, gequollener Leinsamen** *Lini semen*
Altersgruppe	alle Altersgruppen ab 12 Jahren
Dosierungsempfehlung für Erwachsene	1 bis 2 Esslöffel pro Tag
Anwendungsdauer	3 Tage bis 4 Wochen
Kontraindikationen	Im Leinsamen sind die cyanogenen Verbindungen Linamarin, Linustatin, Lotaustralin, Neolinustatin und Amygdalin glykosidisch gebunden. Der Stoffwechsel von Erwachsenen kann 100 mg Cyanide pro Tag entgiften, das entspricht 100 g Leinsamen. Einmaldosen von 100 Gramm Leinsamen oder dauerhafte Dosen von 50 Gramm Leinsamen führen zu keinen Vergiftungserscheinungen (Sticher, 2015).
Erwartete Wirkungen	digestive Wirkung
Hauptwirkstoffe	wasserlösliche Polysaccharide, vor allem Rhamnogalacturonane und verzweigte Arabinoxylane
Wirkungsmechanismus	Die Kolloidstruktur der gequollenen Leinsamenpolysaccharide ist auch im Magen und Dünndarm stabil, das erhöht das Stuhlvolumen und regt die Darmperistaltik an. Die wasserunlöslichen Ballaststoffe im Leinsamen sind Zellulose, Hemizellulose und Lignin, sie verstärken die stuhlregulierende Wirkung. Beide Fraktionen, sowohl lösliche als auch unlöslich Ballaststoffe haben Präbiotikawirkung.
Nachweis der Wirksamkeit	Die Monografien von ESCOP empfehlen Leinsamen bei Obstipation, Reizdarmsyndrom, Divertikulitis und zur Kurzzeitbehandlung von Gastritis und Enteritis (ESCOP, 2003). Nach den Monografien der Europäischen Union wird Leinsamen bei Obstipation eingesetzt (EMA, 2015)
Kombinationen, Ergänzungen	

K. Buchart, A. Kerckhoff, Nutrazeutika für die Hausarztpraxis,
DOI 10.1007/978-3-662-71151-4 © Springer-Verlag Berlin Heidelberg 2025

Patient:innen Informationen

Hilft bei	Verstopfung Darmträgheit
Hausmittel	Geschroteter, gequollener Leinsamen
ACHTUNG	nur frisch gemahlener oder geschroteter Leinsamen enthält nicht-oxidierte omega-3-Fettsäuren
Zubereiten	1-2 Esslöffel ganze Leinsamen in einer Küchenmaschine oder Kräutermühle grob oder fein mahlen. Mit 0,3 Liter kaltem Wasser 2 Stunden quellen lassen.
Kombinieren oder ergänzen	
Anwenden	Den gequollenen Leinsamen in Kombination mit Joghurt, Müsli, Budwig Creme oder in anderen kulinarischen Zubereitungen essen
wer kann es anwenden	alle Altersgruppen ab 12 Jahren
Dosierungsempfehlung für Erwachsene	1 bis 2 Esslöffel
wie lange anwenden	3 Tage bis 4 Wochen Danach mit anderen Schleimdrogen wie etwa Chiasamen oder Flohsamen abwechseln
warum hilft es	Die gequollenen Schleimstoffe von Leinsamen vermehren das Gewicht des Stuhlganges, regen die Darmbewegungen an und liefern Energie für die Darmmikroben
spannend zu wissen	Gelber Leinsamen, auch Goldleinsamen genannt, hat einen höheren Gehalt an Schleimstoffen und ist bei Darmträgheit noch besser geeignet als brauner Leinsamen

K. Buchart, A. Kerckhoff, Nutrazeutika für die Hausarztpraxis,
DOI 10.1007/978-3-662-71151-4 © Springer-Verlag Berlin Heidelberg 2025

10.6.2 Leinsamengummi

Nutrazeutika Fachinformationen für Ärzt:innen und Therapeut:innen

Indikation	Obstipation
Nutrazeutikum	**Leinsamengummi** *Lini semen*
Altersgruppe	alle Altersgruppen ab 12 Jahren
Dosierungsempfehlung für Erwachsene	1 bis 2 Esslöffel pro Tag
Anwendungsdauer	3 Tage bis 4 Wochen
Kontraindikationen	Im Leinsamen sind die cyanogenen Verbindungen Linamarin, Linustatin, Lotaustralin, Neolinustatin und Amygdalin glykosidisch gebunden. Der Stoffwechsel von Erwachsenen kann 100 mg Cyanide pro Tag entgiften, das entspricht 100 g Leinsamen. Einmaldosen von 100 Gramm Leinsamen oder dauerhafte Dosen von 50 Gramm Leinsamen führen zu keinen Vergiftungserscheinungen (Sticher, 2015).
Erwartete Wirkungen	digestive Wirkung
Hauptwirkstoffe	wasserlösliche Polysaccharide, vor allem Rhamnogalacturonane und verzweigte Arabinoxylane
Wirkungsmechanismus	Die Kolloidstruktur der gequollenen Leinsamenpolysaccharide ist auch im Magen und Dünndarm stabil, das erhöht das Stuhlvolumen und regt die Darmperistaltik an. Die wasserunlöslichen Ballaststoffe im Leinsamen sind Zellulose, Hemizellulose und Lignin, sie verstärken die stuhlregulierende Wirkung. Beide Fraktionen, sowohl lösliche als auch unlöslich Ballaststoffe haben Präbiotikawirkung.
Nachweis der Wirksamkeit	Die Monografien von ESCOP empfehlen Leinsamen bei Obstipation, Reizdarmsyndrom, Divertikulitis und zur Kurzzeitbehandlung von Gastritis und Enteritis (ESCOP, 2003). Nach den Monografien der Europäischen Union wird Leinsamen bei Obstipation eingesetzt (EMA, 2015)
Kombinationen, Ergänzungen	

K. Buchart, A. Kerckhoff, Nutrazeutika für die Hausarztpraxis,
DOI 10.1007/978-3-662-71151-4 © Springer-Verlag Berlin Heidelberg 2025

Patient:innen Informationen

Hilft bei	Verstopfung Darmträgheit
Hausmittel	**Leinsamengummi**
ACHTUNG	nur frisch gemahlener oder geschroteter Leinsamen enthält nicht-oxidierte omega-3-Fettsäuren
Zubereiten	100 g ganze Leinsamen in einer Küchenmaschine oder Kräutermühle grob oder fein mahlen. Mit 0,2 Liter kaltem Wasser 2 Stunden quellen lassen. Mit ¼ Teelöffel Salz, etwas Pfeffer oder Chili, Knoblauch und 50 g geriebenem Parmesan mischen, 3 mm dick auf Backpapier streichen und bei 40°C im Backrohr trocknen. Dann in Stücke schneiden und in einem Glas bei Zimmertemperatur aufbewahren.
Kombinieren oder ergänzen	
Anwenden	Den Leinsamengummi als Snack zwischendurch essen
wer kann es anwenden	alle Altersgruppen ab 12 Jahren
Dosierungsempfehlung für Erwachsene	1 bis 2mal pro Tag ein Stück in der Größe eines Esslöffels
wie lange anwenden	3 Tage bis 4 Wochen
warum hilft es	Die gequollenen Schleimstoffe von Leinsamen vermehren das Gewicht des Stuhlganges, regen die Darmbewegungen an und liefern Energie für die Darmmikroben
spannend zu wissen	Gelber Leinsamen, auch Goldleinsamen genannt, hat einen höheren Gehalt an Schleimstoffen und ist bei Darmträgheit noch besser geeignet als brauner Leinsamen

K. Buchart, A. Kerckhoff, Nutrazeutika für die Hausarztpraxis,
DOI 10.1007/978-3-662-71151-4 © Springer-Verlag Berlin Heidelberg 2025

10.7 Reiseübelkeit

10.7.1 Ingwertee

Nutrazeutika Fachinformationen für Ärzt:innen und Therapeut:innen

Indikation	Reiseübelkeit
Nutrazeutikum	**Ingwer Tee** *Zingiberis rhizome*
Altersgruppe	alle Altersgruppen ab 12 Jahren
Dosierungsempfehlung für Erwachsene	1 bis 2 Tassen pro Tag
Anwendungsdauer	akut bei Bedarf
Kontraindikationen	Nicht anwenden bei Schwangerschaftserbrechen (EMA, 2015)
Erwartete Wirkungen	Antiemetische Wirkung
Hauptwirkstoffe	Scharfstoffe Gingerole und Shogaole, ätherische Öle Zingiberol u.a. und Bitterstoffe aus Ingwer
Wirkungsmechanismus	Gingerole und Shogaole blockieren die 5-HT3-Rezeptoren und wirken dadurch zentral dämpfend. Dieser Effekt wird bei Verwendung von lipophilen Extraktionsmitteln noch verstärkt. Diese antiemetische Wirkung kommt bereits bei der niedrigen Tagesdosis von 1,5 g zustande
Nachweis der Wirksamkeit	Antiemetische Wirkung von Ingwer (Li, 2019; Nikkhah Bodagh, 2018; Giacosa, 2015; WHO, 1999; EU, 2012; ESCOP, 2003)
Kombinationen, Ergänzungen	

K. Buchart, A. Kerckhoff, Nutrazeutika für die Hausarztpraxis,
DOI 10.1007/978-3-662-71151-4 © Springer-Verlag Berlin Heidelberg 2025

Patient:innen Informationen

Hilft bei	Reiseübelkeit
Hausmittel	Ingwer Tee
ACHTUNG	nicht anwenden bei Schwangerschaftserbrechen
Zubereiten	2 Teelöffel frische, geschnittene Ingwerwurzel mit ¼ Liter heißem Wasser aufgießen und 10 bis 15 Minuten ziehen lassen, abseihen.
Kombinieren oder ergänzen	Bei Übelkeit wird der Ingwertee am besten pur und ohne weitere Zusätze getrunken
Anwenden	Ingwer Tee warm trinken
wer kann es anwenden	alle Altersgruppen ab 12 Jahren
Dosierungsempfehlung für Erwachsene	1 bis 2 Tassen Ingwer Tee bei Bedarf
wie lange anwenden	akut bei Bedarf
warum hilft es	Die Scharfstoffe Gingerole und Shogaole wirken dämpfend schon in kleinen Mengen.
spannend zu wissen	Der Gehalt an scharfen Shogaolen steigt während der Lagerung an, deshalb ist Ingwerpulver schärfer als frischer Ingwer. Ingwer bei Reiseübelkeit ist eine Anwendung, die in unterschiedlicher Dosierung eingesetzt werden kann – vom Tee über die Ingwertinktur oder auch „einfach" nur mit kandiertem Ingwer oder Ingwerbonbons.

K. Buchart, A. Kerckhoff, Nutrazeutika für die Hausarztpraxis,
DOI 10.1007/978-3-662-71151-4 © Springer-Verlag Berlin Heidelberg 2025

10.8   Rekonvaleszenz nach Magen-Darm-Infekt

10.8.1   Kartoffel-Karotten-Suppe

Nutrazeutika Fachinformationen für Ärzt:innen und Therapeut:innen

Indikation	Rekonvaleszenz Gastro-Intestinaltrakt
Nutrazeutikum	**Kartoffel-Karottensuppe** *Solanum tuberosum, Daucus carota*
Altersgruppe	alle Altersgruppen ab 6 Monaten
Dosierungsempfehlung für Erwachsene	250 bis 500 ml pro Tag
Anwendungsdauer	als kurmäßige Anwendung geeignet
Kontraindikationen	nicht als Daueranwendung geeignet, weil die beim langen Kochen von Karotten entstehenden Galacturonide die Nährstoffresorption beeinträchtigen
Erwartete Wirkungen	Rekonvaleszenz des Gastrointestinaltraktes
Hauptwirkstoffe	Galacturonide, Kalium
Wirkungsmechanismus	Pektine aus den Karotten werden bei langem Kochen von 45 bis 60 Minuten in Oligogalacturonide umgebaut. Galacturonide sind den Rezeptoren des Darmepithels ähnlich, binden pathogene Mikroben und scheiden sie aus. Hydroxyzimtsäuren aus der Karotte sind hitzestabil und überdauern das lange Kochen. Sie haben ein Quorum Quenching Potential. ß-Carotin ist aus lang gekochten Karotten signifikant besser verfügbar als aus rohen. Inulin aus Zwiebel wirkt ebenfalls präbiotisch. Die Kartoffel-Karottensuppe ersetzt die Kalium- und Natriumverluste und liefert ausreichend resorptionsfördernde Glucose. Galacturonide haben zudem eine präbiotische Wirkung und stärken das Mikrobiom.
Nachweis der Wirksamkeit	Wirkung ähnlich der lang gekochten Karottensuppe (Haschke, 1980; Weirich, 2005)
Kombinationen	Fenchel, Kümmel, Haferflocken

K. Buchart, A. Kerckhoff, Nutrazeutika für die Hausarztpraxis,
DOI 10.1007/978-3-662-71151-4 © Springer-Verlag Berlin Heidelberg 2025

Patient:innen Informationen

Hilft bei	Wiederherstellung und Erholung nach Krankheit
Hausmittel	**Kartoffel-Karottensuppe**
ACHTUNG	Die Anwendung auf einige Tage bis 1 Woche begrenzen
Zubereiten	¼ kg Kartoffeln schälen und ¼ kg Karotten waschen und alles würfelig schneiden. Zwiebel hacken. In einem Topf 1 TL Butter und 1 TL Olivenöl erhitzen, Zwiebel anschwitzen, Kartoffeln und Karotten zugeben, mit Gemüsebrühe aufgießen und 45 bis 60 Minuten zugedeckt köcheln.
Kombinieren oder ergänzen	Fenchel, Kümmel, Haferflocken, Honig
Anwenden	warm essen
wer kann es anwenden	alle Altersgruppen ab 6 Monaten
Dosierungsempfehlung für Erwachsene	¼ bis ½ Liter Suppe pro Tag
wie lange anwenden	als kurmäßige Anwendung über einige Tage bis 1 Woche geeignet
Erwartete Wirkungen	Erholung des Magen-Darm Traktes und damit auch der Nährstoffaufnahme, allgemeine Stärkung
warum hilft es	Beim langen Kochen von Karotten entstehen spezielle Kohlenhydratverbindungen, die pathogene Keime binden und die Darmbakterien nähren. Kartoffeln und Karotten zusammen bringen viele Mineralstoffe (besonders Kalium) und langsam verdauliche Kohlenhydrate
spannend zu wissen	Schon vor um 1920 wurde die Wirkung von lang gekochten Karotten- und Kartoffel-Karottensuppen beobachtet. Heute kennen wir die genauen Wirkungsmechanismen dahinter Generell zeigt die Erfahrung, dass Karotten und Kartoffeln in der Küche einen besonderen Platz verdient haben Die Kartoffel besteht zu fast 80% aus Wasser und hat fast 0% Fett, der Rest sind leichtverdauliche Stärke, Proteine und Ballaststoffe. Kartoffeln sind sehr vitamin- und mineralstoffreich, wobei die Vitamine B1, B2, B6, Kalium und Magnesium im Vordergrund stehen. Sie ist kalorien und fettarm, enthält leicht verdauliche Stärke und pflanzliches Eiweiß, das gut verwertet werden kann.

K. Buchart, A. Kerckhoff, Nutrazeutika für die Hausarztpraxis,
DOI 10.1007/978-3-662-71151-4 © Springer-Verlag Berlin Heidelberg 2025

Ableitende Harnwege

11

11.1 Prävention und Gesundheitsförderung

11.1.1 Cranberry-Saft

Indikation	Prävention rezidivierende Harnwegsinfekte
Nutrazeutikum	**Cranberry Saft** *Vaccinium macrocarpon*
Altersgruppe	alle Altersgruppen ab 16
Dosierungsempfehlung für Erwachsene	¼ Liter pro Tag
Anwendungsdauer	Kurmäßig bis zu 4 Wochen
Kontraindikationen	Nicht anwenden bei Nieren- oder Harnsteinen
Erwartete Wirkungen	Schutz vor rezidivierenden Harnwegsinfekten vor allem bei Frauen und Patienten nach Blasenbehandlungen
Hauptwirkstoffe	Flavonoide: Anthocyane, Proanthocyanidine, Flavonolglykoside
Wirkungsmechanismus	Die Flavonoide der Cranberry haben eine *anti-adherence-activity* und verringern die Anhaftung von pathogenen Bakterien in den Harnleitern
Nachweis der Wirksamkeit	Anti-adherence-activity (Guay, 2009); Empfehlung der Cochrane Collaboration (Cochrane, 2020)

K. Buchart, A. Kerckhoff, Nutrazeutika für die Hausarztpraxis,
DOI 10.1007/978-3-662-71151-4 © Springer-Verlag Berlin Heidelberg 2025

Patient:innen Informationen

Hilft bei	Vorsorge wiederkehrende Harnwegsinfekte
Hausmittel	**Cranberry Saft**
ACHTUNG	**Nicht anwenden bei Nieren- oder Harnsteinen**
Zubereiten	fertiger Cranberry-Muttersaft aus dem Handel
Kombinieren oder ergänzen	
Anwenden	Cranberrysaft pur trinken
wer kann es anwenden	alle Altersgruppen ab 16 Jahren
Dosierungsempfehlung für Erwachsene	¼ Liter Cranberrysaft pro Tag
wie lange anwenden	wiederholt kurmäßig bis zu 4 Wochen
warum hilft es	die roten Farbstoffe aus dem Cranberrysaft verhindern das Anhaften von Bakterien in den Harnleitern
spannend zu wissen	Die Anwendung von naturbelassenem Cranberrysaft hat einen entscheidenden Vorteil: es kommt zu keinen Resistenzen. Das Trinken des sehr herben Cranberry-Muttersaftes ist allerdings nicht ganz so einfach. Die Dosierung von 250 ml ist arzneilich wirksamer. Wenn Sie verdünnen, haben Sie eine höhere Trinkmenge. Wenn Sie weniger Saft verdünnt zu sich nehmen, ist dies angenehmer, aber nicht ganz so wirksam. Übrigens: Cranberrys – auf deutsch: Kranichbeere – kommen aus den USA, sie werden auch amerikanische Moosbeere genannt und stammen aus den Hochmooren in Nordamerika. Cranberrys zählen – wie die Preiselbeeren – zur Gattung der Heidelbeeren.

K. Buchart, A. Kerckhoff, Nutrazeutika für die Hausarztpraxis,
DOI 10.1007/978-3-662-71151-4 © Springer-Verlag Berlin Heidelberg 2025

11.2 Akuter Harnwegsinfekt

11.2.1 Frische Kresse

Nutrazeutika Fachinformationen für Ärzt:innen und Therapeut:innen

Indikation	Harnwegsinfekte
Nutrazeutikum	**Frische Kresse** *Lepidium sativum*
Altersgruppe	alle Altersgruppen ab 6 Jahren
Dosierungsempfehlung für Erwachsene	1 bis 3 Esslöffel frische Kresse pro Tag
Anwendungsdauer	einige Tage bis zu 1 Woche
Kontraindikationen	Magen- oder Darmgeschwüre, Gastritis, akute Nierenentzündungen
Erwartete Wirkungen	Adjuvant bei Infekten der Harnwege
Hauptwirkstoffe	freie Senföle aus Kresse
Wirkungsmechanismus	Beim Zerkleinern von Gartenkresse oder Kapuzinerkresse wird eine Myrosinase frei, die Senföle aus der glykosidischen Bindung befreit. Die freien Senföle entfalten ihre antimikrobielle Wirkung am Upper Respiratory Tract. Alkohol bindet die Senföle und schwächt den Reiz des Trigeminusnerves ab. Der stechende Charakter wird etwas abgefangen, die Senföle werden in eine haltbare Form gebracht.
Nachweis der Wirksamkeit	Antimikrobielle Wirkung von Kapuzinerkresse (Bäumler, 2012; Borges, 2015; Chrubasik-Hausmann, 2019; Conrad, 2006, 2013; Dufour, 2015; Watzl, 2005)
Kombinationen, Ergänzungen	ein Auszug von frischer Kapuzinerkresse oder Gartenkresse mit Apfelessig hat eine vergleichbare Wirkung wie die frischen Pflanzen. Die Microgreens (junge, einige Tage alte essbare Keimpflanzen) mit scharfen Senfölen von Radieschen, Rettich, Senf, Broccoli u.a. können ebenfalls eingesetzt werden

K. Buchart, A. Kerckhoff, Nutrazeutika für die Hausarztpraxis,
DOI 10.1007/978-3-662-71151-4 © Springer-Verlag Berlin Heidelberg 2025

Patient:innen Informationen

Hilft bei	Harnwegsinfekte
Hausmittel	**Frische Kresse**
ACHTUNG	**Nicht anwenden bei Entzündungen im Magen oder akuten Nierenerkrankungen**
Zubereiten	Samen von Kresse (oder Radieschen, Senf, Rettich, Broccoli) auf befeuchtetem ungebleichtem Küchenpapier verteilen und einige Tage feucht halten. Wenn die Sprossen ihre kleinen grünen Blätter entfaltet haben können sie abgeschnitten und gegessen werden.
Kombinieren oder ergänzen	Frische Kressen können einfach auf dem Butterbrot, Salat oder Suppe gegessen werden.
Anwenden	Die frische Kresse pur oder zusammen mit Speisen essen
wer kann es anwenden	alle Altersgruppen ab 6 Jahren
Dosierungsempfehlung für Erwachsene	1 bis 3 Esslöffel frische Kresse pro Tag
wie lange anwenden	Nach Bedarf bis zu 1 Woche
warum hilft es	Die scharfen Senföle gelangen in 2 bis 3 Stunden ins Blut und in 5 bis 6 Stunden bis in die Harnwege, wo sie ihre Wirkung entfalten
spannend zu wissen	Schon eine kleine Menge von 20 bis 40 g Gartenkresse entfaltet eine antibiotische Wirkung in den Harnwegen. Anregungen, die Kresse einzunehmen, sind: ein Butterbrot mit Gartenkresse pur, Kresse zu Eiersalat, auf Suppen, auf veganem Aufstrich, mit Quark, in einem Sandwich. In gut sortierten Supermärkten findet sich auch die Wasserkresse oder Brunnenkresse.

K. Buchart, A. Kerckhoff, Nutrazeutika für die Hausarztpraxis,
DOI 10.1007/978-3-662-71151-4 © Springer-Verlag Berlin Heidelberg 2025

11.2.2 Kapuzinerkresse-Meerrettich-Tinktur

Nutrazeutika Fachinformationen für Ärzt:innen und Therapeut:innen

Indikation	Harnwegsinfekte
Nutrazeutikum	**Kapuzinerkresse-Meerrettich Tinktur**
	Tropaeolum & Armoracia rusticana
Altersgruppe	alle Altersgruppen ab 16 Jahren
Dosierungsempfehlung für Erwachsene	10 bis 60 Tropfen pro Tag
Anwendungsdauer	einige Tage bis zu 4 Wochen
Kontraindikationen	Magen- oder Darmgeschwüre, Gastritis, akute Nierenentzündungen
Erwartete Wirkungen	Adjuvant bei Infekten der Harnwege
Hauptwirkstoffe	freie Senföle aus Kapuzinerkresse und Meerrettich
Wirkungsmechanismus	Beim Zerkleinern von Kapuzinerkresse und Meerrettichwurzel wird eine Myrosinase frei, die Senföle aus der glykosidischen Bindung befreit. Die freien Senföle entfalten ihre antimikrobielle Wirkung am Upper Respiratory Tract. Alkohol bindet die Senföle und schwächt den Reiz des Trigeminusnerves ab. Der stechende Charakter wird etwas abgefangen, die Senföle werden in eine haltbare Form gebracht.
Nachweis der Wirksamkeit	Antimikrobielle Wirkung von Kapuzinerkresse und Meerrettich (Bäumler, 2012; Borges, 2015; Chrubasik-Hausmann, 2019; Conrad, 2006, 2013; Dufour, 2015; Watzl, 2005)
Kombinationen, Ergänzungen	auch ein Auszug von frischer Kapuzinerkresse und frischem Meerrettich mit Apfelessig hat eine vergleichbare Wirkung wie die Tinktur, die Haltbarkeit ist beim Essigauszug auf drei bis vier Monate begrenzt.

K. Buchart, A. Kerckhoff, Nutrazeutika für die Hausarztpraxis,
DOI 10.1007/978-3-662-71151-4 © Springer-Verlag Berlin Heidelberg 2025

Patient:innen Informationen

Hilft bei	Harnwegsinfekte
Hausmittel	Kapuzinerkresse-Meerrettich Tinktur
ACHTUNG	Nicht anwenden unter 16 Jahren
Zubereiten	3 Esslöffel frische, geschnittene Kapuzinerkresseblüten und -blätter und 1 Esslöffel geraspelte Meerrettichwurzel in einem Glas mit 0,1 Liter Korn (ca. 40 Volumenprozent Alkohol) übergießen, fest verschließen und 2 bis 4 Wochen ziehen lassen. Danach abseihen und in Flasche füllen.
Kombinieren oder ergänzen	wenn keine frische Kapuzinerkresse verfügbar ist kann auch Gartenkresse verwendet werden
Anwenden	½ bis 1 Teelöffel Tinktur pur oder mit Tee verdünnt einnehmen
wer kann es anwenden	alle Altersgruppen ab 16 Jahren
Dosierungsempfehlung für Erwachsene	1 bis 3mal pro Tag
wie lange anwenden	kurmäßig über 1 bis 2 Wochen
warum hilft es	Die scharfen Senföle aus Kapuzinerkresse und Meerrettich wirken antimikrobiell
spannend zu wissen	Die scharfen Senföle von Kapuzinerkresse und Meerrettich innerhalb von 2 bis 3 Stunden ins Blut und innerhalb von 5 bis 6 Stunden bis in die Harnleiter. Sie sind demnach schnell am Ort des Infektes. Die Kapuzinerkresse kann zusätzlich auch als essbares dekoratives Element in der Ernährung verwendet werden, die leuchtend orangenen Blüten verzieren jeden Salat und können auch auf Obstteller gelegt werden. Eine Kapuzinerkresse-Butter ist eine schöne Alternative zu Kräuterbutter. Die Blüten sind reich an Vitamin C.

K. Buchart, A. Kerckhoff, Nutrazeutika für die Hausarztpraxis,
DOI 10.1007/978-3-662-71151-4 © Springer-Verlag Berlin Heidelberg 2025

11.2.3 Meerrettichessig

Nutrazeutika Fachinformationen für Ärzt:innen und Therapeut:innen

Indikation	Harnwegsinfekte
Nutrazeutikum	**Meerrettich-Essig** *Armoracia rusticana & Acetum*
Altersgruppe	alle Altersgruppen ab 12 Jahren
Dosierungsempfehlung für Erwachsene	1 Esslöffel Meerrettichessig mit 1 Teelöffel Honig in 1 Glas Wasser pro Tag
Anwendungsdauer	Mehrere Tage bis zu 2 Wochen
Kontraindikationen	nicht verwenden bei Entzündungen in Mund, Hals und Magen oder bei Refluxösophagitis; nicht direkt vor dem Zähneputzen anwenden
Erwartete Wirkungen	Abklingen der Harnwegsinfektion
Hauptwirkstoffe	Senföle aus Meerrettich: Sinigrin, Gluconasturtiin, Glucobrassicanapin, Glucobrassicin
Wirkungsmechanismus	Beim Zerkleinern der Meerrettichwurzel wird eine Myrosinase frei, die die Senfölglykoside (Glucosinolate) aus der glykosidischen Bindung befreit. Im Essig werden aufgefangen und für einige Wochen haltbar gemacht. Die Essigsäure verlängert die Scharfwirkung und verzögern die Oxidation.
Nachweis der Wirksamkeit	Antimikrobielle Wirkung von Meerrettich (Bäumler, 2012; Borges, 2015; Chrubasik-Hausmann, 2019; Conrad, 2006, 2013; Dufour, 2015; Watzl, 2005)
Kombinationen, Ergänzungen	Die Wirkung des Meerettichs kann mit weiteren Senföl-Pflanzen wie etwa Kressen verstärkt werden

K. Buchart, A. Kerckhoff, Nutrazeutika für die Hausarztpraxis,
DOI 10.1007/978-3-662-71151-4 © Springer-Verlag Berlin Heidelberg 2025

Patient:innen Informationen

Hilft bei	Harnwegsinfekte
Hausmittel	**Meerrettich-Essig**
ACHTUNG	**nicht verwenden bei Entzündungen in Mund, Hals und Magen oder bei Refluxösophagitis; nicht direkt vor dem Zähneputzen anwenden**
Zubereiten	3 Esslöffel frische geraspelte Meerrettichwurzel in einem Glas sofort mit einem Viertelliter unerhitzem Apfelessig übergießen und fest verschließen. Eine Woche ziehen lassen und dann abseihen.
Kombinieren oder ergänzen	Meerettich kann mit Kressen kombiniert werden
Anwenden	1 Esslöffel Meerrettichessig mit 1 Teelöffel Honig in einem Glas Wasser mischen
wer kann es anwenden	alle Altersgruppen ab 12 Jahren
Dosierungsempfehlung für Erwachsene	½ bis 1 Glas pro Tag
wie lange anwenden	Mehrere Tage bis zu 2 Wochen
warum hilft es	Die scharfen Senföle aus Meerrettich wirken antimikrobiell in den Harnwegen
spannend zu wissen	Wenn auch nicht ganz so gesund wie frisch geraspelter Meerrettich ist der Meerrettich im Glas im Kühlschrank eine gute Notlösung bei Infekten. In nur wenigen Minuten lässt sich bei Erkältungen oder Nasennebenhöhlenentzündungen ein Mix aus dem Meerrettich und Honig herstellen, der löffelspitzenweise gegessen oder sehr dünn aufs Brot geschmiert werden kann.

K. Buchart, A. Kerckhoff, Nutrazeutika für die Hausarztpraxis,
DOI 10.1007/978-3-662-71151-4 © Springer-Verlag Berlin Heidelberg 2025

11.2.4 Brennnesseltee

Nutrazeutika Fachinformationen für Ärzt:innen und Therapeut:innen

Indikation	Durchspülung
	Entwässerung
	Rheumatische Beschwerden
Nutrazeutikum	**Brennnessel Tee**
	Urtica dioica und Urtica urens
Altersgruppe	alle Altersgruppen ab 16 Jahren
Dosierungsempfehlung für Erwachsene	0,5 Liter Brennnesseltee warm oder kalt pro Tag
Anwendungsdauer	kurmäßig bis zu 4 Wochen
Kontraindikationen	Herz- oder Niereninsuffizienz, Ödeme infolge eingeschränkter Herz- und Nierenfunktion, bei Zuständen, in denen reduzierte Flüssigkeitsaufnahme empfohlen wird
Erwartete Wirkungen	Entwässerung - Aquarese
Hauptwirkstoffe	Kaliumüberschuss
Wirkungsmechanismus	Wasserdiurese durch eine gesteigerte Zufuhr von Kaliumionen und dadurch eine Verschiebung der Natrium-Kalium-Verhältnisse
Nachweis der Wirksamkeit	100 g getrocknete Brennnesselblätter enthalten 0,43 g Natrium und 2,57 g Kalium (BLS, 2014)
Kombinationen, Ergänzungen	

K. Buchart, A. Kerckhoff, Nutrazeutika für die Hausarztpraxis,
DOI 10.1007/978-3-662-71151-4 © Springer-Verlag Berlin Heidelberg 2025

Patient:innen Informationen

Hilft zur	Entwässerung Durchspülung rheumatische Beschwerden
Hausmittel	**Brennnessel Tee**
ACHTUNG	**nicht anwenden bei eingeschränkter Herz- und Nierenfunktion**
Zubereiten	1 Teelöffel getrocknete oder 1 Esslöffel frische Brennnesselblätter mit ¼ Liter heißem Wasser übergießen und zugedeckt 10 Minuten ziehen lassen.
Kombinieren oder ergänzen	
Anwenden	½ Liter Brennnesseltee warm oder kalt pro Tag
wer kann es anwenden	alle Altersgruppen ab 16 Jahren
Dosierungsempfehlung für Erwachsene	kurmäßig
wie lange anwenden	bis zu 4 Wochen
warum hilft es	die Brennnesselblätter verschieben das Verhältnis zwischen Kalium und Natrium in Richtung Kalium, das wirkt entwässernd
spannend zu wissen	Die Brennnessel hat als Heilpflanze viele Stärken. Besonders gut ist sie in der sanften Entwässerung. Dennoch darf der Brennnesseltee keinesfalls länger als 4 Wochen durchgehend getrunken werden, damit es nicht zu einer zu starken Entwässerung kommt. In der Pflanzenheilkunde ist die Anwendung von Brennnesselblätter auch bei rheumatischen Beschwerden anerkannt, traditionell wurde sie zur „Blutreinigung" verwendet, gerne z.B. als Tee gemeinsam mit Pfefferminz und Löwenzahn.

K. Buchart, A. Kerckhoff, Nutrazeutika für die Hausarztpraxis,
DOI 10.1007/978-3-662-71151-4 © Springer-Verlag Berlin Heidelberg 2025

Bewegungsapparat

12

12.1 Prävention und Gesundheitsförderung

12.1.1 Leinöl kaltgepresst

Nutrazeutika Fachinformationen für Ärzt:innen und Therapeut:innen

Indikation	Gesunde Gelenke Prävention Osteoarthritis
Nutrazeutikum	**Leinöl kaltgepresst** *Lini semen*
Altersgruppe	alle Altersgruppen ab 1 Jahr
Dosierungsempfehlung für Erwachsene	1 Teelöffel bis 2 Esslöffel pro Tag
Anwendungsdauer	1 Teelöffel bis 1 Esslöffel als Daueranwendung empfohlen
Kontraindikationen	Interaktionen mit blutverdünnenden Medikamenten sind möglich
Erwartete Wirkungen	Erhaltung der Elastizität der Gelenkknorpel
Hauptwirkstoffe	omega-3-Fettsäuren
Wirkungsmechanismus	omega-3-Fettsäure ALA (Alpha-Linolensäure) aus Leinöl reduziert die entzündungsfördernde Arachidonsäure.
Nachweis der Wirksamkeit	Verbesserung der Gelenkfunktion und Schmerzlinderung mit omega-3-Fettsäuren (Deng, 2023); Schmerzreduktion mit omega-3-Fettsäuren (Schönenberger, 2021); Prävention rheumatoide Arthritis mit Leinöl (Singh, 2012)
Kombinationen, Ergänzungen	Gutes, kaltgepresstes Leinöl ist sehr oxidationsanfällig und kann deshalb nur bis zu 3 Monate im Kühlschrank gelagert werden

K. Buchart, A. Kerckhoff, Nutrazeutika für die Hausarztpraxis,
DOI 10.1007/978-3-662-71151-4 © Springer-Verlag Berlin Heidelberg 2025

Patient:innen Informationen

Hilft bei	Gesunde Gelenke Vorsorge Gelenkentzündungen
Hausmittel	**Leinöl kaltgepresst**
ACHTUNG	nur kaltgepresstes Leinöl mit einer Haltbarkeit bis zu 3 Monaten verwenden und im Kühlschrank aufbewahren
Zubereiten	Hochwertiges kaltgepresstes Leinöl von einer Ölmühle oder aus dem Fachhandel
Kombinieren oder ergänzen	
Anwenden	Das Leinöl pur oder unerhitzt in Speisen essen: über den Salat, in die servierfertige Suppe, Gemüse, Eintopf u.a.
wer kann es anwenden	alle Altersgruppen ab 1 Jahr
Dosierungsempfehlung für Erwachsene	1 Teelöffel bis 2 Esslöffel pro Tag
wie lange anwenden	Als Daueranwendung geeignet
warum hilft es	das Leinöl besteht zu mehr als der Hälfte aus der omega-3-Fettsäure Alpha-Linolensäure ALA
spannend zu wissen	Leinöl oxidiert an der Luft sehr schnell, weil es sehr reaktionsfähig ist. Es wird deshalb immer dunkel und kühl gelagert und in den nächsten Wochen verwendet. Leinöl kann allerdings auch, was man gar nicht glaubt, in der kleinen Flasche eingefroren werden. Das Öl zieht sich beim Einfrieren zusammen, dadurch platzt die Flasche nicht. Nicht jedem schmeckt das Leinöl, es kann sehr gut mit etwas Kürbiskernöl, das einen angenehm nussigen Geschmack hat, gemischt werden.

K. Buchart, A. Kerckhoff, Nutrazeutika für die Hausarztpraxis, DOI 10.1007/978-3-662-71151-4 © Springer-Verlag Berlin Heidelberg 2025

12.1.2 Budwig-Creme

Indikation	Gesundheitsförderung
Nutrazeutikum	**Budwig Creme**
Altersgruppe	alle Altersgruppen ab 1 Jahr
Dosierungsempfehlung für Erwachsene	1 Portion Budwig Creme pro Tag
Anwendungsdauer	Als Daueranwendung geeignet
Kontraindikationen	Milcheiweißallergie
Erwartete Wirkungen	Optimierte Versorgung mit essentiellen Aminosäuren und damit Protein mit hoher biologischer Wertigkeit, Entzündungshemmende Wirkung von Leinöl
Hauptwirkstoffe	Proteine, schwefelhältige Aminosäuren, alpha-Linolensäure ALA
Wirkungsmechanismus	in dieser lowcarb-Zubereitung erreichen essentielle Aminosäuren und omega-3-Fettsäuren eine hohe Bioverfügbarkeit. Für Lignane und omega-3-Fettsäuren wird eine antikanzerogene Wirkung beschrieben
Nachweis der Wirksamkeit	Biologische Wertigkeit von Proteinen (Elmadfa, 2024); omega-3-Fettsäuren in der Ernährung (Elmadfa, 2024); Antikanzerogene Wirkung (Knasmüller, 2014)
Kombinationen, Ergänzungen	Nüsse und Früchte können individuell variiert werden

K. Buchart, A. Kerckhoff, Nutrazeutika für die Hausarztpraxis,
    DOI 10.1007/978-3-662-71151-4 © Springer-Verlag Berlin Heidelberg 2025

Patient:innen Informationen

Hilft bei	Gesundheitsförderung
Hausmittel	**Budwig Creme**
ACHTUNG	Bei Allergien oder Unverträglichkeiten die Zutaten anpassen
Zubereiten	125 g Magerquark, 1 EL kaltgepresstes Leinöl, 1 TL Honig und 1 EL frisch gemahlene oder geschrotete Leinsamen mit etwas Fruchtsaft zu einer sämigen Creme verrühren. Mit 2 EL Früchten und 1 EL gehackten Nüsse essen.
Kombinieren oder ergänzen	veganes Joghurt statt Quark, kaltgepresstes Haselnussöl, Leindotteröl, Mohnöl oder Hanföl statt Leinöl, Chiasamen statt Leinsamenschrot, Milch oder Hafermilch statt Fruchtsaft
Anwenden	Budwig Creme als Frühstück, Zwischenmahlzeit oder Abendessen
wer kann es anwenden	alle Altersgruppen ab 1 Jahr
Dosierungsempfehlung für Erwachsene	1 Portion pro Tag
wie lange anwenden	als Daueranwendung geeignet
warum hilft es	Eiweißbausteine (Aminosäuren) und omega-3-Fettsäuren werden aus dieser Kombination besonders gut in den Körper aufgenommen
spannend zu wissen	Chemikerin und Pharmazeutin Johanna Budwig hat sich schon vor fast 100 Jahren intensiv mit Aminosäuren und Fettsäuren befasst und herausgefunden, in welchen Kombinationen diese für den Körper am besten verfügbar sind

K. Buchart, A. Kerckhoff, Nutrazeutika für die Hausarztpraxis,
   DOI 10.1007/ 978-3-662-71151-4 © Springer-Verlag Berlin Heidelberg 2025

12.2   Arthritis

12.2.1 Magerquark als Auflage

Nutrazeutika Fachinformationen für Ärzt:innen und Therapeut:innen

Indikation	Arthritis
Nutrazeutikum	Magerquark als Auflage
Altersgruppe	alle Altersgruppen ab 3 Jahren
Dosierungsempfehlung für Erwachsene	1 bis 2 Esslöffel Magerquark pro Auflage mehrmals pro Tag
Anwendungsdauer	ungefähr 30 Minuten einwirken lassen, mehrmals am Tag über mehrere Tage
Kontraindikationen	Milcheiweißallergie
Erwartete Wirkungen	Kühlung und Entzündungshemmung
Hauptwirkstoffe	Wasser, Casein, Milchsäure, Probiotika
Wirkungsmechanismus	Magerquark hat einen Wassergehalt von mehr als 80%. Durch das Freisetzen der Verdunstungswärme entsteht Kühlung. Die Milchsäure aus dem Quark senkt den pH-Wert der Haut und wirkt synbioselenkend. Probiotika aus Quark, überwiegend Lactobacillen und Bifidobacterien, stärken ebenfalls das Mikrobiom der Haut und wirken antiphlogistisch.
Nachweis der Wirksamkeit	Meeusen et al. (Meeusen, 2006), Haitz et al. (Haitz, 2016) und Delextrat et al. (Delextrat, 2013) konnten eine stärker kühlende Wirkung als mit Eiswürfel nachweisen
Kombinationen, Ergänzungen	

K. Buchart, A. Kerckhoff, Nutrazeutika für die Hausarztpraxis, DOI 10.1007/ 978-3-662-71151-4 © Springer-Verlag Berlin Heidelberg 2025

Patient:innen Informationen

Hilft bei	Entzündung und Schwellung der Gelenke
Hausmittel	**Magerquark als Auflage**
ACHTUNG	**nicht anwenden bei Milcheiweißallergie**
Zubereiten	handelsüblicher Magerquark
Kombinieren oder ergänzen	
Anwenden	1 bis 2 Esslöffel Magerquark auf eine Küchenrolle oder ein Handtuch streichen und mit der Quarkseite auf das Gelenk legen. Die Quark-Auflage so lange einwirken lassen, bis der Quark ausgetrocknet ist und bröselig wird. Dann abnehmen und mit lauwarmem Wasser abwaschen.
wer kann es anwenden	Alle Altersgruppen ab 3 Jahren
Dosierungsempfehlung für Erwachsene	1 bis 2 Esslöffel Magerquark pro Auflage, mehrmals am Tag
wie lange anwenden	ungefähr 30 Minuten einwirken lassen, bei Bedarf über mehrere Tage wiederholen
warum hilft es	Wasser aus dem Quark verdunstet und wirkt gleichzeitig kühlend. Das Milcheiweiß Casein und die Milchsäure wirken zusätzlich kühlend und haben eine ausgleichende Wirkung auf das Mikrobiom der Haut
spannend zu wissen	Magerquark wird in der Volksmedizin auch gerne eingesetzt für Auflagen zur Vorbeugung von Brustentzündung bei Wöchnerinnen oder als Auflagen bei Krampfadern. Hier sind vermutlich noch andere Wirkmechanismen aktiv. In der Hautpflege ist Magerquark in Kombination mit Honig eine günstige und schnelle Mischung für eine schnelle Hautmaske.

K. Buchart, A. Kerckhoff, Nutrazeutika für die Hausarztpraxis,
DOI 10.1007/ 978-3-662-71151-4 © Springer-Verlag Berlin Heidelberg 2025

12.2.2 Kohlauflage

Nutrazeutika Fachinformationen für Ärzt:innen und Therapeut:innen

Indikation	Kniegelenksschwellung
Nutrazeutikum	**Kohlauflage**
	Brassica oleracea convar. capitata var. alba
Altersgruppe	alle Altersgruppen ab 6 Jahren
Dosierungsempfehlung für Erwachsene	1 bis 2mal pro Tag, 3 Tage
Anwendungsdauer	1 bis 12 Stunden
Kontraindikationen	in einzelnen Fällen verschlechtert sich die der Zustand zu Beginn
Erwartete Wirkungen	antiphlogistisch, anästethisch, sektretionsanregend
Hauptwirkstoffe	Senföle aus Senfölglykosiden (Glucosinolaten)
Wirkungsmechanismus	durch das Klopfen oder Walken der Kohlblätter werden die Senföle aus ihrer glykosidischen Bindung befreit. Die fettlöslichen Senföle reizen die Haut und werden über die Haut rasch aufgenommen, fördern die Durchblutung und entfalten ihre antimikrobielle und entzündungshemmende Wirkung
Nachweis der Wirksamkeit	Wirkungen der Senföle (Sticher, 2015)
Kombinationen, Ergänzungen	Weißkohl oder Wirsing eignen sich gleichermaßen für die Kohlauflage. Mäßige Wärme bis ungefähr 40°C fördert die Freisetzung der Senföle.

K. Buchart, A. Kerckhoff, Nutrazeutika für die Hausarztpraxis,
    DOI 10.1007/ 978-3-662-71151-4 © Springer-Verlag Berlin Heidelberg 2025

Patient:innen Informationen

Hilft bei	Kniegelenksschwellung
Hausmittel	**Kohlauflage**
ACHTUNG	Nicht bei Kleinkindern anwenden. In Einzelfällen kann es zu einer Erstverschlimmerung kommen.
Zubereiten	große Kohlblätter abtrennen und mit einer Flasche darüber rollen, bis der Pflanzensaft austritt und der typische Kohlgeruch bemerkbar ist.
Kombinieren oder ergänzen	Weißkohl und Wirsing sind gleichermaßen verwendbar
Anwenden	Das Kohlblatt auf das Knie legen und ein Geschirrtuch und ein Handtuch darüber wickeln. Die Kohlauflage 1 bis 12 Stunden einwirken lassen. Danach abnehmen und das Knie mit lauwarmem Wasser waschen, abtrocknen und mit Olivenöl einreiben.
wer kann es anwenden	alle Altersgruppen ab 6 Jahren
Dosierungsempfehlung für Erwachsene	1 bis 2mal pro Tag
wie lange anwenden	3 Tage
warum hilft es	die scharfen Senföle aus dem Kohl werden schnell über die Haut aufgenommen und lösen als Hautreizmittel ein Wärmegefühl und Hautrötung aus. Die Durchblutung wird angeregt. Sie wirken entzündungshemmend und schmerzstillend.
spannend zu wissen	Koh hat eine lange Geschichte in der Heilkunde. Der griechische Gelehrte Pythagoras hat ihn ebenso verwendet wie die Römer. Die mitteleuropäische Volksmedizin schätzt ihn ebenfalls seit langem. Der äußerlichen Anwendung des Kohls widmete der Schweizer Herborist und Botaniker Camille Droz sein Heftchen „Von den wunderbaren Heilwirkungen des Kohls" (o.D.).

K. Buchart, A. Kerckhoff, Nutrazeutika für die Hausarztpraxis,
    DOI 10.1007/ 978-3-662-71151-4 © Springer-Verlag Berlin Heidelberg 2025

12.3   Arthrose

12.3.1 Leinöl kaltgepresst

siehe Abschn. 4.1.3.

12.3.2 Wacholderbalsam

Nutrazeutika Fachinformationen für Ärzt:innen und Therapeut:innen

Indikation	Arthrose
Nutrazeutikum	**Wacholder Balsam** *Juniperus communis, Boswellia serrata, Oleum olivarum*
Altersgruppe	ab 16 Jahren
Dosierungsempfehlung für Erwachsene	1 bis 2mal pro Tag anwenden
Anwendungsdauer	über mehrere Tage bis zu 4 Wochen
Kontraindikationen	In Einzelfällen gibt es Kontakt-Allergien auf das Kolophonium im Weihrauch und in seltenen Fällen auch auf das Bienenwachs. Deshalb den Wacholderbalsam an der Arm-Innenseite testen
Erwartete Wirkungen	Verbesserte Durchblutung im Gelenk
Hauptwirkstoffe	ätherische Öle, Bitterstoffe, Harzsäuren
Wirkungsmechanismus	Wacholderbeeren verstärken die Durchblutung des Gelenkes und wirken muskelspasmolytisch. Weihrauch hat eine stark entzündunhemmende Wirkung.
Nachweis der Wirksamkeit	Entzündungshemmung von Weihrauch (Hager, 2007; Sticher, 2015); Durchblutungsförderung von Wacholder (Schilcher, 2016; Sticher, 2015)
Kombinationen, Ergänzungen	

K. Buchart, A. Kerckhoff, Nutrazeutika für die Hausarztpraxis,
DOI 10.1007/ 978-3-662-71151-4 © Springer-Verlag Berlin Heidelberg 2025

Patient:innen Informationen

Hilft bei	Arthrose Gelenkverschleiß
Hausmittel	**Wacholder Balsam**
ACHTUNG	**Den Wacholderbalsam an den Arminnenseiten testen, in Einzelfällen gibt es Allergien auf Weihrauch**
Zubereiten	¼ Liter Olivenöl erwärmen und 2 Esslöffel Wacholderbeeren, leicht angequetscht, und 100 g Weihrauch eine halbe Stunde warm bei etwa 60 bis 70°C ziehen lassen. Dann abseihen und 40 g Bienenwachs darin schmelzen. Den Balsam in Gläser füllen, abkühlen lassen und zuschrauben.
Kombinieren oder ergänzen	
Anwenden	die mit dem Wacholderbalsam einreiben
wer kann es anwenden	alle Altersgruppen ab 16 Jahren
Dosierungsempfehlung für Erwachsene	1 bis 2mal pro Tag die betreffenden Gelenke einreiben
wie lange anwenden	als Anwendung bis zu 4 Wochen
warum hilft es	die ätherischen Öle der Wacholderbeeren und das Kolophonium aus dem Weihrauch durchbluten und hemmen die Entzündung
spannend zu wissen	Der Wacholderbalsam ist vor allem für ältere Menschen und für Sportler geeignet, die unter Verschleißerscheinungen der Gelenke leiden. Wacholder übrigens wird auch als Kranawit, Machandel, Jachandel oder Reckholder bezeichnet. Die Pflanze, die zu den Zypressengewächsen gehört, wurde auch zum Räuchern verwendet, z.B. mit glimmenden Zweigen im Krankenzimmer.

K. Buchart, A. Kerckhoff, Nutrazeutika für die Hausarztpraxis,
DOI 10.1007/ 978-3-662-71151-4 © Springer-Verlag Berlin Heidelberg 2025

12.4   Nackenverspannungen

12.4.1 Kartoffelauflage

Nutrazeutika Fachinformationen für Ärzt:innen und Therapeut:innen

Indikation	Bronchitis Nackenschmerzen - Zervikalgie
Nutrazeutikum	**Warme Kartoffelauflage** *Solanum tuberosum*
Altersgruppe	alle Altersgruppen ab 6 Jahren
Dosierungsempfehlung für Erwachsene	nach Bedarf einmal pro Tag
Anwendungsdauer	Kurmäßig über einige Tage
Kontraindikationen	Bei unklaren Rückenschmerzen, Bauchschmerzen oder Nervenschmerzen, Husten, Fieber, Entzündungen, akuten Herz- und Kreislauferkrankungen, akuten Verletzungen, Durchblutungsstörungen, Menschen mit Demenz, Säuglingen und Kleinkindern nicht anwenden, hochakute Entzündungen, wenn Wärme unangenehm ist.
Erwartete Wirkungen	Durchblutungsförderung, Entspannung, Schmerzlinderung und Lockerung der Nackenmuskeln durch die feuchte Wärme des Kartoffelwickels.
Hauptwirkstoffe	
Wirkungsmechanismus	Kartoffeln sind ein guter Wärmeträger für feuchte Wärme.
Nachweis der Wirksamkeit	Beschreibung der physikalischen Wirkung von warmen Kartoffelauflagen (Bühring, 2024)
Kombinationen, Ergänzungen	

K. Buchart, A. Kerckhoff, Nutrazeutika für die Hausarztpraxis,
DOI 10.1007/ 978-3-662-71151-4 © Springer-Verlag Berlin Heidelberg 2025

Patient:innen Informationen

Hilft bei	Bronchitis, Nackenschmerzen
Hausmittel	**Warme Kartoffelauflage**
ACHTUNG	Nicht anwenden bei Säuglingen und Kleinkindern, Menschen mit Demenz, unklaren Rücken-, Bauch oder Nervenschmerzen, Husten, Fieber, Herz-Kreislauferkrankungen, akuten Verletzungen oder Durchblutungsstörungen
Zubereiten	Küchenkrepp auf ein Geschirrtuch legen. 4 mittelgroße (mehlige) Kartoffeln mit der Schale kochen und heiß darauf legen, in der Mitte eine Lücke lassen (Wirbelsäule). Das Tuch so zuschlagen, dass ein Paket entsteht, mit Klebeband befestigen und die Kartoffeln zerdrücken. Dann nochmal in ein Frottiertuch einschlagen.
Kombinieren oder ergänzen	
Anwenden	Wenn das Kartoffelpaket etwas abgekühlt ist und eine erträgliche Temperatur erreicht hat, noch 2 Minuten warten. Der Kartoffelwickel soll zwar sehr warm sein, darf aber nicht zu heiß sein. Dann das Kartoffelpaket mit der einlagigen Stoffseite so auf den Nacken legen, das die Wirbelsäule frei bleibt. Mit einem Handtuch abdecken. Nicht fixieren – die Wärme dringt erst langsam durch die Auflage und die Haut und es muss stets die Möglichkeit geben, die Auflage abnehmen zu können. Dies gilt insbesondere auch für alte Menschen, die nicht immer ein gutes Wärmeempfinden haben. Hier muss die Haut kontrolliert werden.
wer kann es anwenden	Alle Altersgruppen ab 6
Dosierungsempfehlung für Erwachsene	nach Bedarf einmal pro Tag
wie lange anwenden	Der Kartoffelwickel kann solange angewendet werden, solang er als sehr angenehm empfunden wird. Als Orientierung gilt eine Anwendungsdauer von 1 Stunde. Nach der Anwendung wird der Nacken mit Olivenöl oder mit Weihrauchsalbe (siehe Weihrauchsalbe) nachbehandelt.
warum hilft es	Der Kartoffelwickel wirkt nachhaltig feucht-warm auf die Nackenmuskeln und lockert sie.
spannend zu wissen	Die Kartoffelauflage wirkt wärmend, entspannend, befeuchtend, krampflösend und entsäuernd über die Haut. Bei festsitzendem Schleim ist sie angenehm und trägt dazu bei, den Schleim zu lösen. Kartoffeln sind Wärmespeicher von feuchter Wärme. Diese feuchte Wärme dringt sehr viel tiefer in das Gewebe als trockene Wärme (Wärmflasche, Heizkissen) und ist sehr lang anhaltend. Kartoffeln sind alltagstaugliche Heilmittel, der Aufwand der Zubereitung ist gering, wenn ohnehin Kartoffeln gegessen werden – dann kocht man einfach einige Kartoffeln mehr und lässt sie während des Essens abkühlen. Danach gibt es dann eine Ruhepause mit Auflage!

K. Buchart, A. Kerckhoff, Nutrazeutika für die Hausarztpraxis,
DOI 10.1007/ 978-3-662-71151-4 © Springer-Verlag Berlin Heidelberg 2025

Haut

13

13.1 Prävention und Gesundheitsförderung

13.1.1 Hautessig mit Salbei

siehe Abschn. 13.2.2.

13.1.2 Hautessig mit Thymian

siehe Abschn. 13.2.3.

13.1.3 Apfelessigwaschung

siehe Abschn. 13.4.2.

13.2   Mykosen

13.2.1   Knoblauchölmazerat

Nutrazeutika Fachinformationen für Ärzt:innen und Therapeut:innen

Indikation	Mykosen
Nutrazeutikum	**Knoblauchölmazerat** *Alium sativum var. sativum*
Altersgruppe	ab 16 Jahren
Dosierungsempfehlung für Erwachsene	Knoblauch innerlich pur oder in Speisen, Öleinreibung äußerlich
Anwendungsdauer	kurmäßige Anwendung über 3 Wochen, ein- bis zweimal pro Jahr
Kontraindikationen	Keine innerliche Anwendung bei Hypotonie oder bei Einnahme von Antikoagulanzien
Erwartete Wirkungen	Diversifizierung des Mikrobioms der Haut
Hauptwirkstoffe	Das fettlösliche Ajoen aus 4entfaltet Quorum Quenching Wirkung
Wirkungsmechanismus	Beim Mixen entsteht der Wirkstoff Allicin aus Alliin, der später zu fettlöslichem Ajoen abgebaut wird. Ajoen wirkt antioxidativ durch Beeinflussung der Glutathion- und Superoxiddismutase-Systems. Ajoen stört die Kommunikation der Bakterien (Quroum Quenching).
Nachweis der Wirksamkeit	Arzneimittelmonografien ESCOP (ESCOP Monographs, 2003) und Monografien der WHO (WHO monographs, 1999) Quorum Quenching Wirkung (Estrela, 2010; Jakobsen, 2017)
Kombinationen, Ergänzungen	

K. Buchart, A. Kerckhoff, Nutrazeutika für die Hausarztpraxis,
    DOI 10.1007/978-3-662-71151-4 © Springer-Verlag Berlin Heidelberg 2025

Patient:innen Informationen

Hilft bei	Hautpilz
Hausmittel	**Knoblauch in Öl**
ACHTUNG	nicht innerlich anwenden bei niedrigem Blutdruck oder bei Einnahme von blutverdünnenden Medikamenten
Zubereiten	Knoblauchzehen schälen, in ein Glas geben und mit Olivenöl extra vergine gut bedecken. Vor der Verwendung 1 Woche oder länger ziehen lassen.
Kombinieren oder ergänzen	
Anwenden	Innerlich: Knoblauchzehen pur oder in den Speisen essen Äußerlich: mit dem Knoblauchöl einreiben
wer kann es anwenden	alle Altersgruppen ab 16 Jahren
Dosierungsempfehlung für Erwachsene	Innerlich: 1 Knoblauchzehe pro Tag Äußerlich: 2mal pro Tag mit dem Knoblauchöl einreiben
wie lange anwenden	kurmäßige Anwendung über 3 Wochen, ein- bis zweimal pro Jahr
warum hilft es	Der fettlösliche Knoblauchwirkstoff Ajoen löst Ablagerungen in den Blutgefäßen und verhindert, dass sich ungünstige Biofilme von Bakterien bilden
spannend zu wissen	Das Knoblauchöl wird nicht als alleinige Maßnahme den Hautpilz vertreiben, kann aber gut unterstützend eingesetzt werden. Es ist etwas sanfter als die Einreibung mit einer Knoblauchzehe direkt und reizt die Haut weniger. Unterstützend wird bei Pilzerkrankungen tradtionell Knoblauch innerlich eingenommen, hier in der Regel in Kuren. Der Knoblauch wird in dünnen Scheiben auf Brot gegessen, in Pasten, Pestos etc.

K. Buchart, A. Kerckhoff, Nutrazeutika für die Hausarztpraxis,
DOI 10.1007/ 978-3-662-71151-4 © Springer-Verlag Berlin Heidelberg 2025

13.2.2 Hautessig mit Salbei

Nutrazeutika Fachinformationen für Ärzt:innen und Therapeut:innen

Indikation	Irritationen der Haut Pruritus Mykosen
Nutrazeutikum	**Hautessig mit Salbei** *Acetum sanum Salvia*
Altersgruppe	alle Altersgruppen ab 3 Jahren
Dosierungsempfehlung für Erwachsene	Besprühen der Haut nach dem Waschen und nach Bedarf
Anwendungsdauer	als Daueranwendung geeignet
Kontraindikationen	Rötungen und Entzündungen der Haut, Ulcera
Erwartete Wirkungen	Regeneration des hauteigenen Mikrobioms, Linderung Pruritus
Hauptwirkstoffe	Essigsäure aus Apfelessig, Bitterstoffe, Gerbstoffe, ätherische Öle
Wirkungsmechanismus	Apfelessig löst Bitterstoffe, Gerbstoffe und ätherische Öle vom Salbei. Das Besprühen der Haut reduziert den pH Wert und schafft ein guten Millieu für Lactobazillen. Die gelösten Pflanzenwirkstoffe aus Salbei lenken ebenfalls die Symbiose der Mikroben auf der Haut.
Nachweis der Wirksamkeit	verdünnter Apfelessig stärkt den Säuremantel der Haut Pikrosalvin, der Bitterstoff in Salbei, wirkt über die Bitterrezeptoren auf der Haut (Sticher, 2015), Salbeiauszüge zeigen Mikrobiomwirkung, sie beeinflussen Bakterien, Hefen und Viren (Bäumler, 2012)
Kombinationen, Ergänzungen	Walnussblätter, Lavendel, Ringelblume, Rosenblüten, Thymian; der Hautessig ist sehr gut geeignet, um nach Waschen mit reinem Wasser die Haut zu regenerieren, hilft bei unspezifischem Juckreiz der Haut

K. Buchart, A. Kerckhoff, Nutrazeutika für die Hausarztpraxis,
DOI 10.1007/978-3-662-71151-4 © Springer-Verlag Berlin Heidelberg 2025

Patient:innen Informationen

Hilft bei	**Hautirritationen** **Juckreiz** **Hautpilz**
Hausmittel	**Hautessig mit Salbei**
ACHTUNG	**nicht anwenden bei Rötungen und Entzündungen der Haut oder bei offenen Wunden**
Zubereiten	2 EL frische oder 1 EL getrocknete Salbeiblätter mit 100 ml Apfelessig übergießen, verschließen und 1 bis 2 Wochen ziehen lassen. Abseihen und verdünnen: 1 Teil Salbeiessigauszug + 5 Teile kaltes Wasser. Den Hautessig in eine Sprühflasche füllen.
Kombinieren oder ergänzen	Walnussblätter, Lavendel, Ringelblume, Rosenblüten, Thymian
Anwenden	nach dem Waschen Besprühen der Haut
wer kann es anwenden	alle Altersgruppen ab 3 Jahren
Dosierungsempfehlung für Erwachsene	jeweils nach dem Waschen und nach Bedarf auch zwischendurch
wie lange anwenden	als Daueranwendung geeignet
warum hilft es	die Essigsäure säuert die Haut leicht an und fördert damit das Wachstum der erwünschten Bakterien auf der Haut; die Pflanzenwirkstoffe des Salbeis verstärken die Wirkung
spannend zu wissen	

K. Buchart, A. Kerckhoff, Nutrazeutika für die Hausarztpraxis,
   DOI 10.1007/978-3-662-71151-4 © Springer-Verlag Berlin Heidelberg 2025

13.2.3 Hautessig mit Thymian

Nutrazeutika Fachinformationen für Ärzt:innen und Therapeut:innen

Indikation	Irritationen der Haut Pruritus Mykosen
Nutrazeutikum	**Hautessig mit Thymian** *Acetum sanum Thymus vulgaris*
Altersgruppe	alle Altersgruppen ab 3 Jahren
Dosierungsempfehlung für Erwachsene	Besprühen der Haut nach dem Waschen und nach Bedarf
Anwendungsdauer	als Daueranwendung geeignet
Kontraindikationen	Rötungen und Entzündungen der Haut, Ulcera
Erwartete Wirkungen	Regeneration des hauteigenen Mikrobioms Linderung des Pruritus antimykotische Wirkung
Hauptwirkstoffe	Essigsäure aus Apfelessig, Gerbstoffe, ätherische Öle
Wirkungsmechanismus	Apfelessig löst Gerbstoffe und ätherische Öle vom Thymian. Das Besprühen der Haut reduziert den pH Wert und schafft ein guten Millieu für Lactobazillen. Die gelösten Pflanzenwirkstoffe aus dem Thymian lenken ebenfalls die Symbiose der Mikroben auf der Haut.
Nachweis der Wirksamkeit	verdünnter Apfelessig hat einen leicht sauren pH-Wert, er stärkt den Säuremantel der Haut; Thymol hat Phenolfaktor und eine ausgeprägte antimykotische Wirkung, die vor allem auf Thymol und Carvacrol beruhen (Sticher, 2015; Hager, 2007)
Kombinationen, Ergänzungen	Walnussblätter, Lavendel, Ringelblume, Rosenblüten, Salbei; der Hautessig ist sehr gut geeignet, um nach Waschen mit reinem Wasser die Haut zu regenerieren, hilft bei unspezifischem Juckreiz der Haut

K. Buchart, A. Kerckhoff, Nutrazeutika für die Hausarztpraxis,
    DOI 10.1007/978-3-662-71151-4 © Springer-Verlag Berlin Heidelberg 2025

Patient:innen Informationen

Hilft bei	Hautirritationen Juckreiz Hautpilz
Hausmittel	**Hautessig mit Thymian**
ACHTUNG	**nicht anwenden bei Rötungen und Entzündungen der Haut oder bei offenen Wunden**
Zubereiten	2 EL frischen oder 1 EL getrockneten Thymian mit 100 ml Apfelessig übergießen, verschließen und 1 bis 2 Wochen ziehen lassen. Abseihen und verdünnen: 1 Teil Thymianessigauszug + 5 Teile kaltes Wasser. Den Hautessig in eine Sprühflasche füllen.
Kombinieren oder ergänzen	Walnussblätter, Lavendel, Ringelblume, Rosenblüten, Salbei
Anwenden	nach dem Waschen Besprühen der Haut
wer kann es anwenden	alle Altersgruppen ab 3 Jahren
Dosierungsempfehlung für Erwachsene	jeweils nach dem Waschen und nach Bedarf auch zwischendurch anwenden
wie lange anwenden	als Daueranwendung geeignet
warum hilft es	das hauteigene Mikrobiom erholt sich durch die Ansäuerung und die Wirkung des Thymians, der Pilze zurückdrängt
spannend zu wissen	

K. Buchart, A. Kerckhoff, Nutrazeutika für die Hausarztpraxis,
DOI 10.1007/ 978-3-662-71151-4 © Springer-Verlag Berlin Heidelberg 2025

13.3   Insektenstiche

13.3.1   Zwiebelauflage

Nutrazeutika Fachinformationen für Ärzt:innen und Therapeut:innen

Indikation	Insektenstich
Nutrazeutikum	**Zwiebelauflage** *Allium cepa*
Altersgruppe	alle Altersgruppen 6 Jahren
Dosierungsempfehlung für Erwachsene	½ Gelbe Zwiebel
Anwendungsdauer	Nach Bedarf für 10 bis 30 Minuten
Kontraindikationen	Nicht anwenden bei Ekzemen oder entzündlichen Hauterkrankungen, auf offenen Wunden oder auf irritierte Haut, nicht in der Nähe der Augen anwenden
Erwartete Wirkungen	antiphlogistisch und antipyretisch
Hauptwirkstoffe	Lauchöle der Gelben Zwiebel
Wirkungsmechanismus	beim Schneiden der Zwiebel wird die Alliinase aktiviert und diese befreit die Lauchöle (Sulfide) aus ihren glykosidischen Bindungen. Lauchöle hemmen die Prostaglandinsynthese aus Arachidonsäure und wirken dadurch antiphlogistisch
Nachweis der Wirksamkeit	Allium cepa wird vom Bundesamt für Verbraucherschutz als Funktionsarzneimittel angeführt, das eine pharmakologische Wirkung erzeugen kann (Bundesamt für Verbraucherschutz, 2014).
Kombinationen, Ergänzungen	

K. Buchart, A. Kerckhoff, Nutrazeutika für die Hausarztpraxis,
DOI 10.1007/978-3-662-71151-4 © Springer-Verlag Berlin Heidelberg 2025

Patient:innen Informationen

Hilft bei	Insektenstich
Hausmittel	**Zwiebelauflage**
ACHTUNG	**Patient:in muss sich auf den stechenden Charakter der Zwiebel einlassen können. Nicht in der Nähe der Augen anwenden**
Zubereiten	1 Gelbe Zwiebel halbieren, schälen und in Scheiben schneiden.
Kombinieren oder ergänzen	
Anwenden	Die Zwiebelscheiben auf ein Stofftaschentuch oder ein Stück Baumwollstoff legen, zuschlagen und etwas quetschen, damit der Zwiebelsaft austritt. Dann auf die betreffende Stelle legen.
wer kann es anwenden	alle Altersgruppen ab 6 Jahren
Dosierungsempfehlung für Erwachsene	Nach Bedarf 10 bis 30 Minuten
wie lange anwenden	Nach Bedarf
warum hilft es	die Lauchöle der Zwiebel wirken über die Haut entzündungshemmend und fiebersenkend
spannend zu wissen	Die Lauchöle entfalten schnell ihre entzündungshemmende Wirkung und der Schmerz lässt nach.

K. Buchart, A. Kerckhoff, Nutrazeutika für die Hausarztpraxis,
DOI 10.1007/978-3-662-71151-4 © Springer-Verlag Berlin Heidelberg 2025

13.4   Entzündungen der Haut

13.4.1 Kamillentee

Nutrazeutika Fachinformationen für Ärzt:innen und Therapeut:innen

Indikation	Entzündungen der Haut Prävention Entzündungen
Nutrazeutikum	**Kamillen Tee** *Matricaria chamomilla, Matricaria recutita*
Altersgruppe	alle Altersgruppen ab 6 Monaten
Dosierungsempfehlung für Erwachsene	Innerlich: 1 bis 2 Tassen pro Tag Äußerlich: Waschungen mehrmals pro Tag
Anwendungsdauer	Innerlich und äußerlich: kurmäßig über 4 Wochen
Kontraindikationen	Bei Pollenallergien (Sellerie-Karotten-Beifuß-Gewürz-Syndrom) sind Kreuzreaktionen auf den Dampf oder Tee von Kamille möglich
Erwartete Wirkungen	Entzündungshemmung, Spasmolyse
Hauptwirkstoffe	Cumarine, ätherische Öle, Flavonoide
Wirkungsmechanismus	a-Bisabolol und Chamazulen hemmen die Cyclooxygenase und Lipoxygenase im Arachidonsäurestoffwechsel. Das führt zu einer verminderten Synthese von Prostaglandinen, Thromboxanen und Leukotrienen
Nachweis der Wirksamkeit	Entzündungshemmung (Monografie der WHO, 1999; Schilcher, 2016)
Kombinationen, Ergänzungen	Sensibilisierungsprävalenz für deutsche Kamille wird als niedrig eingestuft. Europäische Kamille enthält nur Spuren des allergenen Anthecotulids. Allerdings wird der Großteil der Kamille in die EU importiert.

K. Buchart, A. Kerckhoff, Nutrazeutika für die Hausarztpraxis,
DOI 10.1007/978-3-662-71151-4 © Springer-Verlag Berlin Heidelberg 2025

Patient:innen Informationen

Hilft bei	Entzündungen der Haut Vorsorge Entzündungen
Hausmittel	Kamillen Tee
ACHTUNG	In Einzelfällen kann Kamillendampf und Kamillentee allergische Reaktionen bei Pollenallergiker:innen auslösen; Waschungen nicht bei offenen Wunden
Zubereiten	1 TL getrocknete Kamillenblüten mit ½ Liter heißem Wasser übergießen und zugedeckt 10 Minuten ziehen lassen. Dann abseihen.
Kombinieren oder ergänzen	
Anwenden	Kamillentee warm oder kalt trinken oder für eine Waschung verwenden
wer kann es anwenden	alle Altersgruppen ab 6 Monaten
Dosierungsempfehlung für Erwachsene	Trinken: 1 bis 2 Tasse pro Tag Waschung: mehrmals pro Tag mit einem Waschlappen die entzündete Haut waschen
wie lange anwenden	Innerlich und äußerlich kurmäßig über 4 Wochen
warum hilft es	Die ätherischen Öle und das Cumarin aus den Kamillenblüten beruhigen und hemmen Entzündungen
spannend zu wissen	Allergische Reaktionen werden hauptsächlich bei in die EU importierten Kamillenblüten beobachten. Sie enthalten mehr vom allergenen Bestandteil. Die Produktion von Kamillenblüten ist sehr zeitaufwendig. Bei Biokamille steht auf der Verpackung, ob sie aus EU Landwirtschaft stammt.

K. Buchart, A. Kerckhoff, Nutrazeutika für die Hausarztpraxis,
DOI 10.1007/978-3-662-71151-4 © Springer-Verlag Berlin Heidelberg 2025

13.4.2 Apfelessigwaschung

Nutrazeutika Fachinformationen für Ärzt:innen und Therapeut:innen

Indikation	Entzündungen der Haut
Nutrazeutikum	**Apfelessig Waschung** *Acetum sanum*
Altersgruppe	alle Altersgruppen ab 1 Jahr
Dosierungsempfehlung für Erwachsene	½ Liter lauwarmes Wasser und 0,1 Liter Apfelessig
Anwendungsdauer	Waschungen mit verdünntem Apfelessig mehrmals pro Tag über mehrere Tage
Kontraindikationen	Offene Wunden, Rötungen und Entzündungen der Haut, Ulcera
Erwartete Wirkungen	Verbesserung des Haut-Mikrobioms
Hauptwirkstoffe	Essigsäure aus Apfelessig, lauwarmes Wasser
Wirkungsmechanismus	Der niedrige pH-Wert des Apfelessigs kommt dem Säuremantel der Haut entgegen und schafft ein gutes Millieu für Lactobazillen. Essigwasser hat eine langsamere Verdunstungszeit als reines Wasser, es kühlt nachhaltiger.
Nachweis der Wirksamkeit	Das pH Optimum für Lactobacillus liegt zwischen 5,5 und 6,2 (Fuchs, 2021)
Kombinationen, Ergänzungen	Die Essigwaschung wird durch den ganz leichten Reib-Effekt meistens noch angenehmer als das Besprühen mit verdünntem Essig empfunden.

K. Buchart, A. Kerckhoff, Nutrazeutika für die Hausarztpraxis,
DOI 10.1007/978-3-662-71151-4 © Springer-Verlag Berlin Heidelberg 2025

Patient:innen Informationen

Hilft bei	Entzündungen der Haut
Hausmittel	**Apfelessig Waschung**
ACHTUNG	**nicht anwenden bei offenen Wunden**
Zubereiten	0,1 Liter Apfelessig in ½ Liter lauwarmes Wasser mit 25 bis 30°C gießen.
Kombinieren oder ergänzen	
Anwenden	Einen Waschlappen im Essigwasser tränken, auswringen und die entzündete Haut damit sanft waschen.
wer kann es anwenden	alle Altersgruppen ab 1 Jahr
Dosierungsempfehlung für Erwachsene	mehrmals täglich Waschungen nach Bedarf
wie lange anwenden	Über mehrere Tage
warum hilft es	die Essigsäure aus dem Apfelessig verzögert die Wasserverdunstung und wirkt nachhaltig kühlend. Zudem hat der Apfelessig einen günstigen Einfluss auf das Mikrobiom der Haut
spannend zu wissen	Essigauflagen, Essigwaschungen und das morgendliche Essigwasser gehören zu den weltweit am meisten verbreiteten Hausmitteln

K. Buchart, A. Kerckhoff, Nutrazeutika für die Hausarztpraxis,
DOI 10.1007/978-3-662-71151-4 © Springer-Verlag Berlin Heidelberg 2025

13.4.3 Hautessig mit Salbei

siehe Abschn. 13.2.2.

13.4.4 Leinöl kaltgepresst

siehe Abschn. 4.1.3.

13.5   Übermäßiges Schwitzen

13.5.1 Salbeitee

Nutrazeutika Fachinformationen für Ärzt:innen und Therapeut:innen

Indikation	Übermäßiges Schwitzen
Nutrazeutikum	**Salbei Tee**
	Salvia officinalis
Altersgruppe	alle Altersgruppen ab 16 Jahren, vor allem in den Wechseljahren
Dosierungsempfehlung für Erwachsene	1 bis 3 Tassen pro Tag
Anwendungsdauer	Kurmäßig bis zu 4 Wochen
Kontraindikationen	Keine Anwendung während der Stillzeit. Überdosierungen oder zu lange Anwendungen können zu Tachykardien, Krämpfen, Schwindel und Hitzegefühl führen.
Erwartete Wirkungen	Reduktion des Schwitzens
Hauptwirkstoffe	Ätherische Öle (Thujon), Bitterstoffe (Carnosol) und Laminaceengerbstoffe (Rosmarinsäure) aus dem Salbei
Wirkungsmechanismus	Salbeitee hemmt die Schweißbildung u.a. auf Basis der Rosmarinsäure
Nachweis der Wirksamkeit	Schweißhemmung (Schilcher, 2015)
Kombinationen, Ergänzungen	

K. Buchart, A. Kerckhoff, Nutrazeutika für die Hausarztpraxis,
DOI 10.1007/978-3-662-71151-4 © Springer-Verlag Berlin Heidelberg 2025

Patient:innen Informationen

Hilft bei	Übermäßiges Schwitzen
Hausmittel	**Salbei Tee**
ACHTUNG	Nicht anwenden während der Stillzeit und nicht überdosieren.
Zubereiten	1 Teelöffel getrocknete Salbeiblätter mit ½ Liter kochendem Wasser übergießen und zugedeckt 10 bis 15 Minuten ziehen lassen. Dann abseihen.
Kombinieren oder ergänzen	Ergänzende Kräuter in den Wechseljahren: Zitronenmelisse, Pfefferminze, Kamille
Anwenden	Den Salbeitee warm oder kalt trinken
wer kann es anwenden	alle Altersgruppen ab 16 Jahren
Dosierungsempfehlung für Erwachsene	1 bis 3 Tassen pro Tag
wie lange anwenden	kurmäßig bis zu 4 Wochen
warum hilft es	Die Rosmarinsäure gemeinsam mit weiteren Pflanzenwirkstoffen aus Salbei hemmen die Schweißbildung
spannend zu wissen	In der Volksmedizin werden auch Tinkturen aus Salbei zur Schweißhemmung eingesetzt

K. Buchart, A. Kerckhoff, Nutrazeutika für die Hausarztpraxis,
DOI 10.1007/978-3-662-71151-4 © Springer-Verlag Berlin Heidelberg 2025

13.5.2 Salbeiwaschung

Nutrazeutika Fachinformationen für Ärzt:innen und Therapeut:innen

Indikation	Übermäßiges Schwitzen
Nutrazeutikum	**Salbei Waschung** *Salvia officinalis*
Altersgruppe	alle Altersgruppen ab 16 Jahren, vor allem in den Wechseljahren
Dosierungsempfehlung für Erwachsene	½ Liter Salbeitee pro Tag zur äußerlichen Anwendung
Anwendungsdauer	Nach Bedarf
Kontraindikationen	Keine Anwendung während der Stillzeit.
Erwartete Wirkungen	Reduktion des Schwitzens
Hauptwirkstoffe	Ätherische Öle (Thujon), Bitterstoffe (Carnosol) und Laminaceengerbstoffe (Rosmarinsäure) aus dem Salbei
Wirkungsmechanismus	Salbeitee hemmt die Schweißbildung u.a. auf Basis der Rosmarinsäure
Nachweis der Wirksamkeit	Schweißhemmung (Schilcher, 2015)
Kombinationen, Ergänzungen	

K. Buchart, A. Kerckhoff, Nutrazeutika für die Hausarztpraxis,
    DOI 10.1007/978-3-662-71151-4 © Springer-Verlag Berlin Heidelberg 2025

Patient:innen Informationen

Hilft bei	Übermäßiges Schwitzen
Hausmittel	Salbei Waschung
ACHTUNG	Nicht anwenden während der Stillzeit
Zubereiten	1 Esslöffel getrocknete Salbeiblätter mit ½ Liter kochendem Wasser übergießen und zugedeckt 10 bis 15 Minuten ziehen lassen. Dann abseihen.
Kombinieren oder ergänzen	Ergänzende Kräuter in den Wechseljahren: Zitronenmelisse, Pfefferminze, Kamille
Anwenden	Einen Waschlappen im lauwarmen oder ausgekühltem Salbeetee tränken und den Oberkörper damit abreiben.
wer kann es anwenden	alle Altersgruppen ab 16 Jahren
Dosierungsempfehlung für Erwachsene	1/2 l Salbeitee pro Tag zur äußerlichen Anwendung
wie lange anwenden	Nach Bedarf
warum hilft es	Die Rosmarinsäure gemeinsam mit weiteren Pflanzenwirkstoffen aus Salbei und der Wasserverdunstung wirken kühlend und hemmen die Schweißbildung
spannend zu wissen	In der Volksmedizin werden auch Tinkturen aus Salbei zur Schweißhemmung eingesetzt

K. Buchart, A. Kerckhoff, Nutrazeutika für die Hausarztpraxis,
DOI 10.1007/978-3-662-71151-4 © Springer-Verlag Berlin Heidelberg 2025

13.5.3 Apfelessigwaschung

siehe Abschn. 13.4.2.

Verzeichnis der Nutrazeutika mit Darreichungsform

Lebensmittel	Nutrazeutika innerlich	Seite	Nutrazeutika äußerlich	Seite
Anis	Anishonig			
	Anis-Fenchel-Kümmel			
	Anis-Fenchel-Kümmel-Tee			
	Anis-Fenchel-Kümmel-Tinktur			
Apfel	Apfel frisch			
	Geriebener Apfel			
	Getrockneter Apfel			
	Getrocknete Apfelschalen			
	Apfelschalentee			
	Tee aus getrockneten Äpfeln			
	Apfeltrester			
	Apfelmus			
	Apfelkompott			
	Apfel-Reis-Tag			
	Apfel-Kartoffel-Tag (Himmel und Erde)			
Apfelessig	Verdünnter Apfelessig, Apfelessig mit Honig in Wasser		Apfelessig verdünnt, nach Händewaschen auf Haut sprühen	
	Oxymel – Sauerhonig: Essigauszug mit Honig		Apfelessig verdünnt in Wadenwickeln bei Fieber	
	Oxymel – Sauerhonig mit roten Weintrauben und Zimt		Lauwarme Waschungen mit einem Schuss Apfelessig	
	Oxymel – Sauerhonig mit Kurkuma und schwarzem Pfeffer		Hautessig mit Salbei	
	Oxymel – Sauerhonig mit Ingwer, Wacholder und Fenchel		Hautessig mit Thymian	
	Oxymel – Sauerhonig mit Ingwer, Wacholder und Zitrone			
	Vier-Räuber-Essig mit Thymian, Rosmarin, Lavendel			
Brennnessel	Brennnesseltee			
Brot	Sauerteigbrot mit sehr langer Teigführung			
	Erkältungsbrot			
Fenchel	Fenchelhonig			
	Anis-Fenchel-Kümmel			
	Anis-Fenchel-Kümmel-Tee			
	Anis-Fenchel-Kümmel-Tinktur			

	Ingwer-Wacholder-Fenchel-Sauerhonig			
Haferflocken	Porredge			
	Overnight Oats			
Holunder	Holunderbeerensaft			
	Holunderblüten Tee			
Honig	Anishonig			
	Honig mit Meerrettich			
	Fenchelhonig			
	Zwiebelhonig			
	Schwarzer-Rettich-Honig			
	Honigjoghurt			
	Honig mit Zimt			
Ingwer	Ingwer Tee			
	Ingwer mit Zitrone			
	Ingwer Tinktur			
	Ingwer gefriergetrocknet, Ingwertee			
	Ingwer-Wacholder-Fenchel-Sauerhonig			
Joghurt	Naturjoghurt			
	Joghurt mit Honig			
Kamille	Kamillen Tee		Kamillen Inhalation	
Kartoffeln	Kartoffeltee mit Kümmel und Leinsamen		Kartoffelauflage mit Pellkartoffeln	
	Pellkartoffel mit Quark und Leinöl		Kartoffelauflage kalt	
	Kartoffel-Karottensuppe			
Karotten	Karottensuppe Moro			
	Kartoffel-Karottensuppe			
	Karotten und Kartoffeln			
Knoblauch	Knoblauch-Zitronen-Mix			
	Knoblauch in Öl			
	Knoblauch			
Kohl, Weißkohl	Sauerkraut		Kohlauflage	
Kümmel	Anis-Fenchel-Kümmel			
	Anis-Fenchel-Kümmel-Tee			
	Anis-Fenchel-Kümmel-Tinktur			
Lavendel	Lavendel-Honig-Wasser		Lavendelöl	
			Kräuterduft mit Lavendel	
Leinsamen	Kartoffeltee mit Kümmel und Leinsamen			
	Leinsamen			

	Leinsamengummi		
	Geschrotete, gequollene Leinsamen		
	Budwig Creme		
Meerrettich	Kapuzinerkresse-Meerrettich-Tinktur		
	Meerrettich-Essig		
	Meerrettich-Honig		
Milch	Heiße Milch mit Honig		
Öl	Leinöl	Nervenöl	
	Knoblauch in Öl	Lavendelöl	
		Ölziehen	
		Öl mit Salbei und Thymian	
		Zitronenmelissen Ölauszug	
		Weihrauch-Wacholder-Öl	
Pfefferminze	Pfefferminz Tee		
	Pfefferminz Tinktur		
Quark	Quark-Leinöl	Magerquark als Auflage	
Rosmarin	Rosmarin Sole	Rosmarinduft	
Salbei	Salbei Tee	Salbei Sole	
	Salbei Tinktur	Salbeitee-Spülung	
		Hautessig mit Salbei	
		Salbei-Waschung	
Salz	Elektrolytgetränk	Sole-Spülungen	
		Sole-Essigspülung	
		Fußbäder	
		Salzpäckchen	
		Salbei-Sole	
		Rosmarin-Sole	
		Inhalationssalz mit Thymian	
Thymian	Thymian Tee	Thymian Bad	
		Thymian Balsam	
		Inhalationssalz mit Thymian	
Wacholder	Ingwer-Wacholder-Fenchel-Sauerhonig	Wacholderbalsam	
Weißkohl	Sauerkraut, Kimchi	Kohlauflage	
Zitrone	Apfeltrank		
	Ingwer mit Zitrone		
Zwiebel	Zwiebelhustensaft mit Honig (oder Zucker für Kinder unter 1 Jahr)	Zwiebelwickel Ohren	
	Zwiebel Tee	Zwiebelsocken	
	Zwiebelhonig	Zwiebelauflage	
	Zwiebel Tinktur		
Zimt	Zimtsuppe		

K. Buchart, A. Kerckhoff, Nutrazeutika für die Hausarztpraxis,
DOI 10.1007/978-3-662-71151-4 © Springer-Verlag Berlin Heidelberg 2025

Literatur

Nutrazeutika

Asaad N, Laflouf M (2022) Effectiveness of apple cider vinegar and mechanical removal on dental plaque and gingival inflammation of children with cerebral palsy. Cureus 14(7):e26874. https://doi.org/10.7759/cureus.26874. PMID: 35978745; PMCID: PMC9375849

Aslam H, Marx W, Rocks T, Loughman A, Chandrasekaran V, Ruusunen A, Dawson SL, West M, Mullarkey E, Pasco JA, Jacka FN (2020) The effects of dairy and dairy derivatives on the gut microbiota: a systematic literature review. Gut Microbes. 12(1):1799533. https://doi.org/10.1080/19490976.2020.1799533. PMID: 32835617; PMCID: PMC7524346

Attia WY, Gabry MS, El-Shaikh KA, Othman GA (2008) The anti-tumor effect of bee honey in Ehrlich ascite tumor model of mice is coincided with stimulation of the immune cells. Egypt J Immunol 15:169e83

Bailey SJ, Winyard P, Vanhatalo A, Blackwell JR, Dimenna FJ, Wilkerson DP, Tarr J, Benjamin N, Jones AM (2009) Dietary nitrate supplementation reduces the O2 cost of low-intensity exercise and enhances tolerance to high-intensity exercise in humans. J Appl Physiol (1985) 107(4):1144–1155. https://doi.org/10.1152/japplphysiol.00722.2009. Epub 2009 Aug 6. PMID: 19661447

Bäumler S (2012) Heilpflanzenpraxis heute. Band 1 Arzneipflanzenportraits. Urban und Fischer, München

Becker B, Kuhn U, Hardewig-Budny B (2006) Double-blind, randomized evaluation of clinical efficacy and tolerability of an apple pectin-chamomile extract in children with unspecific diarrhea. Arzneimittelforschung. 56(6):387–393. https://doi.org/10.1055/s-0031-1296739. PMID: 16889120

Biesalski HK, Bischoff SC, Pirlich M, Weimann A (2018) Ernährungsmedizin. Nach dem neuen Curriculum Ernährungsmedizin der Bundesärztekammer. 2. Vollständig überarbeitete und erweiterte Auflage. Georg Thieme Verlag KG, Stuttgart

Blaschek W et al (2016) Wichtl – Teedrogen und Phytopharmaka. Ein Handbuch für die Praxis. 6. Vollständig neu überarbeitete und erweiterte Auflage. Wissenschaftliche Verlagsgesellschaft Stuttgart, S 333

Blum W, Gaisbauer HP, Sedmak C (2021) Subsidiarität. Tragendes Prinzip menschlichen Zusammenlebens. Verlag Friedrich Pustet, Regensburg

Borges A, Abreu AC, Ferreira C, Saavedra MJ, Simões LC, Simões M (2015) Antibacterial activity and mode of action of selected glucosinolate hydrolysis products against bacterial pathogens. J Food Sci Technol 52(8):4737–4748. https://doi.org/10.1007/s13197-014-1533-1

Boyer J, Liu RH (2004) Apple phytochemicals and their health benefits. Nutr J 3:5

Brackman G, Celen S, Hillaert U, Van Calenbergh S, Cos P, Maes L, Nelis HJ, Coenye T (2011) Structure-activity relationship of cinnamaldehyde analogs as inhibitors of AI-2 based quorum sensing and their effect on virulence of Vibrio spp. PLoS One 6(1):e16084. https://doi.org/10.1371/journal.pone.0016084. PMID: 21249192; PMCID: PMC3020944

© Der/die Herausgeber bzw. der/die Autor(en), exklusiv lizenziert an Springer-Verlag GmbH, DE, ein Teil von Springer Nature 2025
K. Buchart, A. Kerckhoff, *Nutrazeutika für die Hausarztpraxis*,
https://doi.org/10.1007/978-3-662-71151-4

Bruni O, Ferini-Strambi L, Giacomoni E, Pellegrino P (2021) Herbal remedies and their possible effect on the GABAergic system and sleep. Nutrients 13(2):530. https://doi.org/10.3390/nu13020530. PMID: 33561990; PMCID: PMC7914492

Buchart K (2023a) Nutrazeutika. Heilende Nahrungsmittel, Kräuter und Gewürze. TRIAS, Stuttgart, 2023

Buchart K (2023b) Nutrazeutika. Pflanzliche Lebensmittel mit Wirkung. Springer-Verlag GmbH, Berlin

Bühring U (2024) Lehrbuch Heilpflanzenkunde: Grundlagen – Anwendung – Therapie, 6., akt u. erw Aufl. Haug, Stuttgart

Bundesinstitut für Arzneimittel und Medizinprodukte (BfArM) Derzeit gültige Monografien der Standardzulassungen für Humanarzneimittel (Stand 10.02.2025). https://www.bfarm.de/SharedDocs/Downloads/DE/Arzneimittel/Zulassung/ZulRelThemen/stdZul_und_Reg/aktuell_gueltige_liste_standardzulassungen.html

Bundesamt für Verbraucherschutz und Lebensmittelsicherheit (BVL) (2020) Stofflisten des Bundes und der Bundesländer. Unter Mitwirkung von Experten aus Deutschland, Österreich und der Schweiz. 2. Aufl.

Castellone V, Bancalari E, Rubert J, Gatti M, Neviani E, Bottari B (2021) Eating fermented: health benefits of LAB-fermented foods. Foods. 10(11):2639. https://doi.org/10.3390/foods10112639. PMID: 34828920; PMCID: PMC8620815

Chen LL, Verpoorte R, Yen HR, Peng WH, Cheng YC, Chao J, Pao LH (2018) Effects of processing adjuvants on traditional Chinese herbs. J Food Drug Anal 26(2S):S96–S114. https://doi.org/10.1016/j.jfda.2018.02.004. Epub 2018 Mar 19. PMID: 29703391

Chrubasik-Hausmann S (2015) Kurkuma. Wissenschaftliche Zusammenfassung von Prof. Dr. Sigrun Chrubasik-Hausmann, Bereich Phytotherapie im Institut für Rechtsmedizin der Universität Freiburg im Breisgau https://www.uniklinik-freiburg.de/fileadmin/mediapool/08_institute/rechtsmedizin/pdf/Addenda/2016/Kurkuma_-_Wissenschaftliche_Zusammenfassung_2015.pdf. Zugriff am 24.09.2025

Chrubasik-Hausmann S (o.J.) Kapuzinerkresse plus Meerrettich. https://www.uniklinik-freiburg.de/fileadmin/mediapool/08_institute/rechtsmedizin/pdf/Kapuzinerkresse_Meerrettichwurzel.pdf

Cochrane Collaboration. (o.J.) https://www.cochrane.org/de/CD001321/RENAL_cranberries-zur-vorbeugung-von-harnwegsinfektionen. Zugegriffen am 12.02.2025

Conrad A, Biehler D, Nobis T, Richter H, Engels I, Biehler K, Frank U (2013) Broad spectrum antibacterial activity of a mixture of isothiocyanates from nasturtium (Tropaeoli majoris herba) and horseradish (Armoraciae rusticanae radix). Drug Res (Stuttg) 63(2):65–68. https://doi.org/10.1055/s-0032-1331754. Epub 2013 Jan 17. PMID:23447075

Darani NS, Vaghasloo MA, Kazemi A, Amri H, Rampp T, Hashempur MH (2023) Oxymel: a systematic review of preclinical and clinical studies. Heliyon. 9(12):e22649. https://doi.org/10.1016/j.heliyon.2023.e22649. PMID: 38125478; PMCID: PMC10730569

Davani-Davari D, Negahdaripour M, Karimzadeh I, Seifan M, Mohkam M, Masoumi SJ, Berenjian A, Ghasemi Y (2019) Prebiotics: definition, types, sources, mechanisms, and clinical applications. Foods. 8(3):92. https://doi.org/10.3390/foods8030092. PMID: 30857316; PMCID: PMC6463098

De Sousa DP, de Almeida Soares Hocayen P, Andrade LN, Andreatini R (2015) A systematic review of the anxiolytic-like effects of essential oils in animal models. Molecules 20(10):18620–18660. https://doi.org/10.3390/molecules201018620. PMID: 26473822; PMCID: PMC6332383

DEBInet (o.J.) Deutsches Ernährungsberatungs- & -informationsnetz. https://www.ernaehrung.de/. Zugegriffen am 06.02.2025

Delextrat A, Calleja-González J, Hippocrate A, Clarke ND (2013) Effects of sports massage and intermittent cold-water immersion on recovery from matches by basketball players. J Sports Sci 31(1):11–19

Deng W, Yi Z, Yin E, Lu R, You H, Yuan X (2023) Effect of omega-3 polyunsaturated fatty acids supplementation for patients with osteoarthritis: a meta-analysis. J Orthop Surg Res 18(1):381. https://doi.org/10.1186/s13018-023-03855-w. PMID: 37226250; PMCID: PMC10210278

Donelli D, Antonelli M, Bellinazzi C, Gensini GF, Firenzuoli F (2019) Effects of lavender on anxiety: a systematic review and meta-analysis. Phytomedicine 65:153099. https://doi.org/10.1016/j.phymed.2019.153099. Epub 2019 Sep 26. PMID: 31655395

Dufour V, Stahl M, Baysse C (2015) The antibacterial properties of isothiocyanates. Microbiology (Reading) 161(Pt 2):229–243. https://doi.org/10.1099/mic.0.082362-0. Epub 2014 Nov 6. PMID: 25378563

Elmadfa I (2024) Ernährungslehre. Eugen Ulmer, Stuttgart

Elmadfa I, Leitzmann C (2023) Ernährung des Menschen, 7. Aufl. Verlag Eugen Ulmer, Stuttgart

EMA European Medicines Agency (o.J.) Curcuma longae rhizoma, Tumeric. https://www.ema.europa.eu/en/medicines/herbal/curcumae-longae-rhizoma. Zugegriffen am 23.04.2024

ESCOP European Scientific Cooperative on Phytotherapie (2003) ESCOP Monographs. Thieme

Estrela AB, Abraham WR (2010) Combining biofilm-controlling compounds and antibiotics as a promising new way to control biofilm infections. Pharmaceuticals (Basel). 3(5):1374–1393. https://doi.org/10.3390/ph3051374. PMID: 27713308; PMCID: PMC4033987

EU Health Claims Verordnung (2012). https://eur-lex.europa.eu/legalcontent/DE/TXT/?uri=celex%3A32012R0432. Zugegriffen am 28.01.2025

Fernández LF, Palomino OM, Frutos G (2014) Effectiveness of Rosmarinus officinalis essential oil as antihypotensive agent in primary hypotensive patients and its influence on health-related quality of life. J Ethnopharmacol 151(1):509–516. https://doi.org/10.1016/j.jep.2013.11.006. Epub 2013 Nov 20. PMID: 24269249

Firoozeei TS, Feizi A, Rezaeizadeh H, Zargaran A, Roohafza HR, Karimi M (2021) The antidepressant effects of lavender (Lavandula angustifolia Mill.): a systematic review and meta-analysis of randomized controlled clinical trials. Complement Ther Med 59:102679. https://doi.org/10.1016/j.ctim.2021.102679. Epub 2021 Feb 4. PMID:33549687

Focan C, Hendrickx P, Meunier-Carpentier F, Servais J, Michos N, Stocker H (1985) Antipyretic effect and tolerability of suprofen suppositories. Controlled clinical double-blind study with placebo. Arzneimittelforschung 35(11):1739–1741. PMID: 3911964

Franzkowiak P, Hurrelmann K (o.J.) https://leitbegriffe.bzga.de/alphabetisches-verzeichnis/gesundheit/. Zugegriffen am 14.03.2025

Fuchs G, et al (2021) Allgemeine Mikrobiologie. 11., vollst, überarb, Aufl. Thieme, Stuttgart

German Nutrient Database – Bundeslebensmittelschlüssel (BLS) Version 3.02, Max Rubner-Institut (MRI) – Federal Research Institute of Nutrition and Food, Germany 2014

Giacosa A, Morazzoni P, Bombardelli E, Riva A, Bianchi Porro G, Rondanelli M (2015) Can nausea and vomiting be treated with ginger extract? Eur Rev Med Pharmacol Sci 19(7):1291–1296. PMID: 25912592

Gibson GR, Hutkins R, Sanders ME, Prescott SL, Reimer RA, Salminen SJ, Scott K, Stanton C, Swanson KS, Cani PD, Verbeke K, Reid G (2017) Expert consensus document: the International Scientific Association for Probiotics and Prebiotics (ISAPP) consensus statement on the definition and scope of prebiotics. Nat Rev Gastroenterol Hepatol. 14(8):491–502. https://doi.org/10.1038/nrgastro.2017.75. Epub 2017 Jun 14. PMID: 28611480

Gómez B, Vásquez C (2019) The effect of aromatherapy with lavender (Lavandula angustifolia) on serum melatonin levels. Complement Ther Med 47:102208. https://doi.org/10.1016/j.ctim.2019.102208. Epub 2019 Oct 5. PMID:31780012

Guay DR (2009) Cranberry and urinary tract infections. Drugs 69(7):775–807. https://doi.org/10.2165/00003495-200969070-00002. PMID: 19441868.

Hagers Enzyklopädie der Arzneistoffe und Drogen (2007) 6. Aufl. Wissenschaftliche Verlagsgesellschaft mbh, Stuttgart

Haitz RW, Keyser JJ, Leutholtz BC (2016) Comparison of quark and ice pack on intramuscular temperature. J Athletic Training 51(11):1080–1085

Harrison F, Blower A, de Wolf C, Connelly E (2023) Sweet and sour synergy: exploring the antibacterial and antibiofilm activity of acetic acid and vinegar combined with medical-grade honeys. Microbiology (Reading) 169(7):001351. https://doi.org/10.1099/mic.0.001351. PMID: 37435775; PMCID: PMC10433418

Haschke F, Tsarmaklis G, Steffan I, Heresch F (1980) Analyse der Karottensuppe [Carrot soup analysis (author's transl)]. Wien Klin Wochenschr 92(2):57–59. German. PMID: 6929633

Hoang MP, Seresirikachorn K, Chitsuthipakorn W, Snidvongs K (2023) Herbal medicines for rhinosinusitis: a systematic review and network meta-analysis. Curr Allergy Asthma Rep. 23(2):93–109. https://doi.org/10.1007/s11882-022-01060-z. Epub 2023 Jan 7. PMID: 36609950

Huligere SS, Kumari VBC, Patil SM, MKJ W, LS KJ, Al-Tamimi JH, Ramu R (2024) Sauerkraut-derived LAB strains as potential probiotic candidates for modulating carbohydrate digestion attributing bacterial organic acid profiling to antidiabetic activity. Food Sci Nutr. 12(11):9682–9701. https://doi.org/10.1002/fsn3.4444. PMID: 39620004; PMCID: PMC11606886

Jäger W, Buchbauer G, Jirowetz L, Fritzer M (1997) Percutaneous absorption of lavander oil from a massage oil. J Soc Cosmet Chem 48:49–54

Jakobsen TH, Warming AN, Vejborg RM, Moscoso JA, Stegger M, Lorenzen F, Rybtke M, Andersen JB, Petersen R, Andersen PS, Nielsen TE, Tolker-Nielsen T, Filloux A, Ingmer H, Givskov M (2017) A broad range quorum sensing inhibitor working through sRNA inhibition. Sci Rep. 7(1):9857. https://doi.org/10.1038/s41598-017-09886-8. PMID: 28851971; PMCID: PMC5575346

Kasnavieh SMH, Sadeghi SMH, Khameneh SMH, Khodadoost M, Bazrafshan A, Kamalinejad M, Jaladat AM, Jafari S, Yasinzadeh MR, Gachkar L (2017) Dietary recommendations in fracture healing in traditional persian medicine: a historical review of literature. J Evid Based Complementary Altern Med 22(3):513–517. https://doi.org/10.1177/2156587216685509. Epub 2017 Jan 11. PMID: 30208734; PMCID: PMC5871169

King D, Mitchell B, Williams CP, Spurling GK (2015) Saline nasal irrigation for acute upper respiratory tract infections. Cochrane Database Syst Rev 2015(4):CD006821. https://doi.org/10.1002/14651858.CD006821.pub3. PMID: 25892369; PMCID: PMC9475221

Knasmüller S (Hrsg) (2014) Krebs und Ernährung. Risiken und Prävention – wissenschaftliche Grundlagen und Ernährungsempfehlungen. Georg Thieme Verlag KG, Stuttgart

Kotha RR, Luthria DL (2019) Curcumin: biological, pharmaceutical, nutraceutical, and analytical aspects. Molecules 24(16):2930. https://doi.org/10.3390/molecules24162930. PMID: 31412624; PMCID: PMC6720683

Koytchev R, Alken RG, Dundarov S (1999) Balm mint extract (Lo-701) for topical treatment of recurring herpes labialis. Phytomedicine 6(4):225–230. https://doi.org/10.1016/S0944-7113(99)80013-0. PMID: 10589440

Krishnan T, Yin WF, Chan KG (2012) Inhibition of quorum sensing-controlled virulence factor production in Pseudomonas aeruginosa PAO1 by Ayurveda spice clove (Syzygium aromaticum) bud extract. Sensors (Basel). 12(4):4016–4030. https://doi.org/10.3390/s120404016. Epub 2012 Mar 27. PMID: 22666015; PMCID: PMC3355396

Kwakman PHS, Zaat SAJ (2012) Antibacterial components of honey. IUBMB Life 64(1):48–55. https://doi.org/10.1002/iub.578

Li H, Liu Y, Luo D, Ma Y, Zhang J, Li M, Yao L, Shi X, Liu X, Yang K (2019) Ginger for health care: an overview of systematic reviews. Complement Ther Med 45:114–123. https://doi.org/10.1016/j.ctim.2019.06.002. Epub 2019 Jun 5. PMID: 31331547

Livny O, Reifen R, Levy I, Madar Z, Faulks R, Southon S, Schwartz B (2003) Beta-carotene bioavailability from differently processed carrot meals in human ileostomy volunteers. Eur J Nutr. 42(6):338–345. https://doi.org/10.1007/s00394-003-0430-6. PMID: 14673607

Mahn M (2020) Ingwer: Tropischer Exot – Küchengewürz – Superfood – Hausmittel – Heilpflanze – regionales Trendgewürz? Versuch einer Annäherung unter Beachtung gastrosophischer Ansätze. Paris Lodron Universität Salzburg, Masterthesis

McMahon NF, Leveritt MD, Pavey TG (2017) The effect of dietary nitrate supplementation on endurance exercise performance in healthy adults: a systematic review and meta-analysis. Sports Med 47:735–756

Meeusen R, Lievens P (2006) The use of cryotherapy in sports injuries. Sports Med 3(6):398–414

Nikkhah Bodagh M, Maleki I, Hekmatdoost A (2018) Ginger in gastrointestinal disorders: a systematic review of clinical trials. Food Sci Nutr 7(1):96–108. https://doi.org/10.1002/fsn3.807. PMID: 30680163; PMCID:PMC6341159

Palmnäs-Bédard M, de Santa IA, Dicksved J, Landberg R (2023) Characterization of the bacterial composition of 47 fermented foods in Sweden. Foods 12(20):3827. https://doi.org/10.3390/foods12203827. PMID: 37893721; PMCID: PMC10606000

Pawlak-Chaouch M, Boissière J, Gamelin FX, Cuvelier G, Berthoin S, Aucouturier J (2016) Effect of dietary nitrate supplementation on metabolic rate during rest and exercise in human: a systematic review and a meta-analysis. Nitric Oxide 53:65–76

Perry R, Terry R, Watson LK, Ernst E (2012) Is lavender an anxiolytic drug? A systematic review of randomised clinical trials. Phytomedicine 19(8–9):825–835. https://doi.org/10.1016/j.phymed.2012.02.013. Epub 2012 Mar 29. PMID: 22464012

Potievskiĭ EG, Shavakhabov SS, Bondarenko VM, Ashubaeva ZD (1994) Eksperimental'noe i klinicheskoe izuchenie vliianiia pektina na vozbuditeleĭ ostrykh kishechnykh infektsiĭ [Experimental and clinical studies of the effect of pectin on the causative agents of acute intestinal infections]. Zh Mikrobiol Epidemiol Immunobiol Suppl 1:106–109. Russian. PMID: 7856335

Prasad K (2009) Flaxseed and cardiovascular health. J Cardiovasc Pharmacol. 54(5):369–377

Rabbani GH, Teka T, Zaman B, Majid N, Khatun M, Fuchs GJ (2001) Clinical studies in persistent diarrhea: dietary management with green banana or pectin in Bangladeshi children. Gastroenterology. 121(3):554–560. https://doi.org/10.1053/gast.2001.27178. PMID: 11522739

Rajasekaran JJ, Krishnamurthy HK, Bosco J, Jayaraman V, Krishna K, Wang T, Bei K (2024) Oral microbiome: a review of its impact on oral and systemic health. Microorganisms. 12(9):1797. https://doi.org/10.3390/microorganisms12091797. PMID: 39338471; PMCID: PMC11434369

Ranneh Y, Akim AM, Hamid HA, Khazaai H, Fadel A, Zakaria ZA, Albujja M, Bakar MFA (2021) Honey and its nutritional and anti-inflammatory value. BMC Complement Med Ther 21(1):30. https://doi.org/10.1186/s12906-020-03170-5. PMID: 33441127; PMCID: PMC7807510

Sabater-Molina M, Larqué E, Torrella F, Zamora S (2009) Dietary fructooligosaccharides and potential benefits on health. J Physiol Biochem. 65(3):315–328. https://doi.org/10.1007/BF03180584. PMID: 20119826

Sahebkar A, Cicero AFG, Simental-Mendía LE, Aggarwal BB, Gupta SC (2016) Curcumin downregulates human tumor necrosis factor-α levels: a systematic review and meta-analysis ofrandomized controlled trials. Pharmacol Res 107:234–242

Saketkhoo K, Januszkiewicz A, Sackner MA (1978) Effects of drinking hot water, cold water, and chicken soup on nasal mucus velocity and nasal airflow resistance. Chest. 74(4):408–410. https://doi.org/10.1378/chest.74.4.408. PMID: 359266

Schell KR, Fernandes KE, Shanahan E, Wilson I, Blair SE, Carter DA, Cokcetin NN (2022) The potential of honey as a prebiotic food to re-engineer the Gut Microbiome toward a healthy state. Front Nutr. 28(9):957932. https://doi.org/10.3389/fnut.2022.957932. PMID: 35967810; PMCID: PMC9367972

Schilcher H, Kammerer S, Wegener T (2016) Leitfaden Phytotherapie, 5. Aufl. Urban und Fischer/Elsevier GmbH, München

Schönenberger KA, Schüpfer AC, Gloy VL, Hasler P, Stanga Z, Kaegi-Braun N, Reber E (2021) Effect of anti-inflammatory diets on pain in rheumatoid arthritis: a systematic review and meta-analysis. Nutrients 13(12):4221. https://doi.org/10.3390/nu13124221. PMID: 34959772; PMCID: PMC8706441

Schulze-Lohmann P (2012) Ballaststoffe. Grundlagen – präventives Potential – Empfehlungen für die Lebensmittelauswahl. Ernährungs Umschau 7; 408–417

Schuwald AM, Nöldner M, Wilmes T, Klugbauer N, Leuner K, Müller WE (2013) Lavender oilpotent anxiolytic properties via modulating voltage dependent calcium channels. PLoS One 8(4):e59998. https://doi.org/10.1371/journal.pone.0059998. PMID: 23637742; PMCID: PMC3639265

Shehzad A, Rabail R, Munir S, Jan H, Fernández-Lázaro D, Aadil RM (2023) Impact of oats on appetite hormones and body weight management: a review. Curr Nutr Rep. 12(1):66–82. https://doi.org/10.1007/s13668-023-00454-3. Epub 2023 Feb 15. PMID: 36790719; PMCID: PMC9930024

Shin HS, Ustunol Z (2005) Carbohydrate composition of honey from different floral sources and their influence on growth of selected intestinal bacteria: an in vitro comparison. Food Res Int., Volume 38, Issue 6, July 2005, Pages 721–728.

Singh S, Nair V, Gupta YK (2012) Linseed oil: an investigation of its antiarthritic activity in experimental models. Phytother Res. 26(2):246–252. https://doi.org/10.1002/ptr.3535. Epub 2011 Jun 8. PMID: 21656600

Sticher O, Heilmann J, Zündorf I (2015) Pharmakognosie – Phytopharmazie. Begründet von Rudolf Hänsel und Ernst Steinegger. 10. völlig neu bearbeitete Aufl. München. Wissenschaftliche Verlagsgesellschaft, Stuttgart

Stoll U (1992) Das ‚Lorscher Arzneibuch'. Ein medizinisches Kompendium des 8. Jahrhunderts. Steiner, Stuttgart

Tan LY, Yin WF, Chan KG (2013) Piper nigrum, Piper betle and Gnetum gnemon--natural food sources with anti-quorum sensing properties. Sensors (Basel) 13(3):3975–3985. https://doi.org/10.3390/s130303975. PMID: 23519352; PMCID: PMC3658786

Tanhay Mangoudehi H, Zamani H, Shahangian SS, Mirzanejad L (2020) Effect of curcumin on the expression of ahyI/R quorum sensing genes and some associated phenotypes in pathogenic Aeromonas hydrophila fish isolates. World J Microbiol Biotechnol. 36(5):70. https://doi.org/10.1007/s11274-020-02846-x. PMID: 32342238

Thakur BR, Singh RK, Handa AK (1997) Chemistry and uses of pectin–a review. Crit Rev Food Sci Nutr. 37(1):47–73. https://doi.org/10.1080/10408399709527767. PMID: 9067088

Velasco-Rodríguez R, Pérez-Hernández MG, Maturano-Melgoza JA, Hilerio-López ÁG, Monroy-Rojas A, Arana-Gómez B, Vásquez C. The effect of aromatherapy with lavender (Lavandula angustifolia) on serum melatonin levels. Complement Ther Med. 2019 Dec;47:102208. https://doi.org/10.1016/j.ctim.2019.102208. Epub 2019 Oct 5. PMID: 31780012

Wabner D, Beier Ch (2012) Aromatherapie. Grundlagen, Wirkprinzipien, Praxis. Urban und Fischer, München

Wassermann B, Müller H, Berg G (2019) An apple a day: which bacteria do we eat with organic and conventional apples? Front Microbiol. 24(10):1629. https://doi.org/10.3389/fmicb.2019.01629. PMID: 31396172; PMCID: PMC6667679

Watzl B, Leitzmann C (2005) Bioaktive Substanzen in Lebensmitteln. 3. Auflage, Hippokrates, Stuttgart; S 34ff, 37, 106, 126

Weirich A, Hoffmann GF (2005) Ernst Moro (1874–1951)–a great pediatric career started at the rise of university-based pediatric research but was curtailed in the shadows of Nazi laws. Eur J Pediatr. 164(10):599–606. https://doi.org/10.1007/s00431-005-1703-2. Epub 2005 Jun 2. PMID: 15931526

WHO Monografien WHO monographs on selected medicinal plants: Volume 1 (1999) WHO WHO monographs on selected medicinal plants: Volume 2 (2002) WHO, WHO monographs on selected medicinal plants: Volume 3 (2007) WHO, WHO monographs on selected medicinal plants: Volume 4 (2009) WHO, WHO monographs on medicinal plants commonly used in the Newly Independent States (NIS) (2010)

WHO (o.J.) Constitution of the World Health Organization. https://www.who.int/about/governance/constitution. Zugegriffen am 01.03.2025

Williams TD, Martin MP, Mintz JA, Rogers RR, Ballmann CG (2020) Effect of acute beetroot juice supplementation on bench press power, velocity, and repetition volume. J Strength Cond Res 34:924–928

Williamson G (2017) The role of polyphenols in modern nutrition. Nutr Bull 42(3):226–235. https://doi.org/10.1111/nbu.12278. Epub 2017 Aug 15. PMID: 28983192; PMCID: PMC5601283

Xu L, Yu W, Jiang J, Feng X, Li N (2015) Efficacy of pectin in the treatment of diarrhea predominant irritable bowel syndrome. Zhonghua Wei Chang Wai Ke Za Zhi. 18(3):267–271. Chinese. PMID: 25809332

Weiterführende Literatur

Naturheilkunde, Selbsthilfe, Frauenwissen

Altmann N, Kerckhoff A, Esch T (2020) Die Universitätsambulanz für Integrative Gesundheitsversorgung und Naturheilkunde n der Universität Witten/Herdecke – ein Modell für die ambulante Versorgung der Zukunft? Zeitschrift für Komplementärmedizin. Haug, Stuttgart

Antonovsky A (1979) Health, stress and coping. Jossey-Bass, London

Bernschneider-Reif S (2004) Das laienpharmazeutische Olitätenwesen im Thüringer Wald – (adelige) Frauen als Laboranten und ihre Rezeptbücher. In Wahrig, Bettina 2004:151–168

Bleicher W (2010) Karoline Grüber – die Heilerin aus Lüdenscheid. Der Reidemeister, S 1510–1515

Bleker J (1993) Die ersten Ärztinnen und ihre Gesundheitsbücher für Frauen. Hope Bridges Adams Lehmann, Anna Fischer-Dückelmann und Jenny Springer. In: Brinkschulte, Eva (Hrsg.) Weibliche Ärzte. Die Durchsetzung des Berufsbildes in Deutschland. Edition Hentrich, Berlin, S 65–83

Braun A (2010) Frauen auf dem Land. Eigenständige Landwirtinnen, stolze Sennerinnen, freiheitssuchende Sommerfrischler und viele andere. Elisabeth Sandmann, München

Brechmann H (1938) Neuer Hausschatz der Heilkunde. Ernst Wiest Nachfolger, Leipzig

Brinkhaus B, Esch T (Hrsg) (2021) Integrative Medizin und Gesundheit. Medizinisch Wissenschaftliche Verlagsgesellschaft, Berlin

Buchart K (2017) Die 13 Pagen in den Alpen. 5. Aufl. Rupertus Goldegg

Buchart K (2021) Essig natürlich vergoren. Einlegen, Ausziehen, Säuern und Kochen. Servus Verlag, Wals bei Salzburg

Buchart K (2023) Die Natur-Apotheke. Servus, Wals bei Salzburg

Buchart K (2024) Das Kräuterhandwerk. Wie Sie die Wirkstoffe der Heilpflanzen gewinnen und für Ihr Wohlbefinden nutzen. Servus, Wals bei Salzburg

Darmann-Finck I, Sahmel K-H (Hrsg) (2022) Pädagogik im Gesundheitswesen. Springer

Derbolowsky J (2000) Die Förderung der Selbstverantwortung des Patienten. In: Tietze B, Weinschenk S (Hrsg) NATUM – Naturheilkunde und Umweltmedizin in der Frauenheilkunde. Hippokrates, Stuttgart

Diepgen P (1935) Deutsche Volksmedizin. Wissenschaftliche Heilkunde und Kultur. Enke, Stuttgart

Dobos G, Paul A (2011) Mind-Body-Medizin. Die moderne Ordnungstherapie in Theorie und Praxis. Urban & Fischer, München

Dobos G (2008) Die Kräfte der Selbstheilung aktivieren. Mein erfolgreiches Therapiekonzept bei chronischen Erkrankungen. Zabert Sandmann, München

Dorn H (1895) Zur Stütze der Hausfrau. Lehrbuch für angehende und Nachschlagebuch für erfahrene Landwirtinnen in allen Fragen des Anteils der Frau an der ländlichen Wirtschaft. Berlin

Dorn H (1922) Zur Stütze der Hausfrau, 10. Aufl. Paray, Berlin

Esch T (2011) Die Neurobiologie des Glücks. Wie die Positive Psychologie die Medizin verändert. Thieme, Stuttgart

Esch T, Esch M (2024) Stressbewältigung mithilfe der Mind-Body-Medizin, 4. Aufl. Medizinisch Wissenschaftliche Verlagsgesellschaft, Berlin

Faulstich J (1984) Die weise Frau von Büdingen. Film. Erstausstrahlung HR 19.8.1984

Fischer-Dückelmann A (1922) Die Frau als Hausärztin. Ein ärztliches Nachschlagebuch, München

Flach G, Hochheim G (1966) Kräutermutter Flach's Gesundheits- und Lebensbrevier. Hermann Bauer, Freiburg im Breisgau

Flach G (1966) Aus meinem Rezeptschatzkästlein: eine Sammlung einfacher, bewährter Kräuter- und Volksheilmittel. Hermann Bauer, Freiburg im Breisgau

Flügge S (1998) Hebammen und heilkundige Frauen. Recht und Rechtswirklichkeit im 15. und 16. Jahrhundert. Frankfurt am Main

Franzkowiak P (2022) Gesundheits-Krankheits-Kontinuum. In: Bundeszentrale für gesundheitliche Aufklärung (BZgA) (Hrsg) Leitbegriffe der Gesundheitsförderung und Prävention. Glossar zu Konzepten, Strategien und Methoden. https://doi.org/10.17623/BZGA:Q4-i026-1.0

Franzkowiak P, Hurrelmann K (2022) Gesundheit. In: Bundeszentrale für gesundheitliche Aufklärung (BZgA) (Hrsg) Leitbegriffe der Gesundheitsförderung und Prävention. Glossar zu Konzepten, Strategien und Methoden. https://doi.org/10.17623/BZGA:Q4-i023-1.0

Furst LR (1997) Women healers and physicians: climbing a long hill. University Press of Kentucky, Lexington

Garvelmann F (2000) Pflanzenheilkunde in der Humoralpathologie. Richard Pflaum, München, München

Gleich L (1858) Amalie Hohenester's Arzneimittelschatz: Ausführliche Beschreibung der wirksamsten Heilmittel aus dem Pflanzen-, Thier- und Erdreiche

Grabner E (1986) Volksmedizinforschung im Ostalpenraum, in: Barthel. Günther 1986:14–24

Hanf W (2007) Dörfliche Heiler. Gesundbeten und Laienmedizin in der Eifel. Greven, Köln

Heilmann KE (1966) Kräuterbücher in Bild und Geschichte. Konrad Kölbl, München-Allach

Heyll U (2006) Wasser, Fasten, Luft und Licht. Die Geschichte der Naturheilkunde in Deutschland. Campus, Frankfurt, New York

Hoffmann M (1953) Über die Behandlung Geschwulstkranker mit Überwärmungsbädern. In: Die Heilkunst, 7. Jahrgang. September 1954: 306 f. München

Huber K (2010) Wollbäder und Loamwickel. Heilmethoden der alten Volksmedizin. Film. Erstausstrahlung ORF2 16.01.2010

Huber R, Michalsen A (2014) Checkliste Komplementärmedizin. Haug,

Hüttenmeister E (1981) Elly Heinemann, die Heilerin vom Frauenbergerhof. Johannesburg-Druck, Surwold

Kerckhoff A (2011) Gender im Komplementären der Medizin – bedeutende Frauen der Komplementärmedizin, soziale Merkmale ausgewählter Therapiegründerinnen. Bachelorarbeit an der Hochschule für Gesundheit und Sport, Berlin

Kerckhoff A (2014) Von Rezeptschatzkästlein und Gottes Apotheke. Prominente Laienheilerinnen, ihre Gesundheitsratgeber und Schriften. Dissertation. Frankfurt/Oder 2014

Kerckhoff A (2014) Frauen in Naturheilkunde und Komplementärmedizin im 19. und 20. Jahrhundert. Z Gesundh Sport, 1/2014: 53–62 2014

Kerckhoff A (2016) Altes Gesundheitswissen von Frauen in aller Welt, Kongressband zum Kongress Ganzheitsmedizin. In: Krebber (Hrsg) Ganzheitsmedizin II, BoD, Norderstedt: 85–104 2018.

Kerckhoff A (2020) Erschöpfung. Was können Patient und Patientin selber tun? In: ZAEN-Magazin 12. Jg 4/2020 29–31. Freudenstadt: ZAEN

Kerckhoff A (2020) Wichtige Frauen in der Naturheilkunde. Springer, Heidelberg

Kerckhoff A (2024) Gesundheitspädagogische Konzepte von Frauen in der Traditionellen Europäischen Medizin. Kongressband zum TEM-Forum, Bacopa

Kerckhoff A, Paul A (2021) Integrative Medizin aus Patientensicht. In: Brinkhaus B, Esch T (Hrsg) Integrative Medizin und Gesundheit. Gesundheitsversorgung der Zukunft (Arbeitstitel). Medizinisch Wissenschaftliche Verlagsgesellschaft, Berlin

Kerckhoff A, Scheer L (2020) Die Hausarztpraxis von morgen. In: Pflegepraxis 3.2020/73 22–23. Springer Medizin, Berlin

Kerckhoff A, Schmitz K (2019) Risikoarme Hausmittel bei Demenz als Baustein eines integrativen Behandlungskonzeptes. In: Walach H, Loef M (Hrsg) Demenz-Prävention und Therapie. KVC, Essen

Kerckhoff A, Werner S (2016) Sichere Hausmittel für Frauen. Springer, Heidelberg

Kerckhoff A (2010) Warum krank? Wie heilen? Konzepte einer Anderen Medizin. Hirzel, Stuttgart

Kölbl K (1961) Kölbl's Kräuterfibel. Eine Fundgrube alter und moderner Heilkräuter- und Hausmittel-Rezepte. Grünwald b. Kontrad Kölbl, München

Kollath E (1989) Vom Wesen des Lebendigen; Biographie des Ernährungswissenschaftlers, Forschers, Mediziners und Künstlers Werner Kollath (1892–1970). Natürlich und Gesund, Stuttgart

Kraft K, Stange R (Hrsg) (2009) Lehrbuch Naturheilverfahren. Hippokrates, Stuttgart, S 209

Künzle J (1915) Chrut und Uchrut. Verlag Kräuterpfarrer Künzle, Minusio

Künzle J (1945) Das große Kräuterheilbuch. Verlag Otto Walter AG, Olten

Larsen LT (2022) Not merely the absence of disease: A genealogy of the WHO's positive health definition. History Human Sci 2022(35):111–131. https://doi.org/10.1177/0952695121995355

Loytved, C (2004) „Es mehrt die Milch" – zum Kräuterwissen in Hebammenbüchern. In: Wahrig, Bettina, S. 51–59

Madaus G (1979) Lehrbuch der biologischen Heilmittel. Georg Olms. Nachdruck von 1938, Hildesheim, New York

Madaus M (o.J.) Taschen-Rezeptierbuch für Konstiutionsbehandlung

Metzger M, Zielke-Nadkarni A (1998) Von der Heilerin zur Pflegekraft. Geschichte der Pflege. Thieme, Stuttgart

Muche K (1924) Luftbad und Sittlichkeit. In: Lichthunger – Lichtheil: Die Lebenskräfte der Luft und Sonne

Muche K (1889) Über das Unwohlsein bei Frauen. Kleb, Berlin

Muche K (1890) Einfluss der Diät bei der Krankenbehandlung. In: Licht! Luft! Wasser. Eine Sammlung naturärztlicher Vorträge. Möller, Berlin, S 58–77

Muche K (1892) Unsere Nahrung als Heilmittel. Möller, Oranienburg

Muche K (1904) Ursache, Verhütung und Behandlung der allgemeinsten Frauenleiden. In: Licht! Luft! Wasser. Eine Sammlung naturärztlicher Vorträge. Möller, Berlin, S 313–332

Muche K (1907) Was ist die Frau ihrer Gesundheit schuldig und wem ist sie sie schuldig? Möller, Oranienburg

Muche K (1908) Luft und Sonne! Ihre Wirkung auf den gesunden und kranken Organismus. Möller, Oranienburg

Neumayr H (2004) Zur Heilerin berufen: Heilkundige Frauen der Gegenwart. Orlanda, Berlin

Nissen K (2001) Wie die greise Kräuter-Frau ihr Vermögen verlor. Frankfurter Rundschau vom 31.10.01

Pschyrembel Naturheilkunde und alternative Heilverfahren (2006) 3., vollst überarb Aufl. De Gruyter, Berlin/New York

Rauprecht E, Lumer I (o.J.) Über Lausitzer und Spreewälder Hexen, Heiler, Kräuterweiber. Regia

Saha FJ (2011) Naturheilkundliche Selbsthilfestrategien. In: Dobos G, Paul A (Hrsg) Mind-Body-Medizin. Die moderne Ordnungstherapie in Theorie und Praxis. Urban & Fischer, München, S 170–185

Schaefer C (2007) Die Botschaft der weisen Alten. Der spirituelle Rat der Großmütter. Ullstein, Berlin

Schaehle F (1935) Die Doktorbäuerin von Mariabrunn. Sonderdruck aus der Münchener medizinischen Wochenschrift 1935, Nr. 23, S. 920

Schantz P (2010) Dauerbrenner Schwedenbitter. Natur und Heilen 1(2010):35–51

Schlenz M (1931) So heilt man unheilbar scheinende Krankheiten. Selbstverlag, Innsbruck

Schlenz M (1935) So heilt man „unheilbare" Krankheiten, 2. Aufl. Selbstverlag, Innsbruck

Schwienbacher M, Marsoner-Staffler (2003) Das Kräuterbuch der Treiner Rosa. Raetia, Bozen

Seeger PG (1985) Die Wunderheilungen der Maria Treben. Irrglauben oer Wahrheit. Eine kritische Betrachtung. Verlag Mehr Wissen, Düsseldorf

Seethaler S (2009) Das Heilwissen der Frauen vom Land für den weiblichen Körper. nymphenburger, München

Seifert G, Jeitler M, Kerckhoff A, Kessler Ch, et al (2020) The relevance of complementary and integrative medicine in the COVID-19 pandemic: a qualitative review of the literature, Lausanne: Frontiers of Medicine 2020

Strohmeier R (1998) Lexikon der Naturwissenschaftlerinnen und naturkundigen Frauen Europas. Harri Deutsch Verlag, Thun

Teut M, Blödt S, Baur R, Kerckhoff A et al (2013) Dementia: treating patients and caregivers with complementary and alternative medicine – results of a clinical expert conference using the world cafe method, Forsch Komplementmed 2013; 20; 276-280. Karger, Basel

Teut M, Schnabel K, Baur KA et al (2013) Effects and feasibility of an Integrative Medicine program for geriatric patients – a cluster-randomized pilot study. Clin Interv Aging 2013(8):953–961

Treben K, Mayr-Treben E, Treben W (1993) Maria Treben. Biographie. Ennsthaler, Steyr

Treben M (1980) Gesundheit aus der Apotheke Gottes. Ennsthaler, Steyr

Treben M (1980) Maria Treben's Heilerfolge. Briefe und Berichte von Heilererfolgen mit dem Kräuterbuch „Gesundheit aus der Apotheke". Ennsthaler, Steyr

Treben M (1988) Heilkräuter aus dem Garten Gottes. Heyne, München

Uehleke B, Kerckhoff A (2012) Lavendelöl bei demenziell bedingter Unruhe – ein systematischer Review. zkm 4(1):18–22

Uehleke B, Kerckhoff A (2014) Geschichte der Komplementärmedizin und Naturheilverfahren. In: Huber R, Michalsen A (Hrsg) Checkliste Komplementärmedizin. Haug, Stuttgart, S 24–38

Vogel A (1952) Der kleine Doktor. Hilfreiche Ratschläge für die Gesundheit. Verlag A. Vogel, Teufen (Schweiz)

Walach H (2012) Blogbeitrag: Placebologie – das Ende einer Ära? http://harald-walach. de/2012/09/18/placebologie-und-das-ende-einer-aera/. Zugegriffen am 25.2.25

Walach H (2011) Weg mit den Pillen! Selbstheilung oder warum wir für unsere Gesundheit Verantwortung übernehmen müssen. Irisiana, München

Watermann M (1983) Bei Kaliene Grüber 1929. Lüdenscheider Nachrichten vom 26./27. März 1983

Weiß RF (1991) Lehrbuch der Phytotherapie. 7. überarbeitete und erweiterte Auflage. Hippokrates, Stuttgart

WHO (2020) Constitution of the World Health Organization. In: Basic documents, forty-ninth edition. WHO, Geneva, S 1–19

Wiesenauer M (2018) PhytoPraxis, 8., überarb Aufl. Springer Medizin Verlag, Heidelberg

Willführ C (1994) „Weise Frau von Büdingen" ist tot. Franfurter Rundschau vom 23.6.1994

Windsor LL (2002) Women in medicine. An encyclopedia. ABC-Clio, Santa Barbara

Zunhammer E (1978) Aus Briefen an Frau Maria Treben. Heilerfolge durch Kräuter. Vachendorf, Eigenverlag

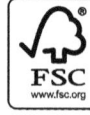

MIX
Papier aus verantwortungsvollen Quellen
Paper from responsible sources
FSC® C105338

If you have any concerns about our products,
you can contact us on
ProductSafety@springernature.com

In case Publisher is established outside the EU,
the EU authorized representative is:
**Springer Nature Customer Service Center GmbH
Europaplatz 3, 69115 Heidelberg, Germany**

Printed by Libri Plureos GmbH
in Hamburg, Germany